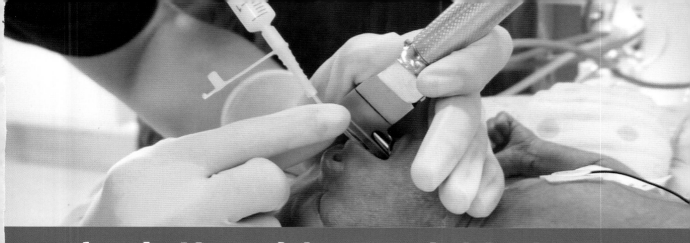

新生儿无创呼吸支持技术

主 编　周　伟　吴本清

编　委　（按姓氏汉语拼音排序）

陈　超　四川大学华西第二医院

梁　红　广州市妇女儿童医疗中心

孟　琼　广东省第二人民医院

魏　谋　广州市妇女儿童医疗中心

吴　繁　广州医科大学附属第三医院

吴本清　中国科学院大学深圳医院

杨传忠　深圳市妇幼保健院

游楚明　广东省第二人民医院

余彦亮　深圳市妇幼保健院

周　伟　广州市妇女儿童医疗中心

人民卫生出版社

·北 京·

图书在版编目（CIP）数据

新生儿无创呼吸支持技术 / 周伟，吴本清主编 . —
北京：人民卫生出版社，2021.6（2022.11 重印）
ISBN 978–7–117–31622–4

Ⅰ. ①新… Ⅱ. ①周…②吴… Ⅲ. ①新生儿疾病 —
气管 —导管治疗 Ⅳ. ①R722.120.5

中国版本图书馆 CIP 数据核字（2021）第 090332 号

人卫智网	www.ipmph.com	医学教育、学术、考试、健康，
		购书智慧智能综合服务平台
人卫官网	www.pmph.com	人卫官方资讯发布平台

新生儿无创呼吸支持技术
Xinshenger Wuchuang Huxi Zhichi Jishu

主　　编：周　伟　吴本清
出版发行：人民卫生出版社（中继线 010-59780011）
地　　址：北京市朝阳区潘家园南里 19 号
邮　　编：100021
E - mail：pmph @ pmph.com
购书热线：010-59787592　010-59787584　010-65264830
印　　刷：北京汇林印务有限公司
经　　销：新华书店
开　　本：787×1092　1/16　印张：13
字　　数：292 千字
版　　次：2021 年 6 月第 1 版
印　　次：2022 年 11 月第 3 次印刷
标准书号：ISBN 978-7-117-31622-4
定　　价：128.00 元

打击盗版举报电话：**010-59787491　E-mail：WQ @ pmph.com**
质量问题联系电话：**010-59787234　E-mail：zhiliang @ pmph.com**

主编简介

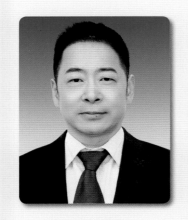

　　周　伟　广州市妇女儿童医疗中心新生儿科主任,博士研究生导师。

　　广东省医学会新生儿学分会主任委员,广东省基层医药学会新生儿专业委员会主任委员,广州市医学会新生儿科学分会主任委员,广东省医师协会围产医学医师分会常务委员,中华医学会儿科学分会新生儿学组委员,中华医学会儿科学分会疫苗接种委员会委员,中国医师协会新生儿科医师分会常务委员,中国医药教育协会新生儿专业委员会副主任委员,中国医疗器械行业协会新生儿医疗分会副理事长,海峡两岸医药卫生交流协会新生儿学专业委员会副主任委员。

　　长期从事儿科学和新生儿医学教学、临床与科研工作,对早产儿的管理及新生儿脑损伤的诊治与研究具有较深的造诣,已在学术期刊上发表论文 220 余篇。主编《实用新生儿治疗技术》,主译《儿科学现代诊断与治疗》(第20 版),参与编写专著 12 部。先后主持和参与省、市级科技攻关及省自然科学基金项目研究 15 项。获广东省科学技术奖三等奖,广州市科学技术奖二等奖、三等奖各 1 项。2016 年被广州市卫生健康委员会遴选为广州市"医学重点人才"。现系《中华围产医学杂志》《中华实用儿科临床杂志》《中华新生儿科杂志》《国际儿科学杂志》《中国当代儿科杂志》《中国实用儿科杂志》《临床儿科杂志》编委,《中国生育健康杂志》常务编委,《中国小儿急救医学》特约编委。

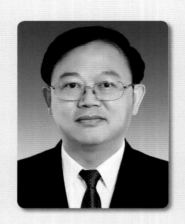

吴本清　中国科学院大学深圳医院副院长兼儿童医学中心主任,博士研究生导师,深圳市政府特殊津贴专家。中国医师协会新生儿科医师分会委员兼生命支持专业委员会副主任委员、海峡两岸医药卫生交流协会新生儿学专业委员会副主任委员、中国医疗器械行业协会新生儿医疗分会理事长、广东省医学会新生儿学分会副主任委员、广东省医师协会围产医学医师分会副主任委员、广东省医师协会新生儿科医师分会副主任委员、广东省医学会围产医学分会常委、深圳市医学会新生儿专业委员会主任委员等。

承担各级科研项目 20 余项,获省、市科学技术进步奖 5 项,发明专利 8 项,发表论文 240 余篇,其中 SCI 20 余篇。主编《现代儿科临床用药指南》《现代儿科急重症急救学》《新生儿危重症监护诊疗与护理》《早产儿视网膜病变》等,参与编写专著 15 部。任《中华新生儿科杂志》《中华实用儿科临床杂志》《临床儿科杂志》《中国当代儿科杂志》《中国小儿急救医学》编委或特约编委。

前　言

我国现每年有 1 000 万~1 200 万新生儿出生，早产儿占 7%~10%。无创呼吸支持是呼吸衰竭新生儿和早产儿呼吸支持的重要手段。早期规范的无创呼吸支持有可能避免相当一部分呼吸衰竭新生儿进行气管插管有创通气的需求，从而减少呼吸机相关的肺损伤和支气管肺发育不良的发生率。目前我国许多县、区级医院，甚至三级医院的儿科、新生儿科医护人员还未能很好地掌握新生儿无创呼吸支持技术，未能得到系统的培训；有些医院购买了无创呼吸机，但因不会使用而闲置。如今市面上，有关新生儿机械通气的教材或专著较少，且限于篇幅，即使这少有的几本专著也未能全面、系统地介绍无创呼吸支持技术在新生儿科的临床应用。

基于此，我们萌生了编写此书的想法，旨在帮助儿科、新生儿科医护人员系统、全面地掌握无创呼吸支持技术在新生儿科的临床应用。本书共分 12 章，从阐述新生儿呼吸系统解剖特点、呼吸生理开始，全面、系统地介绍各种无创呼吸支持技术的工作原理和作用机制、适应证和禁忌证、参数设定与调节、撤机时机、临床应用与疗效判断、并发症、操作流程、监护和注意事项等，以期学习者全面掌握各种无创呼吸支持技术在新生儿临床的合理应用。本书编者均为高等院校附属医院或三级甲等综合医院或专科医院的高年资一线临床医师，经验丰富，紧密结合临床，内容实用性强。本书适合各类医学院校师生，各级医疗机构的儿科、新生儿科医护人员，特别是中级、初级和基层医护人员阅读。希望本书的出版对提高危重症新生儿救治水平、降低危重症新生儿病死率有所帮助。

本书出版之际，恳切希望广大读者在阅读过程中不吝赐教，欢迎发送邮件至邮箱 *renweifuer@pmph.com*，或扫描封底二维码，关注"人卫儿科学"，对我们的工作予以批评指正，以期再版时修订完善，更好地为大家服务。

周　伟　吴本清
2021 年 5 月

目　录

第一章
胎儿及新生儿呼吸系统解剖

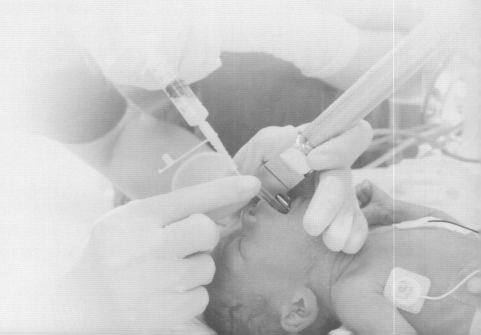

胎儿期到新生儿期的过渡,婴儿肺部经历了呼吸的快速建立——从子宫内肺泡内充满液体到分娩后液体的排出,被空气所替代;从依靠胎盘供氧转变为由肺部供氧,出生后自主呼吸的建立和有效通气的建立是能否适应在宫外存活的关键环节。呼吸系统经历了非常复杂的胚胎期生长、发育、生后转变、成熟等适应性变化,这也是导致新生儿死亡率明显高于其他年龄段儿童的重要原因之一。详细了解新生儿呼吸系统的解剖特点及其区别于成人和其他年龄段儿童的独特的呼吸系统生理,对于危重新生儿的诊断、救治,以及无创、有创呼吸机的熟练掌握至关重要。

第一节　呼吸系统的胚胎发育特点

一、胚胎期鼻的形成

胚胎第 3 周,受精卵分化形成胚盘。胚盘的发育不均衡,较大的一端发育成头端,较小的一端称为尾端,头端和尾端较其他部位生长快。胚胎的面部发育最早开始于第一鳃弓及额鼻突,胎儿鼻的发育与面部和腭的形成有密切关系。胚胎第 3 周,额鼻突下部两侧的中胚层出现增生变厚,形成胚口凹前的宽隆起,额鼻突下部两侧出现外胚层增厚,形成嗅基板,继而发育成嗅凹,嗅凹最后形成了原始鼻腔和前鼻孔等结构。原始鼻腔与口腔相通,正中鼻突向原始鼻腔正中线,长出鼻中隔,以后又与腭连接,将原始鼻腔与口腔分隔开,形成左右两个鼻腔。原始鼻腔继续发育,向鼻的脑端扩张其腔道,由球间突向下伸展出原始鼻中隔,鼻外突的内侧向中线生长出初腭突。硬腭和软腭均为球间突长出,当硬腭和软腭完全融合时,永久鼻腔就形成了。永久鼻腔形成后,开始进入鼻胚胎的软骨生长期和骨化期。

二、胚胎期咽的发育

原始咽的形成开始于胚胎第 4 周,由原始前肠端膨大形成,它与咽侧鳃弓的发育关系密切。第一鳃弓在第 6 周时,形成外侧两腭突。两腭突在第 9 周开始相互融合,前半部分骨化形成硬腭;后半部分无骨化,形成软腭。如果在这个过程中两外侧腭突不融合,就会发育成腭裂,也是先天性头面部畸形中相对发病率较高的疾病。第三鳃弓向原始咽腔突入,分别形成腭舌弓与腭咽弓。第四鳃弓腹侧与鳃下隆起的尾侧部形成会厌,它是口咽和喉咽的分界线。腭扁桃体在胚胎第 3 个月后期由第二鳃囊中胚层衍生而来,鼻咽部的咽扁桃体也在胚胎第 3 个月时开始产生。

三、胚胎喉、气管、支气管的形成

胚胎发育第 3 周时,胚盘向腹侧卷曲成圆柱体状,卵黄囊的背侧于胚体内形成纵行管道,就是原始肠腔。胚胎第 4 周,咽的尾端近食管处向腹侧突出一个沟,形成喉气管沟。头端开口于咽,最终发育成喉;中部发育成气管;末端增大,分为左右两支,称为肺芽,肺芽反复分支形成左右支气管、支气管树和肺间质。喉来源于第四及第五鳃弓,胚胎第 5、6 周时,喉入口出现 3 块组织,并且不断靠拢,增生融合,大概在胚胎第 7 周时相连,使喉入口闭合。如果任何因素导致这些组织不能融合,就会发生气管食管瘘。

四、胚胎期肺的发育

目前认为肺的发育从妊娠 4~6 周时开始,共经历 5 个经典时期(图 1-1)。

1. **胚胎期(胚胎 0~7 周)** 除鼻腔上皮来自外胚层外,呼吸系统其他部分的上皮均由原始消化管内胚层分化而来。胚胎第 4 周左右,原始前肠内胚层腹侧间充质出囊,形成喉气管沟,它是喉和气管的先行者,为原始气道。在其后端形成一组支气管的祖细胞,从中产生了肺的所有远端上皮结构,并很快分为左、右总支气管,称为肺芽,是支气管和肺的原基。两个肺芽向后腹侧生长进入内脏的基质中,在那里再分支,左侧支气管形成两支次级支气管,右侧支气管形成三支次级支气管,并将进一步发育成成熟的肺叶。这一期的主要特征就是肺芽、气管、初级支气管和主要气道的形成,它们都被未分化的柱状上皮细胞所覆盖。

2. **假腺期(胚胎 7~16 周)** 主要是主呼吸道的发育到末端支气管的形成时期。气管分支总数的 45%~75% 在妊娠 10~14 周确定,此期原始气道开始形成管腔,气管与前原肠分离,分离不全会导致气管食管瘘。气道由许多含有大量糖原的单一高柱状细胞排列组成。至第 9~10 周,随着神经上皮小体和软骨的出现,一些上皮细胞也将分化。第 13 周,近端气道出现纤毛细胞、杯状细胞和基底细胞。上皮细胞分化呈"离心性",未分化的细胞分布于末端小管,越是近端,其细胞分化程度越高。这一期的关键是细胞进一步分化,主要包括近端气道上皮、远端气道上皮、近端间质和远端间质的分化,分别形成传导性气道和呼吸性气道。

3. **小管期(胚胎 17~25 周)** 此期支气管分支进一步延伸,逐渐形成呼吸道,开始了肺部呼吸性管道的发育,这一时期肺发育的主要特征是呼吸上皮的生长和呼吸性细支气管,以及少量的肺腺泡的形成,远端肺毛细血管床也开始大量增加。肺泡导管的发育从妊娠 24 周开始,支气管分支已达 17 级,且出现终末细支气管、呼吸性细支气管,开始出现肺泡Ⅱ型细胞的合成分泌,肺开始出现原始肺泡结构。此期是肺组织从不具有气体交换功能到有潜在交换功能的过渡期,包括腺泡出现、潜在气 - 血屏障的上皮分化,以及Ⅰ型和Ⅱ型上皮细胞分化,且 20 周后逐渐开始分泌表面活性物质。在这一期末,如果发生早产,早产新生儿已能够存活,因为已有足够的呼吸上皮和血管床提供能存活所需的最低的气体交换。

腺泡是一簇起源于终末细支气管的气道和肺泡,呈葡萄状,包括 2~4 个呼吸性细支气管和终末 6~7 级分支芽。毛细血管和肺泡上皮基底膜逐渐融合,形成了一种类似于成人的血 - 脑屏障。如果双层的毛细血管网没有融合,出生后婴儿将因为肺毛细血管发育不良而引起严重的低氧血症。在间质变薄、血管化发生同时,气道的柱状上皮细胞分化为扁平上皮细胞,使气道延长、管径变粗。因此,血气交换面积呈指数增长,屏障厚度变薄,气体交换能力显著增强。

4. **囊泡期(胚胎 25 周至足月)** 在囊泡阶段原始肺泡形成,远端的支气管不断延长、分支、扩张,最终形成终末囊泡。随着肺泡隔以及毛细血管、弹力纤维和胶原纤维的出现,终末囊泡最先肺泡化。肺泡成熟始于胚胎 30 周。从胚胎 25 周至足月,肺的潜在气体容量和表面积不断增加。肺泡、肺容量和表面积的增加为气体交换提供了解剖上的潜能,从而为胎儿出生后的生存提供了基础。相同胎龄的婴儿其气体交换潜能的差异主要取决于肺结构的发育。

5. **肺泡期(胚胎 35 周至生后 2~8 岁)** 是肺泡发育和成熟的时期。肺泡化(肺泡发育)从出现终末囊泡即开始,微血管、弹力纤维、胶原纤维形成,次级隔出现,肺泡数目增多。胚胎 32 周至足月出生后 1 个月是肺泡数目增加速度最快的阶段。出生后,未成熟肺泡数目继续增加,体积也增大,并形成更多的原始肺泡,发育成为成熟的肺泡。新生儿肺泡数量为 0.5 亿~1.5 亿个,肺泡数目的增长至 2~8 岁停止,成年人约有 5 亿个肺泡。

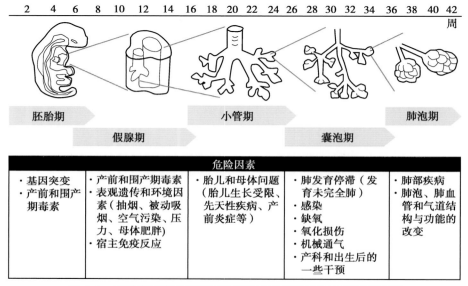

图 1-1　胚胎期肺发育的不同阶段及影响肺发育的主要危险因素

五、胚胎期肺血管的发育

近端肺血管的发育通过血管再生(angiogenesis,大血管生成小血管分支)的形式,而远端肺血管的形成是通过血管新生(vasculogenesis,内皮细胞前体或血管母细胞形成新的血管)的形式,发育至一定程度,近端 - 远端血管两者融合逐步发育形成完整的肺血管。其中,血管再生是从已经存在的血管上长出新的血管,而血管新生则是在外周基质的血窦中形成新的血管,在肺的假腺体期肺血管连接成网状。肺血管发育中起最重要作用的是血管内皮生长因子(vascular endothelial growth factor,VEGF)。在胚胎期,肺循环的最近端,肺动脉主干从动脉干中衍生出来,孕 8 周时,动脉干被分成主动脉和肺动脉主干。目前研究认为,远端的血管仍然通过血管新生的形式,近端的血管由血管再生的形式逐步形成。在假腺期的早期,气道周围充满疏松的间质组织,毛细血管可在其中自由延伸生长。至 14 周时,肺主要动脉形成,肺动脉与气道一起生长。肺静脉发育几乎与其同步进行。在假腺期的晚期,气道、动脉和静脉发育程度在大体结构上已与成人相似。到囊泡期,肺间质中包含了较多的毛细血管网和大量间质细胞。

六、胚胎期影响肺发育的因素

胎肺的发育受很多因素的影响,如环境因素、母亲身体状况、自身基因、羊水量多少等,与胎肺发育有关的基因包括:*Hox*基因、*myc*基因家族、*c-Wnt*基因、铁传递蛋白基因等。胎儿出生前已有呼吸运动,可以将羊水吸入肺中,使整个肺及间隙中均含有液体,这对胎儿肺和胸腔的发育有很大的作用。出生时,肺液可经过产道挤压和血管、淋巴管吸收而排出。

第二节 新生儿呼吸系统的解剖特点

新生儿的呼吸系统经过宫内生长发育后,大部分已能够耐受宫外独立生存的能力,但很多器官仍发育不全,故新生儿期是其发育的关键时期,在这一时期,任何不利因素引起的呼吸系统损害,仍有可能导致其在婴幼儿期及成年后留有与之相关的后遗症。呼吸系统包括呼吸道(鼻、咽、喉、气管、各级支气管)、肺(肺泡囊、肺泡)、呼吸肌(胸部肌肉、膈肌)、血管及神经等。呼吸系统除了呼吸功能外,还有重要的防御功能、内分泌功能,以及发声及嗅觉功能。通常以喉环状软骨下缘为界,将呼吸道分为上呼吸道及下呼吸道。

一、新生儿上呼吸道的解剖特点

(一)鼻

鼻的形成及发育主要在胚胎时期,出生时鼻的形态已基本完成,但会随面部的生长而变化。鼻是呼吸道的起始部分,位于面部中央,是气体进出的门户,同时又是嗅觉器官,由外鼻、鼻腔、鼻窦组成。

1. **外鼻** 由成对的骨和成对或单个的软骨构成,外观呈三棱锥体形,外鼻软骨支架主要由鼻外侧软骨和大翼软骨组成,骨性支架包括鼻骨、额骨鼻部和上颌骨额突组成。外鼻皮下有纤细的肌肉,较丰富的血管、淋巴管、神经,临床上偶可见到斜面裂、鼻裂、额外鼻孔及双鼻畸形等先天性外鼻畸形。外鼻肌肉运动由面神经的面颊支所支配。感觉神经由三叉神经分支眼神经,上颌神经的分支,如筛前神经、滑车上神经和眶下神经支配。外鼻的动脉主要是筛前动脉的外支及鼻背动脉,颈外动脉的面动脉和上唇动脉等。静脉主要经内眦静脉和面静脉汇入颈内静脉。

2. **鼻腔** 包括鼻前庭及固有鼻腔,是一个不规则的腔隙样结构,非常复杂。鼻前庭起源于前鼻孔缘,止于鼻内孔。在鼻前庭的皮肤与固有鼻腔的黏膜交界处的外侧部分有鼻阈,是鼻前庭最狭窄的地方,对鼻的呼吸功能有重要的影响。鼻前庭覆盖有皮肤,富含皮脂腺和汗腺。固有鼻腔前起鼻内孔,止于后鼻孔,有内、外、顶、底四壁,内侧壁就是鼻中隔,由骨和软骨组成。在鼻中隔最前下部的黏膜内血管汇聚成丛,该区是鼻出血的好发部位,故称"易出血区"。外侧壁是鼻腔解剖最复杂、最具生理和病理意义的部位,也是鼻窦炎发病的高发位置。新生儿鼻腔呈矢状狭窄腔,其内侧面为鼻甲,上鼻道、中鼻道、下鼻道这3个鼻道中,下鼻道很小;鼻腔向后延伸至鼻孔,向上以筛板形成薄的顶部与硬脑膜隔开,新生儿后鼻孔由于面骨较小而相对较小,仅为鼻腔的1/7~1/6,由于面部颅骨发育不全,鼻腔相对短小,鼻道狭窄,几乎没有下鼻道,故新生儿鼻气道阻力较高,约为成人的10倍,占气道阻力的50%左右。产生气道阻力的主要部位为鼻阈,位于鼻腔软骨前庭与骨性鼻腔连接的狭窄区域。新生儿,尤其是早产儿因舌体较大、喉位置较高,同时为防止窒息和保持吸吮能力,以经鼻呼吸为主,故容易因鼻腔炎症而导致狭窄的鼻腔更窄,出现呼吸困难。以后随着年龄的增长,面部颅骨、上颌骨发育以及出牙,鼻道逐渐加长加宽。新生儿无鼻毛,鼻腔黏膜有丰富的血管和淋巴管,受到刺激或感染后,容易出现充血、水肿,容易被浓稠的分泌物或水肿阻塞,导致鼻塞及呼吸困难、拒奶、烦躁不安。然而鼻腔黏膜缺乏海绵组织,故新生儿很少发生鼻出血。鼻腔的动脉主要来自颈内动脉的眼动脉和颈外动脉的上颌动脉的分支。鼻腔前部、后部、下部的静脉最后汇入颈内、外静脉,鼻腔上部静脉则经眼静脉汇入海绵窦,或经筛静脉汇入颅内的静脉。鼻腔的神经主要包括嗅神经,分布于嗅区黏膜。感觉神经,主要来自眼神经和上颌神经的分支。自主神经,翼管神经由交感神经和副交感神经组成,负责鼻黏膜的血管舒缩和腺体分泌。当新生儿进行有创或无创呼吸机辅助通气时,鼻腔对吸入气体的加温加湿的生理功能丧失或减弱,需要对患儿吸入的气体进行加温湿化,才能满足生理需要。

3. 鼻窦　为鼻腔周围颅骨内的含气空腔,一般左右成对,共4对。包括上颌窦、筛窦、额窦、蝶窦。新生儿出生时,上额窦及筛窦虽已形成,但极小,额窦及蝶窦则完全未发育,故新生儿鼻窦炎非常少见。

(二) 咽

咽(pharynx)是呼吸道、消化道的共同通道,上宽下窄,形似漏斗,上起自颅底,向下至环状软骨下缘,与食管口连接,成人长12~14cm,新生儿约4cm左右,分为口咽部、鼻咽部和喉咽部。

1. 鼻咽(nasopharynx)　也称上咽。向前经鼻后孔与鼻腔相通,吞咽时软腭与咽后壁接触促使鼻咽和口咽隔开。新生儿的咽鼓管咽口与鼻腔底在同一高度,新生儿鼻咽较低,与口咽分界不明显。新生儿期,鼻咽腔相对狭小,方向垂直,左右扁桃体藏在腭弓内,尚未发育;咽扁桃体在新生儿期即存在,但也未发育。咽部有较多的淋巴组织,易于产生局部炎症。

2. 口咽(oropharynx)　也称中咽。上起软腭,下至会厌上缘,前方经咽峡与口腔相通。会厌谷是由舌根、会厌舌面、舌会厌外侧襞与舌会厌正中襞围成的凹陷,异物易停留此处,新生儿口咽部比较浅并靠向颅侧,悬雍垂与会厌靠得很近。新生儿会厌较大,覆盖软腭,将口咽部挡住,难以用口呼吸。

3. 喉咽(laryngopharynx)　也称下咽。位于会厌上缘至环状软骨下缘之间,向下连接食管,向前经喉口与喉腔相通。喉咽的两侧有梨状隐窝,左右各一个,易停留异物,新生儿喉咽部大约在第三颈椎水平,当吞咽的时候,喉口关闭,梨状隐窝呈漏斗状张开,食物可以经环咽后隙入食管。

咽壁由黏膜层、纤维层、肌肉层、外膜层构成。主要由颈外动脉发出的咽升动脉支配。

来自面动脉的腭升动脉和扁桃体动脉，以及上颌动脉的腭降动脉和舌动脉的舌背支也是咽的供血动脉。咽部静脉经咽静脉丛与翼静脉丛汇入颈内静脉。咽的感觉神经和运动神经主要来自舌咽神经咽支、迷走神经咽支、副神经及交感神经构成的咽丛。

（三）喉

喉来源于第四及第五鳃弓。喉是呼吸和发声的重要器官，由喉软骨、韧带、喉肌、黏膜构成，主要包括 3 个部分，声门上区：与喉咽部相通，呈三角形喉口；声门区：两声带之间的空隙，是喉腔最狭窄处，是产生气道阻力的主要部位；声门下区：声带下缘至环状软骨下缘间的喉腔。新生儿喉头位置较高，声门相当于颈椎 3~4 的水平，向前倾斜，喉腔狭窄，软骨柔软，会厌长、松软，易变形，喉口狭窄，周围有丰富的血管及淋巴组织，容易局部感染，导致喉头水肿及喉梗阻。先天性喉裂和喉气管食管裂、喉软化症是临床上比较常见的喉部发育畸形。

新生儿的喉部形如漏斗，软骨较软，会厌特别柔软且易弯曲，容易出现喉梗阻及吸气性喘鸣。新生儿的喉在体积和位置上与成人有显著区别，体积在喉气管支气管系统中所占的比例大于成人。成人和较大儿童中气道最狭窄的部位是声门裂，而新生儿气道最狭窄的部位是声门下区，因此，也是新生儿及婴幼儿最易受到影响的区域之一。足月新生儿：声门下区内直径 <4mm，早产儿内直径 <3.5mm 可以诊断声门下狭窄。

二、新生儿下呼吸道的解剖特点

（一）气管

气管位于食管前正中部，是从喉气管的中段发育出来的细小管道，上接环状软骨，下部进入胸腔。气管由前侧的软骨部和背侧的膜部组成，气管的结构有利于保持气道开放，吸气与呼气时，能通过平滑肌活动，调节管径大小。新生儿气管长度为 3.5~5cm，气管直径为0.5~0.9cm。气管位置上端相当于第 4 颈椎水平，气管分叉位于第 3~4 胸椎。由于存在未成熟的软骨，新生儿（尤其是早产儿）的气管短而狭窄，并且比大龄儿童和成人顺应性更好，使空气更容易到达肺内，这对于呼吸浅快的新生儿很重要。气管还不能很好地支撑周围的结构，因此在强制吸气或呼气时容易发生塌陷。由于气管直径相对较小，气流在气道内通过时可产生更高的阻力。新生儿气管软骨柔软、缺乏弹力组织、血管丰富，纤毛运动差，所以易受感染，更易堵塞。

（二）支气管

气管分为左、右支气管，再依次分为叶支气管、节段支气管、细支气管、毛细支气管、终末毛细支气管、呼吸性毛细支气管，最后连接肺泡囊。支气管进入肺处称为肺门，肺门由支气管、血管、神经、淋巴管组成，支气管也是由软骨和膜部组成。①右侧支气管：较短直，平均1~2.5cm 长，是气管的直接延续，于第 5 胸椎水平经右侧肺门进入右肺，气管插管时容易滑入右侧，支气管异物及吸入性病变也是右侧多见。②左侧支气管：较细长，约第 5 胸椎经左侧肺门进入左肺，左肺与气管近垂直，通气差，引流差，易发生感染。新生儿支气管壁缺乏弹力组织，细支气管无软骨，呼气时易塌陷，影响气体交换。由于头臂动脉干的一段斜着走行于气管前,偶尔会出现压迫气道,出现喘鸣和呼吸窘迫。

（三）气管和支气管管壁的组成

气管和支气管管壁由黏膜层、黏膜下层和外膜构成。黏膜层表面有纤毛上皮细胞,深部为固有膜,其间有杯状细胞分泌黏液。黏膜下层有黏液腺分泌黏液和浆液,毛细支气管表面为无纤毛的单层上皮,呼吸性细支气管完全无纤毛。

（四）肺

肺呈类圆锥形,质软有弹性,上为肺尖,下为肺底,内为纵隔面,外为肋面。足月新生儿初生时肺重量为50~60g,约为成人的1/20;肺容量约200ml,肺泡数为24×10^6个。新生儿肺前后径较长,左肺有2叶,右肺有3叶,右肺有10个肺段,左肺8或9个肺段。肺小叶是由细支气管以下的分支与相应的肺组织组成,包括次级肺小叶、腺泡及初级肺小叶。从新生儿到成人,肺重量和肺容量增加20倍,气管长度增加3倍。

1. **肺泡及终末呼吸单位**　终末呼吸单位是终末细支气管以下单位,包括2根呼吸性细支气管及其分级3次形成的肺泡管、肺泡囊、肺泡,气体在这里完成交换。肺泡是进行气体交换的主要器官,每一个肺泡有1~2个肺泡孔与相邻的肺泡相通,起侧支通气作用,减少肺泡破裂的可能。新生儿肺内气道和肺泡均较成人少,新生儿肺泡数量为0.5亿~1.5亿个,成人约有5亿个肺泡。而且,新生儿肺泡表面面积和体表面积之比相对较小,但代谢率明显高于成人。因此,新生儿"肺储备功能"明显不足,较易发生呼吸衰竭。

2. **肺泡上皮细胞**　肺泡上皮细胞包含Ⅰ型肺泡上皮细胞和Ⅱ型肺泡上皮细胞。Ⅰ型肺泡上皮细胞占肺泡上皮细胞总数的25%左右,为扁平细胞,是气-血屏障的主要部分。Ⅰ型肺泡上皮细胞连接紧密,可以防止肺泡腔内液体进入肺间质。Ⅰ型肺泡上皮细胞受损后,Ⅱ型肺泡上皮细胞可以补充。Ⅰ型肺泡上皮细胞不具备增生、分化作用。Ⅱ型肺泡上皮细胞占整个肺泡上皮细胞的绝大多数。Ⅱ型肺泡上皮细胞主要合成和分泌肺表面活性物质。

3. **肺间质**　相邻肺泡间结构称为肺泡隔。肺泡隔毛细血管网间的结缔组织就是肺间质,富含胶原纤维、网状纤维、弹性纤维。肺泡隔内无毛细淋巴管,肺间质液体经淋巴管回流至静脉。

（五）肺血管

出生后肺有双重的血液循环系统,包括支气管循环和肺循环。支气管循环为肺提供营养物质,它起源于体循环,灌注支气管壁上的毛细血管床、肺门及弹力血管。支气管循环在很多疾病的发病中有重要的作用,宫内支气管循环过度生长并有侧支循环很可能提示有先天性心脏病,如肺动脉闭锁和大动脉转位。肺循环则主要灌注呼吸单位,调节气体交换,并沿着气道分级,到达呼吸性细支气管和肺泡后形成毛细血管床。肺内两大系统的血管汇聚成肺静脉,在肺门处聚成支气管静脉及奇静脉。肺血管的肺泡化主要发生在生后,肺泡间隔由厚变薄,双层毛细血管逐渐合成单层的成人类型。从出生到成人,肺泡和毛细血管的表面积增加了20倍,毛细血管容量增加了35倍。

由于新生儿肺的血管丰富,弹力组织发育差,肺内含气量少而含血量多,故易发生感染,且可致间质性肺炎、肺不张等。另外,肺泡间隔相对较厚,不利于气体交换。这些都是新生儿较易发生呼吸衰竭的原因之一。

（六）胸廓与胸膜腔

胸廓是脊柱、肋骨、肋软骨、胸骨及肋间肌等胸壁软组织共同围成的空腔,除了具有保护、支持功能外,主要参与呼吸运动。上口与颈部连接,底部被膈肌封闭。吸气时在肌肉的作用下,肋的前部抬高,伴胸骨上升,从而加大了胸廓的前后径;呼气时在重力和肌肉的作用下恢复原状。新生儿胸廓较短,前后径较长,与横径相近,呈桶状胸。新生儿胸壁柔软,用力呼吸时,胸骨上窝、锁骨上窝、肋间隙凹陷,称为"三凹征"。新生儿肺脏相对较大,呼吸时胸廓运动不充分,肺扩张受限,使肺通气和换气降低。胸膜属于浆膜,脏层和壁层浆膜连接构成胸膜腔。胸膜腔是个潜在的腔隙,内有少许浆液,可以减少胸膜摩擦。胸膜隐窝是各部胸壁胸膜相互移行处的胸膜腔,深吸气的时候肺缘也不能达到,有肋膈隐窝、肋纵隔隐窝、膈纵隔隐窝,小儿胸膜对炎症的局限能力差,故炎症易于扩散而发展为败血症。

（七）呼吸肌

完成呼吸运动,需要呼吸肌的舒缩运动,有吸气肌与呼气肌两种:吸气肌包括肋间外肌、肋间内肌、膈肌;呼气肌包括肋间内肌和肋间最内肌。膈肌的舒缩引起的腹壁起伏,称为腹式呼吸。肋间外肌收缩引起的呼吸,称为胸式呼吸。膈肌是新生儿呼吸运动中最重要的呼吸肌,健康新生儿胸壁呈外向弓形,胸廓短,肋骨接近水平位,肋间肌较弱,不能完全起作用,故易发生胸廓凹陷,限制肺的扩张,因此新生儿腹式呼吸较胸式呼吸强。成人在平静呼吸,处于坐位或立位时,2/3 的潮气量由膈肌的活动产生,而在仰卧位时,75% 的潮气量由其产生,新生儿膈肌中仅 25% 的肌纤维耐疲劳,而成人高达 50%~55%,新生儿肌纤维细,而且肌肉组织中耐疲劳的肌纤维少,故新生儿呼吸肌容易疲劳,发生呼吸衰竭。肋间肌分为肋间内肌和肋间外肌。在呼吸运动增强时,肋间外肌有助于吸气,而肋间内肌在呼气中起主要作用。肋间肌收缩可以增大肋间隙的张力,防止在胸膜腔内压变化时发生肋间隙凹陷或膨出。

（八）呼吸道黏膜及纤毛系统

气道中,从咽部到终末细支气管上,存在着黏液纤毛清除系统,包括上皮细胞的纤毛、黏液细胞、黏液下腺体和覆盖在上皮表面的液体层。呼吸道黏膜的特点:①黏膜上皮细胞有纤毛;②含分泌细胞。黏膜上皮细胞的纤毛与分泌细胞产生的黏液和浆液构成了黏液纤毛清除系统。黏液分泌受自主神经控制,迷走神经兴奋可以促进黏液、浆细胞释放颗粒、水分,使黏液增加。β 肾上腺素能纤维选择性作用于黏液腺细胞,使水分分泌减少,黏性增加。纤毛细胞表面有大约 200 个纤毛,纤毛在浆膜层中,相邻上皮细胞的纤毛可以协同性摆动。

（余彦亮　杨传忠）

参考文献

1. 张亚梅,张天宇.实用小儿耳鼻咽喉科学.北京:人民卫生出版社,2011:211-213,216-218,297-301.
2. 周晓光,肖昕,农绍汉.新生儿机械通气治疗学.北京:人民卫生出版社,2004:3-24.

3. 邵肖梅, 叶鸿瑁, 丘小汕. 实用新生儿学. 5 版. 北京: 人民卫生出版社, 2018: 555-557.

4. 常立文, 李文斌. 胎儿和新生儿肺发育. 实用儿科临床杂志, 2011, 26 (14): 1065-1067.

5. ARIGLIANI M, SPINELLI AM, LIGUORO I, et al. Nutrition and Lung Growth. Nutrients, 2018, 10 (7): 919.

6. MORTON SU, BRODSKY D. Fetal Physiology and the Transition to Extrauterine Life. Clinics in Perinatology, 2016, 43 (3): 395-407.

7. WARBURTON D. Overview of Lung Development in the Newborn Human. Neonatology, 2017, 111 (4): 398-401.

第二章
新生儿呼吸生理

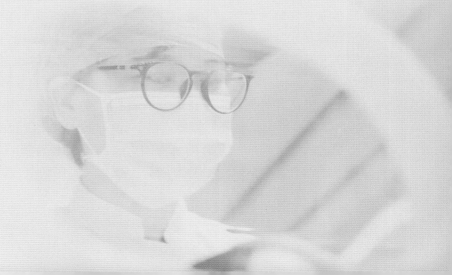

新生儿的呼吸生理与大龄儿童和成人不同。新生儿的呼吸控制不成熟,呼吸肌功能较弱,气道和肺力学不同,并且对氧气的基础代谢需求更高。在对新生儿进行气道管理,尤其是有创呼吸机通气或是无创呼吸机辅助通气时,更应该意识到这些独特的呼吸生理特征,减少新生儿在通气过程中引起的肺损伤,甚至死亡的发生。

第一节 出生前的生理调节

胎儿的生理与新生儿在结构和功能上都有根本的区别。胎儿在子宫内能够很好地适应相对低氧的环境,而且肺泡内充满肺液,肺的发育仅处于生长发育阶段,从宫内生活到宫外生活的过渡需要快速、复杂、精密的步骤完成,这样才能确保新生儿能够存活下来。

一、胎儿循环与胎肺的发育

当胎心在妊娠约 22 天开始跳动时,人类的胎儿循环就开始。卵黄囊和胎盘最初都提供气体交换,直到妊娠第 10 周时胎盘提供的交换占到优势。因含氧量丰富的孕妇血液与自由流动在胎盘空间内含氧量低的血液混合,所以提供给胎儿的血液中的氧含量低于产妇的子宫动脉血,导致胎儿生活在相对低氧的环境中。胎盘通过脐静脉向胎儿提供氧气和营养。流经脐静脉的血液在肝脏水平分为两部分,小部分血液进入肝循环,其余大部分进入静脉导管。进入静脉导管的大部分血液的血流方向正对卵圆孔,因此,这些富含氧气和营养的血液直接穿过卵圆孔被引导至左心房,而下腔静脉和上腔静脉回流的胎儿代谢后的静脉血仍然进入右心房被送入右心室;经右心室进入肺动脉,然后穿过未闭的动脉导管进入降主动脉。而经卵圆孔进入左心房的从胎盘直接引入的富含氧气和营养的血液经左心室输出进入升主动脉、主动脉弓,并与肺动脉输出的静脉血在动脉导管混合前将富含氧气和营养的血流输送到大脑、冠状动脉和上身的血管,这就是胎儿循环过程(图 2-1)。在胎儿期,胎肺对氧合没有贡献,只是一个生长发育过程。

肺部发育分为两个阶段:生长阶段及成熟阶段。孕 3 个月时,肺芽从前肠分离。随后,肺芽细分并形成支气管肺段。气道的气体交换部分是在孕中期的小管期形成的。肺泡腺管期发育在妊娠 24 周基本完善,至妊娠 36 周囊泡分隔基本成熟。在发育的两个阶段中,远端肺上皮细胞主动将肺泡液分泌到支气管树,这导致胎儿气道内液体增多并聚集。与新生儿肺相比,胎儿的肺因肺泡液的积聚而处于扩张状态。由于肺泡液扩张引起的肺内血管压力升高会导致肺血管阻力增加。这种呼吸道液体的充盈对刺激胎儿肺部发育至关重要。

由于将富含氧气的血液优先分流到右心室,到达胎儿肺循环的血液的氧饱和度约为55%。胎儿血氧不足会降低肺血流量,从而抑制一氧化氮和前列环素的合成,导致肺血管阻力增加。妊娠期间胎儿肺的结构和功能都有变化,胎儿呼吸从妊娠 10 周开始,并与快速动眼睡眠有关,它被低氧血症抑制,并被高氧血症刺激,这种呼吸运动对于肺部发育很重要。

肺间充质细胞包含各种成纤维细胞及血管和淋巴管内皮与神经网络,以及复杂的细胞外基质。干扰任何细胞的功能,都会破坏肺部分支,从而最终导致气体交换面的发育受到破坏。至孕 40 周(足月妊娠)时,胎儿的肺泡化完全成熟,能适应宫外生存。

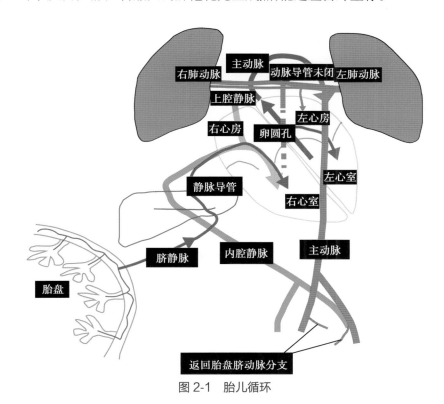

图 2-1　胎儿循环

二、肺液的生理作用及组成

(一)肺液的生理作用

1. **有利于肺的发育**　胎儿时期,肺因肺液而过度扩张,扩张的气道对刺激肺部发育非常重要。

2. **有利于生后呼吸的建立**　肺液充满肺泡,使肺处于扩张状态,防止出生后气道阻塞和肺不张。

3. **肺液的含量基本等同于肺功能残气量**　对于肺功能残气量的形成和呼吸维持有重要的意义。

(二)肺液的组成

胎儿肺从小管期开始即充有液体,含量为 20~30ml/kg,足月时为 30~35ml/kg,大致与功能残气量相当,占肺总容量的 40%,并且处于不断更新中。胎儿期肺液的产生主要是由肺泡上皮细胞内氯离子通过上皮细胞的主动转运和钠离子的平行移动进入肺泡腔而产生。肺液的渗透压与肺间质液及血浆基本相同,主要成分包括 Na^+、K^+、Ca^{2+}、Cl^-、葡萄糖等电解质溶液。

三、肺液的产生及清除

胎儿的肺液是由肺泡上皮细胞的钠离子流和氯离子流移动产生,肺液在肺泡腔中聚集。肺泡上皮细胞离子转运的机制取决于基侧膜的 Na^+-K^+-ATP 酶和顶膜的氯离子和钠离子通道的活性。肺液的渗透压与肺间质及血浆基本相同,均高于羊水。由肺组织通过气管、口鼻排出,再被吞咽进入消化道。排出胎儿体外的部分就构成为羊水的一部分。羊水量也随着胎龄的增加持续增多,使胎儿呼吸道扩张,进一步刺激肺的生长。当胎儿呼吸运动发生时,规律的膈肌运动,可以使肺液在气道内来回流动,有利于维持肺的扩张,被肺液支撑和膨胀的支气管末端,有利于刺激肺泡的生长。胎儿肺的加速扩张是胎儿肺生长、发育的强有力的刺激。

胎儿的肺液在妊娠过程中逐渐出现了改变。出生前胎儿肺液的含量也同样发生变化,这是由于Ⅱ型肺泡上皮细胞在孕晚期由于胎儿皮质醇水平升高的作用下,肺表面活性物质分泌增多引起的。肺表面活性物质的脂蛋白结构,其功能是降低肺泡的表面张力,从而使肺组织在较低压力下可充气,而不至于塌陷。在妊娠 28 周之前,只有肺泡管和一些基本的肺泡芽;因此,妊娠 30 周之前出生时,肺泡未发育完成,缺乏气体交换面(gas exchange surface,GES)和肺表面活性物质;不仅如此,间充质的主要成分如血管和淋巴管内皮,以及间充质基质成分都未发育完成。GES 在胚胎期的成熟是在充满肺泡液的环境下发生的,相当于呼气末正压(positive end expiratory pressure,PEEP),约为 $2.5cmH_2O$。如过早分娩后,肺泡芽的后续成熟过程均发生在充满空气的负压呼吸环境中而非充满肺泡液的环境下发生。因此,分娩超早产儿之后,予以正压通气,氧气治疗和 / 或过多的液体循环负荷时,GES 成熟都会出现问题,从而导致 GES 的发育停滞或异常。

足月儿在出生过渡期的主要挑战是肺泡液的快速排出或吸收。胎儿肺液的清除也从出生前开始,随着宫缩的规律发动而增加,在分娩期间和刚出生的新生儿,肺泡上皮细胞停止产生肺液,且儿茶酚胺分泌加剧,导致了 Na^+-K^+-ATP 酶的活性升高,使肺泡细胞内钠离子主动转运到肺间质,从而使肺液从肺泡内主动转运出肺泡。同时肺泡壁微孔扩张,使肺液被吸收到间质、淋巴管和毛细血管,这一过程由甲状腺激素、糖皮质激素和肾上腺素调控。在一些动物模型中,发现胎儿的一部分气道液是通过吸气过程中上皮的跨上皮压力梯度增加而被清除,其作用是将液体回吸收到组织中,然后通过肺微循环和淋巴管将其清除。因此,肺泡腔内水会跟随钠很快被吸收到肺间质中,在动物模型中可在肺静脉和淋巴管周围发现"袖套样"的液体流动。胎儿肺液的有效清除会降低肺血管阻力,肺泡液很大一部分迅速地从肺淋巴干向上排出,通过胸导管进入中央静脉循环;增加的血管内液量会导致新生儿生后血容量的增加。因此,液体吸收过程的延迟或 Na^+-K^+-ATP 酶途径的功能异常或突变都可能表现为新生儿短暂性呼吸困难(也称新生儿湿肺)。

出生时肺的神经内分泌系统也参与了肺液的清除。在分娩初期和生后早期,肾上腺素可通过兴奋肾上腺素能受体促进肺液的重吸收,肾上腺素能受体阻滞剂可以抑制肺液的重吸收。一氧化氮因可以降低肺血管阻力,可以使肺液生成减少。5-羟色胺、多巴胺、抗利尿激素都可以减少肺液的产生和促进肺液的重吸收。

第二节　出生后呼吸转换过程

一、首次呼吸的转换

触发首次呼吸的因素很多,分娩能触发胎儿解除中脑的呼吸抑制信号;皮肤的寒冷刺激也可以持续兴奋呼吸作用。如出生时未建立规律自主呼吸或合并窒息,新生儿复苏时,触觉、光照、疼痛等外周感受器的刺激,以及来自肺实质、肌肉、肌腱和关节等本体感受器的刺激信号传至延髓呼吸中枢,也可以导致呼吸中枢产生神经冲动,使呼吸肌发生收缩,产生首次呼吸。

分娩开始时会触发胎儿肺部的明显变化,肺表面活性物质通过在液 - 气界面形成单层膜来降低气道内的表面张力;分娩刺激了肺表面活性物质向胎儿肺部的分泌;开始通气的肺泡扩张后进一步增加了肺表面活性物质的分泌,肺表面活性物质的增加,使得肺部的表面张力降低,从而允许在较低压力下保持肺泡的膨胀。

胎儿自产道娩出时,胸廓受到 $9.2kPa$(70mmHg)以上的压力,致使 1/3 以上的肺液通过挤压从气道排出。胸廓弹性回缩,吸入空气代替被挤压出来的肺液。第一次呼吸吸入 20~80ml 的空气,随后的呼气并未将等量的气体排出,残留在肺内的气体就形成了新生儿肺的功能残气量。

出生后,大多数足月和早产儿会自发呼吸,除非他们患有先天性疾病或严重的低氧血症,开始的自主呼吸被抑制。阴道分娩后,大多数婴儿的气体交换可在 2 分钟内稳定下来,并且心率的不断改善是通气成功的最佳临床指标。早产儿比足月儿肺容积小,且肺表面活性物质缺乏,肺泡 Na^+-K^+-ATP 酶活性不足,钠离子的回吸收降低,致肺液的吸收相对延迟。

气体交换有赖于肺泡和肺毛细血管的通气 / 血流比值(ventilation/perfusion ratio,V/Q),以及氧气和肺毛细血管血流充分接触。充气的肺泡气体量和功能残气量必须在出生时马上建立,并能够持续维持在正常范围内。超早产儿,出生后因为肺发育不成熟,以及肺表面活性物质合成不足,导致肺泡不能充分扩张,使之不能达到足够气体量,且不能维持适当的功能残气量(functional residual capacity,FRC),从而出现呼吸困难进行性加重。足月新生儿也易发生低氧血症,原因在于其功能残气量接近于气道闭合状态,生后刚建立自主呼吸,氧气储备不足,容易发生呼吸衰竭。表面活性物质含量较低的早产儿其基础残气量较低,容易发生肺泡塌陷,因此,给予适当的呼气末正压可以帮助早产儿建立更均匀的 FRC。持续的气道正压会触发表面活性物质的产生和分泌,从而帮助早产儿快速适应宫外环境。一项对足月儿的观察性研究发现,健康新生儿在出生后平静呼吸室内空气后,氧饱和度直到出生后平均 8 分钟才达到 90%,而动脉导管后的饱和度平均比动脉导管前的饱和度低 8%。胎儿娩出后,呼吸中枢也需适应出生后的环境需求,新生儿容易出现呼吸不规则、周期性呼吸等;而威胁生命的呼吸暂停在早产儿中很常见,可能会出现持续性呼吸暂停超过 20 秒及以上,这与早产儿呼吸中枢发育不成熟有关。

二、首次呼吸的循环改变

最初的呼吸,使肺动脉氧分压增加、二氧化碳分压降低,导致肺血管扩张,肺血管阻力降低,动脉导管收缩闭合。生后,随着脐带的结扎,脐带血流停止,导致静脉导管逐渐关闭,循环血管阻力增加,左心压力增高,卵圆孔关闭。随着呼吸的开始,肺血流量发生显著变化,循环系统经历了从以体循环为主的胎儿循环转变为左右心室并行输出的新生儿出生后的循环系统,其中每个心室的心排血量为 400ml/(kg·min)。由于右心室输出的增加,新生儿的肺血流量增加到 100%。肺血流量的增加会引起直接的肺血管压力增加,但通过增加肺血管内一氧化氮的产生从而降低肺血管阻力,这些变化就使胎儿循环过渡到了生后的循环,从依赖胎盘供氧,到通过自主呼吸,肺循环得到有效氧供应。直到生后 24 小时,肺动脉压达到全身动脉压的 1/2,在大多数正常新生儿中,肺动脉压可在 2 周时达到成人水平。

三、气体交换和氧气运输

呼吸系统最重要的生理功能是通气和换气功能。肺通气功能是肺通气动力和通气阻力的综合状态的反映,主要功能就是通过呼吸运动,肺组织不断地从周围环境中吸入氧气;肺换气是肺泡内氧气弥散入血,通过气体交换,由携氧的红细胞血红蛋白,经过循环系统,运送到全身各个器官、组织中,满足组织能量交换所需的氧代谢需要,以及血中二氧化碳弥散入肺泡,通过呼气排出体外的过程。

1. **肺通气功能主要评估指标**　包括每分通气量(minute ventilation,MV)、肺泡通气量(alveolar ventilation,V_A)、无效腔(dead space,V_D)等。

2. **肺换气功能**　是指肺内气体的弥散,影响因素主要包括:气体的物理特性、弥散膜厚度和面积、气体与血液接触时间、通气/血流比值、血红蛋白浓度、弥散膜两侧的压力差等。

3. **通气/血流比值(V/Q)**　肺内气体交换发生在肺泡及其周围毛细血管网构成的肺单位内,肺泡通气量与肺毛细血管灌注量是实现肺内气体交换的必要条件。正常情况下,吸入的气体和相应的血液均匀地分布在每个肺泡,成人 V/Q 比为 0.8,受重力作用,肺上部气体较多,血流分布较少,而下部气体较少,血流分布较多,因此肺上部 V/Q>0.8,肺下部 V/Q<0.8。如果 V/Q 增加,说明有一部分气体未发生交换,肺泡无效腔增大,称为无效腔样通气;V/Q 降低,说明通气不足,常见于气道部分或完全阻塞,肺不张,肺膨胀不全、肺泡萎陷,产生的效果和动静脉分流一样,称为动静脉分流样效应。临床上 V/Q 失调主要表现为缺氧。二氧化碳解离曲线为线性,而氧解离曲线为 S 形,V/Q 失调时肺通气量代偿性增加,能排出较多的二氧化碳,但不能摄取更多的氧气。新生儿气体交换能力有赖于吸入氧分压、通气/血流比值、血红蛋白浓度和结合力、心排血量和血容量。氧气运输到组织,有赖于血液、线粒体和压力阶差等的多重因素影响。较高的吸入氧气浓度不但会抑制新生儿的通气,对于早产儿,由于抗氧化系统未发育成熟,还可能导致视网膜病和支气管肺发育不良。相反,给予适当低浓度的氧气会刺激新生儿呼吸,减少早产儿视网膜病和支气管肺发育不良的发生。早产儿对高碳酸血症的反应较差,不像足月儿、大龄儿童和成人可通过增加潮气量和呼吸频率做出反应。

4. **气体交换** 人体所有的细胞都需要有氧代谢来维持其正常的生理功能,氧从大气到器官的运输过程,包括对流、弥散、与血红蛋白结合。氧气通过吸气过程,进入肺泡,通过弥散的方式进入血流,然后可逆地与血红蛋白结合。结合到血红蛋白的氧再通过血液流动运输到组织,在组织内氧从血红蛋白上解离,并进入细胞,最终到达线粒体。动脉血氧分压(arterial partial pressure of oxygen,PaO_2)反映了呼吸器官所吸入的氧气,是通过肺泡毛细血管膜(呼吸膜)进入血液中的氧所产生的压力,正常值为80~100mmHg。氧通过肺泡毛细血管膜后,以物理溶解或化学溶解两种方式存在于血液中。每100ml血液中的血红蛋白所能结合的最大氧量,称为血红蛋白氧容量;血红蛋白实际结合的氧量,称为血红蛋白氧含量。血液中溶解的氧极少,血红蛋白氧含量、氧容量及氧饱和度可分别代替血液的氧含量、氧容量、氧饱和度。常见缺氧原因:PaO_2下降,可引起低氧血症,主要是肺换气和/或通气功能障碍引起。心排血量下降或外周循环衰竭,可导致缺血性缺氧;血红蛋白量减少,可导致贫血性缺氧;组织细胞中毒,不能摄入氧气,是细胞性组织缺氧。

因此,保证足够的氧供应,必须有正常的通气换气功能、血红蛋白量和心排血量。肺通气换气功能、通气/血流比值的改善,临床上可以选择氧疗、无创呼吸机辅助通气、有创通气等策略。临床上常用的增加心排血量的方法包括:补液、保证有效循环量、血管活性药的使用。维持合适的血红蛋白可按照输血指征,补充血液成分。

胎儿出生时,氧需求量增加,胎儿血红蛋白携氧能力增加。新生儿后期,携氧能力迅速下降,到4~6个月达到成人水平。

四、肺表面活性物质

(一)肺表面活性物质的产生及分泌

肺的成熟是一个复杂的过程,需要建立高度分支的管道,而且需要产生一个能在生后支持呼吸功能的气体交换区。孕24周,在肺部形成小管-囊泡转换期,肺上皮细胞开始分化,然后利用糖原供给进行脂质合成。在囊泡期,肺的结构和肺的成熟不断进展,间质成纤维细胞和上皮细胞的相互作用导致了Ⅱ型肺泡上皮细胞的分化,生成板层小体,它是一种储存在肺表面活性物质的颗粒,肺表面活性物质由Ⅱ型肺泡上皮细胞合成及分泌,是磷脂、脂质、特异性蛋白的混合物,具有调节肺泡表面张力的作用。在正常肺组织,Ⅱ型肺泡上皮细胞分化在胎龄24~26周开始,如果此时使用皮质激素或是宫内感染,都可以诱导Ⅱ型肺泡上皮细胞分化早熟。Ⅱ型肺泡上皮细胞分化成熟的标志是富含磷酸卵磷脂和磷脂酰甘油的表面活性物质的脂质合成和储存增加。肺表面活性物质脂质和蛋白质被Ⅱ型肺泡上皮细胞分泌到胎儿气道中,能在羊水中检测到,是肺成熟的临床指标,主要包括卵磷脂与鞘磷脂比值(lecithin/sphingomyelin ratio,L/S)、二棕榈酰磷脂酰胆碱、饱和磷酸卵磷脂、表面活性物质蛋白(surfactant protein,SP)A和B,这些也是早产儿呼吸窘迫综合征(respiratory distress syndrome,RDS)的预测指标。在呼吸周期中,肺表面活性物质处于扩散和压缩交替进行中,快速的再扩散可以防止肺泡萎陷。妊娠34周以后,胎儿呼吸道内的液体中才出现肺表面活性物质;在早产儿,因肺发育不成熟,导致肺表面活性物质合成不足。当发生肺出血、水肿、胎粪吸入综合征、感染时,足月儿或晚期早产儿也可因为肺表面活性物质稀释或失活而引起呼吸窘迫。部分表面活性物质和蛋白被Ⅱ型肺泡上皮细胞摄取、降解、再循环,一部分肺表面活性物质被巨噬细胞清除。因此肺表面活性物质的稳态是一个复杂的过程,需要调控多种蛋白的表达。

(二)肺表面活性物质的组成及分类

在哺乳动物肺中,有四种肺表面活性物质蛋白成分:SP-A、SP-B、SP-C、SP-D,每一种都有不同的作用。肺表面活性物质的薄层主要由磷脂组成,其扩散和稳态需要表面活性物质蛋白SP-B、SP-C,缺乏可以引起肺不张、肺功能障碍、新生儿肺透明膜病[(又称新生儿呼吸窘迫综合征(neonatal respiratory distress syndrome,NRDS)]、急性呼吸窘迫综合征等。除此以外,临床中还可以见到遗传性SP-B缺陷、遗传性SP-C缺陷等疾病。

SP-A和SP-D是宿主防御蛋白胶原凝集家族的相关成员。SP-A在Ⅱ型肺泡上皮细胞、传导性气道的非纤毛细胞和气管-支气管腺体上皮细胞中合成,与磷酸卵磷脂密切相关。目前认为SP-A可能在宿主防御屏障的管状髓鞘形成中起重要作用,但对肺表面活性物质的功能及稳态不起关键作用。

SP-D在呼吸道上皮细胞中表达,但有些非肺组织也可以合成。SP-D与表面活性物质脂质关系较弱。而在宿主防御、表面活性物质稳态和肺部炎症调节中起重要作用,能结合内毒素、细菌、病毒等。*SP-A*和*SP-D*基因等位基因异质性与急性和慢性肺部疾病有关。

(三)产前糖皮质激素及生后肺表面活性物质的应用

产前使用糖皮质激素,可以减少24小时内早产儿RDS的发生率。产前糖皮质激素治疗与生后表面活性物质的替代治疗能减少肺损伤,并增加肺顺应性。呼气时,肺泡缩小使肺泡表面活性物质的密度升高,降低了肺表面张力,使肺泡不至于萎陷。早产儿,尤其是胎龄<32周的早产儿,由于表面活性物质合成不足,容易导致肺泡塌陷,引起新生儿呼吸窘迫综合征,继而引起呼吸衰竭。外源性注入肺表面活性物质的替代疗法,可以有效地治疗该疾病,帮助早产儿顺利通过早期的"呼吸关"。

肺表面活性物质的注入有快慢之分,存在争议,但一般认为注入时间超过15分钟以上,肺内分布变差,主要是因为通气良好的肺组织会获得更多的表面活性物质,该肺组织内肺血流也会增加,肺血流会自我调节将血液从通气不良的肺分流到通气良好的肺,导致通气不均匀更严重。雾化吸入肺表面活性物质时,其分布与肺通气情况相关,对扩张的肺泡分布更多,而不张的肺泡则分布较少,因此,效果并不理想。从气道快速注入并以合适的剂量给药,可以改善肺表面活性物质的分布,达到较好的治疗效果。

第三节 新生儿肺的血液循环

一、肺循环的特点和功能

出生后肺有双重的血液循环系统,包括支气管循环、肺循环。支气管循环为肺提供营养物质,灌注支气管壁上的毛细血管床,肺门周围淋巴结、血管等。支气管循环起源于体循环,主要来自降主动脉、肋间动脉和锁骨下动脉,分为肺内动脉和肺外动脉,支气管循环在哮喘、急性肺损伤等疾病中有重要作用。肺循环通过肺动脉的分支网络将体循环中的静脉血送到肺部,主要用来调节气体交换,肺动脉沿气道逐级分支,到达呼吸性细支气管和肺泡后形成毛细血管床。两大系统的血管大部分汇聚成肺静脉,最终回到左心房。

二、肺循环的生后改变

胎儿血液循环的特点是肺循环阻力高,右心室注入肺动脉的血液大部分通过动脉导管流向降主动脉,小部分流入肺循环回到左心房,这是因为胎肺微血管仍处于折叠状态。从胎儿到新生儿的转变是一个复杂的过程,经产道分娩或剖宫产分娩均可影响这个转变过程。分娩后肺通气导致肺毛细血管床开放、肺血管阻力急剧下降和肺血流量增加,出生时肺动脉压力约为 60mmHg,24 小时后降至 30mmHg,在阻力下降的同时,肺血流量增加了 10 倍。产程中,产妇子宫收缩、胎盘血流减少、分娩力度掌握等都会影响到胎盘和胎儿的气体交换,故分娩过程及新生儿娩出后的循环转变,都会导致刚出生的新生儿血气分析时出现不同程度的代谢性酸中毒或呼吸性酸中毒,并有低氧血症的出现,这也是一种"生理现象"。随着正常新生儿循环的建立及稳定后,这种"生理现象"会慢慢调节正常。

三、肺血管的结构及肺高压

肺血管内皮细胞为扁平鳞状细胞,呈连续性排列,附着在血管腔的内面,血管内皮细胞的胞质向腔内伸出突起,可能与调节局部的血流速度、进行物质交换,以及合成、释放、转化、灭活肺泡表面活性物质有关。血管紧张素转换酶(angiotensin converting enzyme,ACE)即存在于这里。

肺血管内皮细胞是活跃的内分泌器官,有很多功能:

1. 合成和释放血管舒张因子与收缩因子。包括前列环素[又称前列腺素 I_2(prostaglandin I_2,PGI_2)]、内皮源性舒张因子(endothelium-derived relaxing factor,EDRF)等血管舒张因子;内皮素(endothelin,ET)、血管紧张素 II 等血管收缩因子。

2. 合成和释放抗凝血与促凝血因子。血液在血管内流动,除了血管壁结构的影响外,血管内皮细胞直接与血液接触,既有促凝血功能,又有抗凝血功能。包括:血小板黏附蛋白、血小板活化因子(platelet activating factor,PAF)等促凝血因子。也可以通过合成、释放蛋白聚糖、AT-III、血栓调节蛋白、蛋白质 C 等起到抗凝血作用。

3. 合成、释放促进与抑制血管壁细胞生长的因子。前者包括血小板衍生生长因子(platelet-derived growth factor,PDGF)、转化生长因子(transforming growth factor,TGF)、成纤维细胞生长因子(fibroblast growth factor,FGF);后者包括肝素类蛋白聚糖、降钙素基因相关肽(calcitonin gene related peptide,CGRP)、PGI_2 等。

4. 合成、释放保持血管壁正常结构、通透性和物质交换的因子。

5. 合成、释放防止血细胞黏附于血管壁的因子。

新生儿持续性肺动脉高压（persistent pulmonary hypertension of the newborn，PPHN），是新生儿期因各种原因致肺动脉压力不能下降而引起的严重疾病。主要是因为新生儿出生后，肺通气或换气功能障碍，组织缺氧导致肺动脉压力未能下降，使胎儿循环过渡至正常"成人"循环发生障碍，当肺动脉压力超过体循环压力时，出现动脉导管水平的右向左分流，临床表现为低氧血症，吸氧不能好转等。

第四节　新生儿呼吸的调节及呼吸力学

一、呼吸调节

1. **反射调节**　新生儿的呼吸节律主要通过迷走神经反射控制。新生儿存在典型的肺牵张反射［又称黑 - 伯反射（Hering-Breuer reflex）］，深吸气时触发气道平滑肌上的肺牵张感受器，通过兴奋迷走神经，抑制脑桥深吸气中枢的吸气神经元，切换为呼气相，可以预防肺过度扩张作用。此反射足月儿可持续至生后 4~5 天，但早产儿可存在数月。当呼吸调节系统发育未完善时，可维持简单的呼吸节律，有利于维持肺膨胀，增强新生儿胸廓的稳定性。

2. **中枢调节**　新生儿可以通过脑干网状结构中的呼吸神经元发出冲动，经中枢神经整合、协调而实现。新生儿的中枢神经系统发育不完善，故容易出现呼吸暂停，尤其是早产儿，发病率更高，一般呼吸中枢在 32~34 周基本成熟。

3. **化学调节**　足月儿对于高碳酸血症的反应，表现为兴奋呼吸作用；新生儿对缺氧的呼吸反应是双向的，急性缺氧时可以表现出肺通气快速增大，约 1 分钟后下降至原先水平，继续缺氧则表现为呼吸抑制。足月儿外周化学感受器处于抑制状态，早产儿的呼吸中枢化学感受器对二氧化碳的敏感性较低，一般 PaO_2 高时对 CO_2 的敏感性相对较高，而 PaO_2 低时对 CO_2 的敏感性降低。

二、新生儿呼吸力学

（一）肺的通气

肺容量是指肺内气体交换的总容量，随着胸廓的扩张、回缩而变化，呈现肺容量的周期性变化。基础肺容量包括：潮气量（VT）、补吸气量（inspiratory reserve volume，RV）、补呼气量（expiratory reserve volume，ERV）、残气量（residual volume，RV）。安静状态下，VT 比较稳定，每间隔一定时间会有一次不由自主地叹气样深吸气，通气量为 VT 的 2 倍。VT 是评价肺功能的最常用指标之一。足月儿潮气量一般为 6~8ml/kg，气管插管如果漏气可以消耗 10%~30% 的潮气量；早产儿潮气量一般为 4~6ml/kg，早产儿在俯卧位时潮气量较其他体位时增大。足月儿功能残气量一般为 25~30ml/kg。是平静呼气时肺内残存的气体量，包括补呼气量和残气量,是新生儿肺功能检测时最常用的指标之一,可以维持肺泡气体成分在呼吸周期中的相对稳定。如果没有功能残气,呼气末肺泡将完全萎陷。新生儿功能残气量降低常见原因是胸廓肺顺应性降低(漏斗胸、肺不张、肺实变、呼吸窘迫综合征及支气管肺发育不良等);功能残气量增加多见于肺弹性减弱(如肺气肿)。残气量为用力呼气后残留在肺内的气量,足月儿一般为20ml/kg。

(二)呼吸系统阻力与肺顺应性

呼吸系统的弹性阻力称为静态阻力,呼吸系统的重要特点是组织的弹性,弹性阻力(elastance,E)为外力作用下组织变形及回位力的大小,同样外力下,弹性阻力大者,变形程度小;弹性阻力小者,变形程度大。呼吸系统的弹性阻力主要包括肺弹性阻力和胸廓弹性阻力,是平静呼吸时的主要阻力。通常用顺应性(compliance,C)来表示弹性阻力,顺应性是弹性阻力的倒数,E=1/C。采用肺压力 - 容积曲线(每次呼吸周期吸气和呼气时测得的压力和容积变化连成的曲线)来测定动态顺应性,它动态反映了压力逐渐增高的情况下肺容量的变化(图 2-2)。

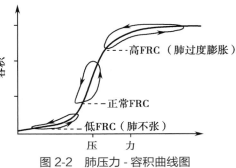

图 2-2　肺压力 - 容积曲线图

(三)呼吸系统的非弹性阻力

呼吸系统的非弹性阻力包括惯性阻力和黏性阻力;惯性阻力是气流发动、变速、换向时气流与组织惯性所产生的阻止气流运动的因素,包括气道、肺组织、胸廓的惯性阻力三部分。肺是含气组织,胸廓为中空结构,密度低,惯性阻力非常小。黏性阻力是气体流经呼吸道时气体分子间、气体分子与气道管壁之间的摩擦力,以及呼吸时组织相对移位产生的摩擦阻力。气道阻力(airway resistance,Raw)是指气道的摩擦阻力、气流形态不同,产生的阻力不同。

(四)保持呼吸道的通畅

新生儿鼻道很小,容易被浓厚的分泌物或水肿阻塞,无创通气时,可能导致呼吸困难和通气量增加,应及时清除鼻道的分泌物。鼻胃管和经鼻插入的气管导管可能会进一步减小鼻通道,因此需要插管者应避免使用。在面罩通气期间应避免仅通过较小的鼻道进行通气,保持嘴巴张开将有助于新生儿获得最佳的通气。由于足月和早产儿的气道直径较小,气流会产生更高的气道阻力;进行气管插管时,选择的气管导管管径过小可能会影响呼吸道通畅并增加新生儿的呼吸功。因此,在插管前,应仔细选择适合新生儿尺寸的气管导管,并在需要时清除气道中的血液或分泌物。小气道的开放对新生儿的呼吸做功也极为重要,正常情况下,小气道开放程度主要取决于肺容积,肺容积显著缩小可导致小气道塌陷。一般情况下,在平静呼吸时,呼吸肌收缩所做的功主要用于吸气,用于克服肺弹性阻力和气道阻力;呼气时则依靠肺的弹性回缩力足够克服通气阻力,不需要额外做功。因此,改变新生儿呼吸力学以维持呼吸道的通畅,对新生儿呼吸功能的维持非常重要。

（余彦亮　杨传忠）

参考文献

1. 周晓光, 肖昕, 农绍汉. 新生儿机械通气治疗学. 北京: 人民卫生出版社, 2004: 28-48.

2. 邵肖梅, 叶鸿瑁, 丘小汕. 实用新生儿学. 5 版. 北京: 人民卫生出版社, 2018: 557-563.

3. 杨杰, 陈超. 新生儿保健学. 北京: 人民卫生出版社, 2017: 272-274.

4. NEUMANN RP, VON UNGERN-STERNBERG BS. The neonatal lung-physiology and ventilation. Pediatric anesthesia, 2014, 24 (1): 10-21.

5. TITA ATN, KATHLEEN A, JABLONSKI KA, et al. Neonatal outcomes of elective early-term births after demonstrated fetal lung maturity. Am J Obstet Gynecol, 2018, 219 (3): 296. e1-e8.

6. MORTON SU, BRODSKY D. Fetal Physiology and the Transition to Extrauterine Life. Clinics in Perinatology, 2016, 43 (3) :395-407.

第三章

新生儿呼吸监护

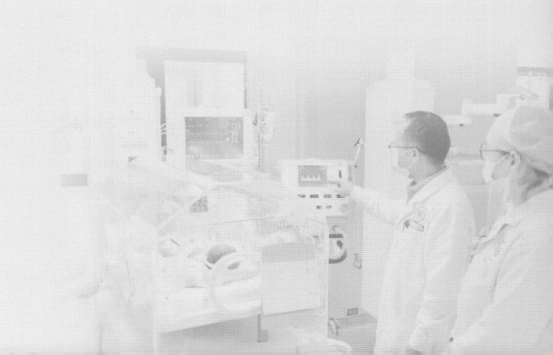

危重新生儿或早产儿呼吸系统状况是否稳定是新生儿重症监护治疗病房（neonatal intensive care unit，NICU）应关注的主要问题之一。对新生儿的呼吸管理，应在充分认识呼吸生理和病理的基础上，熟练运用各种仪器设备和药物来对呼吸进行监护和支持。监护的方法有多种，应根据患儿的情况和监测目的选用一种或几种合适的方法。

第一节　经皮血氧饱和度监测

经皮血氧饱和度（transcutaneous of blood oxygen saturation，$TcSO_2$ 或 SpO_2）监测是一种无创性监测血氧饱和度的技术，具有无损伤、可连续性监测、操作方法简便易行等优点，特别是早产儿皮肤薄嫩，皮下脂肪较少，皮肤通透性好，使气体更易弥散，其监测数值更为准确。因此，从 20 世纪 90 年代，经皮血氧饱和度监测仪即脉搏血氧饱和度监测仪迅速发展，逐渐成为新生儿病房最常用的监测仪器。

一、经皮血氧饱和度监测仪监测原理

血氧饱和度是指血液中被氧结合的氧合血红蛋白（oxyhemoglobin，HbO_2）的容量占全部可结合的血红蛋白（hemoglobin，Hb）容量的百分比，即血液中的血氧浓度，可以反映组织的实际含氧量。目前经皮血氧饱和度监测仪的测量方法主要是红外光谱光电法。将监测仪的光感器（探头指套或片状传感器）放置在患儿血运充盈处，使用波长 660nm 的红光和 940nm 的近红外光作为射入光源，测定通过组织床的光传导强度，来计算血红蛋白浓度及血氧饱和度。当脉搏波动时，末梢血管内容量变化，血红蛋白具有光吸收的特性导致光吸收量不同，通过测定红外线吸收量与红光吸收量的比值，反映血液的氧合程度，最终通过计算机软件来计算出 SpO_2 的数值。根据血红蛋白氧离曲线的特点，血氧饱和度与动脉血氧分压（PaO_2）呈正相关关系，因此，SpO_2 可以在一定程度上反映患儿的动脉 PaO_2。一般来讲，SpO_2 仪包括光电感应器、微处理机和显示部分三个主要部件。

二、监测设备和监测部位

经皮血氧饱和度可采用脉搏氧饱和度监测仪或多功能生理监测仪进行监测。有良好脉搏搏动的血管床部位就可以作为 $TcSO_2$ 测量部位，如手指、脚趾、耳垂等。研究发现各个部位的准确性存在差异。一般情况下手是最佳部位；在血管收缩和低血压时可选耳垂作为测量部位，这是因为耳垂血供少但对信号最敏感。新生儿手背、手心、足背、足心因体表面积大于指尖（趾尖），传感器易于固定，避免了因固定不牢致探头松脱、接触不良或外界光线影响监测结果，同时新生儿手掌、足部皮肤又薄，光线容易透过这些部位，所以这些部位是最佳部位，并能及时准确监测出 SpO_2 值。

三、临床应用

1. 新生儿氧疗　氧疗是患有心肺疾病新生儿最常用的治疗手段。SpO_2 不仅可无创连续监测,且与动脉血氧分压(PaO_2)有较好的相关性,是新生儿科中最常用的监测技术。在氧解离曲线的中段,此时 PaO_2 一般从 40mmHg 逐渐升高到 60mmHg,在此段中氧解离曲线较陡峭,动脉血氧饱和度(saturation of blood oxygen,SaO_2)则从 75% 提升到了 90%,涨幅为 20%,此时很小的氧分压变化即可导致较大的血氧饱和度变化。但在氧解离曲线的末端平坦部分,此时当 PaO_2 从 60mmHg 逐渐提升至 100mmHg 时,SaO_2 仅仅从 90% 提升到 97.4%,涨幅约 8% 左右,若将 PaO_2 提高到 150mmHg,即提高了 50%,而此时的 SaO_2 达到 100%,仅仅增加了 2.6%。因此血氧饱和度监测对高氧不敏感。由于早产儿解剖结构不完善,生理功能尚未成熟,长期暴露于高氧中可导致早产儿视网膜病(retinopathy of prematurity,ROP)、支气管肺发育不良(broncho-pulmonary dysplasia,BPD)等不良结局,故在氧疗过程中,还应密切监测 PaO_2。持续的 $TcSO_2$ 监测有助于减少上述并发症的发生。一项对 296 例早产儿(出生体重 >1 000g)$TcSO_2$ 监测的临床随机对照研究结果显示,持续的 $TcSO_2$ 监测可以降低 ROP 的发生率($P<0.05$),进而延缓 ROP 进展;但对于超低体重儿 ROP 发生率并没有显著的影响,这证明连续的经皮血氧饱和度监测可减少高氧对早产儿的损伤。为减少高氧对机体的损伤,近年来提出目标氧饱和度、肺保护策略的概念,其目的是使用最低浓度的氧、最低参数的机械通气,以防止早产儿氧中毒的发生。《早产儿治疗用氧和视网膜病变防治指南》指出在不同的呼吸支持水平,均应尽量以最低的吸入氧体积分数维持 PaO_2 在 50~80mmHg,SpO_2 在 90%~94%。如高于目标值,应及时适当下调吸入氧体积分数。

2. 早期先天性心脏病　一项 Meta 分析研究证实经皮血氧饱和度监测对于严重先天性心脏病的筛选,筛查特异性高(99.9%)、灵敏度中等(76.5%);因此,加拿大心血管病学会及加拿大儿童心脏病学会推荐经皮血氧饱和度监测可作为一种安全、无创、操作简便的筛查方法。目前多数研究者均采用生后 24 小时连续监测右上肢(导管前)及任一下肢(导管后)的氧饱和度作为先天性心脏病筛查指标,正常情况下:右上肢或任一下肢 $SpO_2 \geq 95\%$,且两者差异 $\leq 3\%$。如果以下两种情况符合之一者或同时具备,则怀疑为先天性心脏病:①上下肢 SpO_2 的差值绝对值在首次测量和 4 小时后复测均 >3%;②上肢或下肢 SpO_2 首次测量时同时 <90%。

四、早产儿目标血氧饱和度

氧疗是危重早产儿救治过程中不可缺少的重要措施,高浓度氧气可发生氧损伤,因此如何控制吸入氧浓度关乎早产儿的救治成功与否。虽然目前国际上开展了许多有关早产儿 SpO_2 参考值的研究,如 Chow 等发现早产儿低 SpO_2 组($TcSO_2$ 83%~90%)比历史对照组($TcSO_2$ 90%~98%)发生 3、4 期早产儿视网膜病(ROP)明显减少(12.5% *vs.* 2.5%,$P=0.01$),需要进行手术的 ROP 发生率也明显下降(7.5% *vs.* 0,$P=0.000 6$),减少 49%~61% 的支气管肺发育不良(BPD)和 62% 的生长迟缓的发生。Saugstad 等对 10 项研究进行 *Meta* 分析,结果提示低 $TcSO_2$ 组发生严重 ROP[*RR* 0.42,95% *CI*(0.34,0.51)]及 BPD[*RR* 0.73,95% *CI*(0.63,0.86)]的危险度较低,病死率未明显增加[*RR* 1.12,95% *CI*(0.86,1.45)]。但是这些研究也存在各种各样的问题,如样本数少、不是随机病例对照研究等,因此未能得出被广泛认可的共识。使用低 SpO_2 是否会造成低氧血症而影响早产儿的预后？如何做到恰当的氧疗？需要氧疗的早产儿目标或适宜 SpO_2 是多少？尚需要进一步的多中心、大样本研究来解决上述问题。

五、进行经皮血氧饱和度监测时应注意的问题

1. 通过皮肤传感器测定血红蛋白氧饱和度易受血红蛋白氧离曲线的影响。氧分压一定时，碱中毒、低体温、致死性血红蛋白病、高海拔和低代谢时氧饱和度升高（氧离曲线左移）；相反，酸中毒、体温升高、高碳酸血症、高代谢时氧饱和度降低（氧离曲线右移）。

2. PaO_2 过高或过低时与 SaO_2 相关性差，SaO_2 88%~93% 对应的 PaO_2 50~80mmHg，PaO_2 过高或过低时仍需有创血气监测。有研究在患病新生儿中将脉搏血氧饱和度与动脉导管血样的测量值进行了比较，脉搏血氧测定值 SpO_2 与测得的 SaO_2 高度相关；但脉搏血氧测定值为 (92 ± 3)% 时，PaO_2 值介于 45~100mmHg 之间。

3. 脉搏血氧饱和度分析仪是通过测量几次心脏搏动得到数值，不是即时读数。计算更长时间的平均值可提供更稳定的评估结果且警报更少，但对短暂出现的血氧饱和度变化则不太敏感。

4. 应确定既能充分满足新生儿代谢需求，又能限制对高浓度辅助供氧需求的目标脉搏血氧饱和度范围，高浓度的辅助供氧可能引起肺损伤或 ROP。

5. 在吸入室内空气的情况下，健康足月儿的正常脉搏血氧测定值平均为 97%，而健康早产儿为 95%。

6. 氧疗情况下维持 SpO_2 高于 95%，有可能造成过度氧暴露和高氧血症。

六、误差分析与处理

脉搏血氧测定的操作简单且仪器无需校准。但解读其读数时，必须考虑可能影响结果的各种技术和临床因素。

1. 技术性误差包括运动伪影、探头放置不当及环境光线。对于较小的早产儿，脉搏血氧饱和度分析仪很难检测到低振幅的动脉搏动，也很难将其与静脉搏动和其他运动伪影区分。因此，推荐检查显示的波形来验证血氧饱和度分析仪的信号。另一种验证方法是比较血氧饱和度分析仪得出的脉率与心电图监测仪显示的心率，这两个值应该是相同的。若探头在指/趾放置不当或暴露于环境光线中，则会得出错误的数据。正确放置和遮挡探头可避免这些问题。

2. 监测仪设计上的差别可能导致不同设备间存在 2%~3% 的差异。尤其是使用了不同的算法得出 SpO_2、校正血红蛋白轻微变异体或排除运动伪影。此外，不同算法在波形分析时计算平均值的时间长度也不同，这可能影响低氧饱和事件的发生率和识别。所以，一些脉搏血氧饱和度分析仪可能不适合新生儿使用。

3. 灌注不足。血流动力学不稳定时或血管收缩造成肢体灌注不良的情况下会出现信号故障，这可导致脉搏血氧饱和度分析仪的读数假性偏低。应避免在同一个肢体上同时放

置血压计袖带和血氧仪探头。

4. **血红蛋白异常和重度贫血**。如果异常血红蛋白或血红蛋白变异体的吸光特性与含氧血红蛋白或脱氧血红蛋白相似，则可干扰脉搏血氧测定。胎儿血红蛋白不会干扰血氧饱和度分析仪的测量值，除非其水平超过50%。虽然仅在贫血极其严重时脉搏血氧测定值才会假性降低，但临床医师必须知道血红蛋白浓度低可降低氧含量和氧输送。

5. 在对早产儿监测血氧期间，常会出现触发声音警报的短时而明显的低氧饱和度事件。这些频繁出现的事件可能造成床旁医务人员过度为警报所累，进一步加大将目标血氧饱和度维持在较窄范围内的难度。为减少这些"滋扰警报"的影响，生产商使用的波形分析越来越复杂，采用的算法可能计算更长时间的平均值。不同的求平均值时间结合延迟报警的参数校正（取决于生产商），可能影响低氧饱和度事件的持续时间和医护人员的反应。目前临床上暂无标准，但NICU内部可制定统一的策略。

第二节　动脉血气分析

血气与酸碱平衡是机体内环境稳定的重要方面，可以帮助我们确定呼吸衰竭的类型、严重程度及判断预后，了解低氧血症的程度、指导氧疗和机械通气。血液气体分析的检查简称血气分析，是判断呼吸功能和体液酸碱平衡的一种技术，是辅助诊断和指导治疗呼吸系统疾病和代谢疾病的重要手段。

一、血气分析各项指标及其临床意义

血液气体分析与酸碱平衡密切相关，两者常同时进行。

1. **血液酸碱度（pH）**　血液pH由动脉血二氧化碳分压及HCO_3^-所决定。血液气体分析中最应受重视的是pH的改变。因为其他指标只反映某一项原发或者继发改变的程度，而pH所反映的则是包括机体调节作用在内的最终结果。新生儿出生时动脉血pH为7.242 ± 0.059，$5 \sim 10$分钟pH为7.207 ± 0.051，以后逐渐增高，生后1小时pH为7.332 ± 0.031，24小时后达成人值，pH为$7.35 \sim 7.45$。适于生命的pH范围是$6.80 \sim 7.80$，大多数严重的临床变异pH在$7.00 \sim 7.25$之间。pH在正常范围内，可能为正常或完全代偿的单纯性酸碱平衡紊乱；pH低于正常，为失代偿或部分代偿的单纯性酸中毒；pH高于正常，为失代偿或部分代偿的单纯性碱中毒；但无论pH是否在正常范围，都有可能是混合性酸碱平衡紊乱。由于二氧化碳潴留和缺氧所致的严重酸中毒，pH可降至7.20以下，严重干扰细胞代谢及心、脑等重要脏器的功能，应紧急处理。

2. **动脉血氧分压（PaO_2）**　PaO_2是指动脉血液中物理溶解的氧分子所产生的压力。正常为$10.7 \sim 13.3kPa$（$80 \sim 100mmHg$）。新生儿出生时氧分压很低，生后迅速上升至$8 \sim 12kPa$（$60 \sim 90mmHg$）。新生儿早期PaO_2偏低与右向左分流有关。早产儿有呼吸窘迫表现，需要治疗时将PaO_2维持在$50 \sim 80mmHg$，应用呼吸机早产儿适宜PaO_2为$50 \sim 70mmHg$。

3. **动脉血二氧化碳分压（partial pressure of carbon dioxide，$PaCO_2$）**　$PaCO_2$代表物

理溶解于血液内的 CO_2 分子所产生的压力或者张力,是衡量肺泡通气量的重要指标。新生儿出生时 $PaCO_2$ 为 (6.55 ± 0.77) kPa,以后逐渐降低,于 1~6 小时达成人值 4.7~6.0kPa (35~45mmHg),平均 5.33kPa(40mmHg)。小儿 $PaCO_2$ 偏低,婴幼儿更低,这是因为婴幼儿肾功能较差,酸性代谢产物的排出需消耗体内较多的碱储备,使血液 HCO_3^- 处于较低水平,机体为了维持 pH 在正常范围,$PaCO_2$ 代偿而处于较低水平。$PaCO_2$ 增高表示肺泡通气量不足,二氧化碳潴留,可为原发的呼吸性酸中毒或者为代谢性碱中毒的代偿,但也可能是混合性酸碱平衡紊乱。$PaCO_2$ 减低表示通气过度,CO_2 排出过多,可为原发的呼吸性碱中毒,或为代谢性酸中毒的代偿。在新生儿,$PaCO_2$ 增高常见于胎粪吸入综合征、呼吸窘迫综合征等,肺通气量减少,常造成呼吸性酸中毒,>50mmHg 为呼吸衰竭,70~80mmHg 可引起肺性脑病;$PaCO_2$ 降低常见于机械通气过度,代谢性酸中毒所致通气过度产生的呼吸性碱中毒。

4. **动脉血氧饱和度(SaO_2)**　SaO_2 指在一定 PaO_2 条件下,红细胞中 Hb 结合氧的实际数量和 Hb 完全氧合后所能结合氧量之间的百分比。血氧饱和度的多少与 PaO_2 和氧血红蛋白氧解离曲线有关,随着血氧分压的增加,血氧饱和度也随之增加,氧离曲线在 PaO_2 较高时反应呈平坦的变化,SaO_2 在高值时并不能准确反映 PaO_2,如 SaO_2 为 97% 时对应的 PaO_2 可能为 90~135mmHg。PaO_2 和 SaO_2 的关系呈 "S" 形曲线,即氧离曲线,多种因素如温度、pH、$PaCO_2$ 可影响血红蛋白与氧的亲和力。SaO_2 不但反映肺脏情况,还反映血液运输氧的能力,新生儿通常为 90%~97%,氧疗情况下,早产儿适宜 SaO_2 为 90%~94%。SaO_2<85% 表示呼吸衰竭,SaO_2<80%(相当于 PaO_2<50mmHg)表示严重缺氧。

5. **标准碳酸氢盐(standard bicarbonate,SB)和实际碳酸氢盐(actual bicarbonate,AB)**　SB 系血液标本在 38℃、$PaCO_2$ 为 5.33kPa、血氧饱和度 100% 的条件下测得的血浆 HCO_3^- 浓度。为判断代谢性酸碱平衡紊乱的指标,正常值为 22~26mmol/L。出生时 (18.7 ± 1.8) mmol/L,5~10 分钟为 (16.7 ± 1.6) mmol/L,24 小时为 (20.2 ± 1.3) mmol/L,7 天后 (21.8 ± 1.3) mmol/L。SB 增高为代谢性碱中毒或呼吸性酸中毒时的肾代偿;SB 降低为代谢性酸中毒或呼吸性碱中毒的肾代偿。但亦可能是混合性酸碱平衡紊乱。

AB 系隔绝空气的血液标本,在实际的 $PaCO_2$ 和 SaO_2 条件下,直接测得的血浆 HCO_3^- 浓度,它受呼吸和代谢两方面影响,正常值为 21~27mmol/L。

AB=SB,两者皆正常:为酸碱内环境稳定正常。

AB=SB,两者皆低于正常:为代谢性酸中毒未代偿。

AB=SB,两者皆高于正常:为代谢性碱中毒未代偿。

AB>SB:表示呼吸性酸中毒或代谢性碱中毒。

AB<SB:表示呼吸性碱中毒或代谢性酸中毒。

6. **剩余碱(base excess,BE)**　BE 是指 38℃、PCO_2 为 5.33kPa、Hb 为 150g/L 并 100% 氧饱和的条件下,用酸或碱将人体 1L 血浆或全血滴定至 pH=7.4 时所用的酸或碱的毫摩尔(mmol)数。BE 反映代谢性的改变,不受呼吸的影响,但受血红蛋白及血浆蛋白含量的影响。其意义与 SB 大致相同,但较 SB 更全面。正常值为 −3~3mmol/L,新生儿早期可为 −10~2mmol/L。用血浆测定的 BE 是反映代谢性因素较好的指标。用全血测定的 BE 受血红蛋白的影响,需用血红蛋白进行校正。BE 为正值加大,称碱剩余,表示代谢性碱中毒;BE 为负值加大,称碱缺乏,表示代谢性酸中毒。

7. **全血缓冲碱(buffer base,BB)** BB 指血液缓冲系统中一切具有缓冲作用的阴离子总和,包括碳酸氢盐、血红蛋白、血浆蛋白及磷酸盐缓冲系统等。正常值为 45~55mmol/L,新生儿较低为 (44.1 ± 1.82)mmol/L。动、静脉血的数值相同。是反映代谢性因素的指标,代谢性酸中毒时 BB 降低,代谢性碱中毒时 BB 升高,其临床意义与碳酸氢盐相同,但能更全面反映体内缓冲固定酸的能力。BB 不受呼吸因素($PaCO_2$)及血红蛋白氧饱和度的影响,但受血红蛋白及血浆蛋白浓度的影响。

8. **血浆二氧化碳总量(total plasma carbon dioxide content,TCO₂)** TCO_2 为血浆中溶解的及结合的 CO_2 总量。$TCO_2 = HCO_3^- + (0.03 \times PaCO_2)$,主要反映 HCO_3^- 的变化。新生儿为 13~22mmol/L,出生时为低值。其他年龄段正常值为 23~28mmol/L。

9. **阴离子隙(anion gap,AG)** AG 指血浆中未测定的阴离子量减去血浆中未测定的阳离子量的差值。由于血浆中阴、阳离子总量相等,而血清中 Na^+、K^+ 及 HCO_3^-、Cl^- 分别为主要阳、阴离子,故 AG = $[Na^+ + K^+] - [Cl^- + HCO_3^-]$,又因在健康和疾病时 K^+ 变化值很少,故一般用 AG = $Na^+ - [Cl^- + HCO_3^-]$ 计算。AG 测定对区分不同类型代谢性酸中毒和混合性酸碱平衡紊乱有重要意义。正常值 8~16mmol/L。AG 增高,提示存在代谢性酸中毒(但 AG 不高,不能排除代谢性酸中毒),AG 20~30mmol/L 常为代谢性酸中毒,>30mmol/L 几乎都存在代谢性酸中毒。临床分为高 AG 酸中毒和正常 AG 酸中毒。高 AG 酸中毒见于乳酸性中毒、休克、低氧血症和有机酸血症等,给予改善微循环、给氧、保证呼吸道通畅或有机酸血症特异性干预;正常 AG 酸中毒见于胃肠道丢失 HCO_3^- 等,用碳酸氢钠疗效显著。

10. **肺泡-动脉血氧分压差[alveolar-artery oxygen partial pressure gradient,P(A-a)O₂]** $P(A-a)O_2$ 为肺泡氧分压和动脉血氧分压之差值,吸空气时儿童为 5mmHg(0.66kPa),吸纯氧时明显增大。可用来判断肺换气功能,且有助于了解肺部病变进展情况,还可作为机械通气适应证或撤机的参考指标。

$P(A-a)O_2$ 升高伴 PaO_2 降低:提示肺病变所致氧合障碍,多见于:①右向左分流或肺血管病变使肺内动静脉解剖分流增加;②弥漫性实质性肺疾病、肺水肿、急性呼吸窘迫综合征等氧弥散障碍;③V/Q 严重失调,如肺不张或肺栓塞等。

$P(A-a)O_2$ 升高不伴 PaO_2 降低:提示肺泡通气量明显增加。

11. **动脉/肺泡氧分压比[arterial-alveolar oxygen partial pressure ratio,P(a/A)O₂]** $P(a/A)O_2$ 即动脉血氧分压与肺泡气氧分压的比值,主要反映弥散障碍、肺内分流及 V/Q 失衡等改变,正常为 0.75~1.0。比值越小,说明 V/Q 失衡及分流越严重;比值越大,提示氧合状态越好。可评价不同吸氧条件下的氧合状况,不受吸入气氧浓度(fractional concentration of inspired oxygen,FiO₂)变化的影响。动态观察可用来判断病情及预后,比值逐渐增高提示病情好转。

二、新生儿血气特点

在宫内血氧分压相对较低,生后随着呼吸建立,PaO_2 迅速上升。

新生儿出生时往往有混合性酸中毒,但随着呼吸建立,呼吸性酸中毒迅速纠正,代谢性酸中毒持续较久、呈代偿性。一般足月儿生后 12 小时、早产儿 24 小时即可恢复正常。

新生儿存在呼吸衰竭和低氧血症时,可出现呼吸性 + 代谢性(混合性)酸碱平衡紊乱,常提示病情危重。新生儿酸碱失衡以代谢性酸中毒和代谢性酸中毒合并呼吸性酸中毒(或呼吸性碱中毒)为主,单纯呼吸性酸中毒或呼吸性碱中毒甚少。双重酸碱失衡者占 1/4 左右。

早产儿还可发生晚发性代谢性酸中毒,常见于生后第 2~3 周、用配方奶喂养者,其发生原因可能与酸负荷增加,肾脏 H^+ 排泄较差,HCO_3^- 低有关。

在分析血气结果时,应考虑取血的部位(动脉导管前或动脉导管后;毛细血管、静脉或动脉血),生后时间,取血时患儿的状态(哭闹、安静清醒或睡眠),以及可能的和已被证实的诊断。

新生儿出生阶段血气变化的特点与分娩过程及胎儿出生后呼吸、循环的改变密切相关。分娩时,尤其是第二产程以后,由于产妇屏气、子宫收缩、胎盘血液减少等因素,均可影响胎盘与胎儿气体交换。胎儿娩出前都有“生理性”窒息。脐静脉血反映胎儿接受母亲方面血液的 PaO_2 水平,均值仅为 3.9kPa(29.2mmHg),明显低于出生后 PaO_2 的数值。生后 6 小时以内 BE 偏低,正是产程中缺氧造成代谢性酸中毒的结果。肺内残余液体于生后数小时内逐渐被吸收。出生后短时间肺内生理变化类似合并肺不张的肺水肿的恢复过程,这可解释生后最初数小时 $PaCO_2$ 偏高和 PaO_2 偏低的特点。

三、酸碱平衡的调节

动脉血 pH 通常维持在 7.35~7.45,以保证对 pH 敏感的各个酶系统能正常发挥功能。酸碱平衡由肺脏、肾脏,以及机体缓冲系统的相互作用来维持。大约 50% 的血液缓冲容量由碳酸 - 碳酸氢盐缓冲系统提供,约 30% 归于血红蛋白,其余的则是磷酸盐和铵盐,碳酸 - 碳酸氢盐缓冲系统的化学表达式为:

$$CO_2 + H_2O \longleftrightarrow H_2CO_3 \longleftrightarrow H^+ + HCO_3^-$$

机体通过碳酸 - 碳酸氢盐缓冲系统、肺、肾和其他缓冲体系共同作用来维持和稳定体内 pH 的正常与稳定。溶解在血中的 CO_2 和 HCO_3^- 浓度分别经呼吸系统和肾脏调节,一旦发生酸碱失衡,首先是化学缓冲,然后所消耗的 HCO_3^- 或 CO_2 经肾或肺的调节作用得到一定补偿。最后随着酸碱平衡紊乱的原发病因被去除而得到最终纠正。

肾脏的调节作用是通过肾小管重吸收滤过的 HCO_3^-,并视酸碱状态分泌 H^+ 或分泌 HCO_3^- 来实现,即调节非挥发酸的排泄以保持 pH 正常,排 H^+ 保 HCO_3^-,Na_2HPO_4 转变为 NaH_2PO_4 排 H^+,通过肾脏分泌,与 H^+ 结合成 NH_4^+ 排出。如存在相对或绝对的碱过剩时,尿液就会自然碱化,此时滤经肾脏的 HCO_3^- 最终会随尿液排出。然而,如果存在低 Na^+ 或低 K^+ 时,尿液就不会碱化,此时肾小管必须保留 HCO_3^- 以维持电中性。反之,如存在相对或绝对的碱缺失,尿液就会酸化,此时近端肾小管重吸收 HCO_3^- 和远端肾小管泌氢都会增强。肾的调节速度较慢。

挥发酸的调节主要靠肺通气量来调节。当血中 PCO_2 升高,H_2CO_3 升高,H^+ 浓度升高或

pH 降低时,可刺激呼吸中枢,呼吸加深、加快,H_2CO_3 尽快分解为 CO_2 从肺排出;当血液中 PCO_2 下降,H_2CO_3 浓度降低时,则抑制呼吸中枢,使 CO_2 排出减少,血中 H_2CO_3 浓度回升,pH 保持相对稳定。

四、新生儿酸碱平衡紊乱

(一)代谢性酸中毒

1. **病因**　即使在正常足月新生儿中,亦有表现代谢性酸中毒者,引起的原因包括:

(1)新生儿时期无氧酵解代谢旺盛,相应产生的乳酸水平增高。

(2)肾脏保碱排酸功能差。

(3)生后骨骼快速生长过程中,可促进体内 H^+ 生成,如 1g 钙沉积可放出 20mmol 的 H^+ 等。

代谢性酸中毒多见于早产儿,几乎所有的早产儿都有代谢性酸中毒,故有"生理性"酸中毒之称。新生儿时期代谢性酸中毒的常见病因如表 3-1 所示。

表 3-1　新生儿时期代谢性酸中毒的常见病因

AG 增高(>16mmol/L)	AG 正常(8~16mmol/L)
急性肾衰竭	肾 HCO_3^- 损失
先天性代谢性疾病	肾小管酸中毒
乳酸性酸中毒	肾发育不良
晚期代谢性酸中毒	利尿剂应用
醇类中毒	胃肠 HCO_3^- 损失
	腹泻
	小肠吸收
	药物应用(考来烯胺)
	稀释性酸中毒
	静脉营养

新生儿晚期代谢性酸中毒可发生于生后 2~3 周的配方乳喂养早产儿,原因有:①高蛋白饮食影响,特别是牛乳中的酪蛋白含硫氨基酸较多,服用后使小儿酸负荷增加;②肾脏排酸功能不完善;③小肠黏膜细胞双糖酶缺乏,造成进乳类食物后肠道内乳酸增加,乳酸吸收入体后,可致乳酸性酸中毒。

晚期代谢性酸中毒一般是暂时性的,但可持续数周之久,轻者不一定需治疗,重者仍需采用碱性药物纠正。

2. **临床表现**　除引起酸中毒的原发病症状外,酸中毒本身轻症可无特异的临床症状。较重时,体液 pH 降低可刺激呼吸中枢,使患儿呼吸加深、加快;严重酸中毒,尤其是出现酸血症时,可致精神萎靡、嗜睡,甚至昏迷、惊厥等神经症状。也可降低心肌收缩力及周围血管阻力,引起低血压、心力衰竭等。

3. 实验室检查

(1)血气分析:HCO_3^-、$PaCO_2$ 及 pH 均降低,碱剩余负值升高。

(2)阴离子隙(AG):①高 AG 代谢性酸中毒,常见于产酸过多如糖尿病酮症酸中毒、缺氧性乳酸酸中毒等;② AG 无明显增高的代谢性酸中毒,包括 HCO_3^- 丢失过多所致酸中毒及长时或过多摄入含 Cl^- 酸性药物所致酸中毒,如氯化铵等。

4. 治疗
去除引起酸中毒的病因,改善循环,改善肾功能和呼吸功能。轻度酸中毒通过病因治疗一般可自行缓解,不一定要使用碱性药物。对中、重度患儿宜补充碱剂,在新生儿首选碳酸氢钠。一般先给予计算量的 1/2,等量稀释或稀释成等渗液(1.4%)静脉滴注,紧急情况下也可直接静脉注射。若无条件测定血气时,可按提高 HCO_3^- 5mmol/L 计算(每千克体重给予 5% 碳酸氢钠 5ml,可提高 HCO_3^- 5mmol/L)。

治疗过程应注意:

(1)避免频繁或快速输注高张碳酸氢钠液,以免发生体液高渗状态。

(2)因为 HCO_3^- 进入细胞和血 - 脑屏障比 CO_2 慢,故应避免过快的完全纠正酸中毒,以使脑室 pH 进一步下降,病情恶化。

(3)纠正酸中毒时,细胞外液 K^+ 内流,应注意补钾,必要时尚需补钙。

(二) 代谢性碱中毒

1. 病因
新生儿时期代谢性碱中毒相对少见,但由于碱中毒可使氧离曲线左移,造成组织缺氧等危害,近年来已引起临床医师的重视。

代谢性碱中毒的病因根据尿氯的改变,又可分为两类,如表 3-2 所示。

表 3-2　新生儿时期代谢性碱中毒的病因

尿氯低(<10mmol/L)	尿氯高(>20mmol/L)
利尿剂应用(后期)	Bartter 综合征
慢性呼吸性酸中毒纠正后	碱性药物应用
胃肠吸引	大量血制品输入
呕吐	利尿剂应用(早期)
分泌性腹泻	低钾血症

尿氯 <10mmol/L 的一类代谢性碱中毒,常伴有细胞外液减少,临床上使用生理盐水即可奏效,即盐水应答型(saline-responsive);尿氯 >20mmol/L 的代谢性碱中毒者,除尿氯排出增多外,常伴有细胞外液正常甚至增高,应用生理盐水无效,即盐水无应答型(saline-unresponsive)。

近年来对细胞外液与代谢性碱中毒的关系问题受到重视。这是因为任何因素致使细胞外液(主要指血液)容量减少时,都可促使代谢性碱中毒的发生和延续。其机制为:由于血容量减少,肾小球滤过率减低,HCO_3^- 排出减少;血容量不足时,近曲小管(肾小管)对 Na^+ 和

HCO_3^- 的重吸收增加；刺激了肾素 - 血管紧张素 - 醛固酮系统，致使潴 Na^+ 和排 K^+、排 H^+。故对于代谢性碱中毒的纠正，在某种情况下要注意血容量的补充。

2. 临床表现 除原发病的临床表现外，患儿可表现为呼吸浅慢（但临床实际并不常见），碱中毒可促进钙与蛋白结合，使游离钙浓度下降，可引起手足抽搐、腱反射亢进。合并低钾血症时，可表现为肌张力减弱。患儿常伴有脱水。

3. 诊断 血气分析：HCO_3^-、$PaCO_2$ 及 pH 均升高，常伴有低氯及低钾血症。

4. 治疗 单纯治疗原发病常不能纠正代谢性碱中毒，对其需另予以纠正。

生理盐水敏感类代谢性碱中毒只需静脉滴注生理盐水或者 1/2~2/3 张稀释液纠正脱水，代谢性碱中毒即可被纠正。对于伴有缺钾的患儿，需同时补充钾盐。对于生理盐水不敏感类代谢性碱中毒，如醛固酮增多症等，仅用生理盐水治疗无效，为减轻病情，除适当补充氯化钾治疗外，可采用螺内酯治疗，以抵消盐皮质激素对肾小管的作用。

（三）呼吸性酸中毒

呼吸功能发生障碍，体内所产生的 CO_2 不能及时、充分地被排出体外，即可导致呼吸性酸中毒。其特点是原发性二氧化碳潴留，$PaCO_2$ 升高，pH 下降，经肾代偿可继发 HCO_3^- 增高，使 pH 恢复至正常偏低程度，即为代偿性呼吸性酸中毒；呼吸性酸中毒严重，超过肾代偿能力，使 pH<7.35 时，为失代偿性呼吸性酸中毒。

胎儿娩出时，由于多少会受到缺氧的影响，可出现呼吸性酸中毒，但一经换气，呼吸性酸中毒即得以解除。

1. 病因 凡能引起肺通气和 / 或换气障碍，CO_2 排出受阻的各种原因，均可导致呼吸性酸中毒。例如中枢性呼吸衰竭、呼吸道阻塞、肺部疾病、呼吸肌麻痹等。

2. 临床表现 除原发病的症状和体征外，患儿多伴有鼻翼扇动、三凹征等症状。呼吸性酸中毒本身缺乏特异性表现。有的患儿可致血管扩张，引起皮肤潮红，颅内血流增多，头痛，偶致颅压增高；$PaCO_2$ 中度增高时，可引起血压略升高；$PaCO_2$ 继续增高时，血压反而下降。呼吸性酸中毒持久且严重，可引起乏力、神志恍惚、烦躁等。

3. 实验室检查 血气分析特征：$PaCO_2$ 升高、HCO_3^- 增多及 pH 下降，可伴有血钾、血钙增高。

4. 治疗 根本的治疗是去除病因，恢复有效通气。患儿缺氧时，应给氧吸入。呼吸性酸中毒严重，如动脉血 pH<7.15 时，为防止心室颤动等心血管严重并发症的发生，可静脉滴注少量 1.4% 碳酸氢钠溶液，一般每次提高血 HCO_3^- 5mmol/L 为宜（相当于给予 1.4% 碳酸氢钠溶液 9ml/kg）。

设法改善患儿的通气、换气，排出体内蓄积的 CO_2。祛痰、解除支气管痉挛、应用呼吸兴奋剂、控制肺部炎症及充血性心力衰竭等，常能使某些患儿情况有所改善。慢性呼吸性酸中毒如果同时合并代谢性酸中毒，pH 急剧下降，常可危及生命，故应注意脱水和缺氧的纠正，以及能量的供给。酸中毒使外周静脉容量缩减，故输液不宜过多、过快。

慢性呼吸性酸中毒时，$PaCO_2$ 长期增高，呼吸中枢对 CO_2 刺激的敏感性降低，故给氧时，最初可采用鼻导管给氧，氧流量 1~2L/min，氧浓度以 25% 左右为宜。

采用呼吸机辅助通气时,不宜使血 $PaCO_2$ 下降过快,以 2~3 天降至正常为宜,否则呼吸性酸中毒时代偿性的 HCO_3^- 增高,不能随之立即通过肾排出,可引发代谢性碱中毒。

(四)呼吸性碱中毒

各种原因所致的肺换气过度,使体内所产生的 CO_2 排出过多,即可引起呼吸性碱中毒。其特征是:动脉血 $PaCO_2$ 原发性降低,引起 pH 升高,通过肾代偿,可使 HCO_3^- 继发性减少,致 pH 趋于正常偏低程度(为代偿性呼吸性碱中毒);$PaCO_2$ 降低超过肾代偿能力,使 pH>7.45 时,即引起呼吸性碱中毒。

1. **病因**　新生儿呼吸性碱中毒可出现于过度换气时(如肺炎或呼吸机使用不恰当)。引起肺通气过度的常见原因有:呼吸中枢受刺激引起呼吸深快、肺部疾病、呼吸机通气过度等。

2. **临床表现**　除原发病症状外,可表现为呼吸急促(快而浅)、手足抽搐、脑电图缺氧改变。

3. **实验室检查**　血气分析:$PaCO_2$ 降低、HCO_3^- 代偿性降低及 pH 升高。故急性呼吸性碱中毒时,HCO_3^- 下降程度较轻,一般不低于 18mmol/L,pH 升高相对较明显,否则应考虑同时合并有代谢性酸中毒。

4. **治疗**　主要是治疗引起通气过度的原发病。短期吸入含 3% 的 CO_2 气体可有帮助。用呼吸机的患儿应降低每分通气量或增加无效腔。本病不宜采用酸性药物如氯化铵等治疗。患儿发生手足抽搐时,可静脉缓慢注射葡萄糖酸钙。

五、血气结果的分析

首先,要判断原发性或继发性(代偿)改变。酸碱平衡紊乱代偿必须遵循以下规律:① HCO_3^-、$PaCO_2$ 任何一个变量的原发变化,均可以引起另一个变量的同向代偿变化,即原发 HCO_3^- 升高,必有代偿的 $PaCO_2$ 升高;原发 HCO_3^- 下降,必有代偿的 $PaCO_2$ 下降(表 3-3)。②原发性酸碱平衡紊乱变化必大于代偿变化,原发性酸碱平衡紊乱决定了 pH 是偏碱还是偏酸;HCO_3^- 和 $PaCO_2$ 呈相反变化,必有混合性酸碱平衡紊乱存在;HCO_3^- 和 $PaCO_2$ 明显异常同时伴 pH 正常,应考虑有混合性酸碱平衡紊乱存在。③单纯性酸碱平衡紊乱的 pH 是由原发性酸碱平衡紊乱所决定的。如果 pH<7.40,提示原发性酸碱平衡紊乱可能为酸中毒;pH>7.40,提示原发性酸碱平衡紊乱可能为碱中毒。

表 3-3　原发性酸碱平衡紊乱时可能出现的代偿机制及代偿程度

酸碱平衡紊乱	原发事件	代偿反应	预计代偿公式	代偿程度
代谢性酸中毒	HCO_3^- ↓	$PaCO_2$ ↓	$PaCO_2 = HCO_3^- \times 1.5 + 8 \pm 2$	$[HCO_3^-]$↓1mmol/L,$PaCO_2$↓1~1.5mmHg
代谢性碱中毒	HCO_3^- ↑	$PaCO_2$ ↑	$PaCO_2 = HCO_3^- \times 0.9 + 9 \pm 2$	$[HCO_3^-]$↑1mmol/L,$PaCO_2$↑0.5~1mmHg
呼吸性酸中毒				
急性(<12~24小时)	$PaCO_2$ ↑	HCO_3^- ↑	$\Delta HCO_3^- = 0.1 \times \Delta PaCO_2 \pm 3$	$PaCO_2$↑10mmHg,$[HCO_3^-]$↑1mmol/L
慢性(3~5天)	$PaCO_2$ ↑	HCO_3^- ↑↑	$\Delta HCO_3^- = 0.35 \times \Delta PaCO_2 \pm 3$	$PaCO_2$↑10mmHg,$[HCO_3^-]$↑4mmol/L

续表

酸碱平衡紊乱	原发事件	代偿反应	预计代偿公式	代偿程度
呼吸性碱中毒				
急性(<12小时)	$PaCO_2 \downarrow$	$HCO_3^- \downarrow$	$\Delta HCO_3^- = 0.2 \times \Delta PaCO_2 \pm 2.5$	$PaCO_2 \downarrow 10mmHg$, $[HCO_3^-] \downarrow 1\sim3mmol/L$
慢性(1~2天)	$PaCO_2 \downarrow$	$HCO_3^- \downarrow\downarrow$	$\Delta HCO_3^- = 0.5 \times \Delta PaCO_2 \pm 2.5$	$PaCO_2 \downarrow 10mmHg$, $[HCO_3^-] \downarrow 2\sim5mmol/L$

注:HCO_3^- 单位为 mmol/L,$PaCO_2$ 单位为 mmHg(1kPa=7.5mmHg,1mmHg=0.133kPa)

其次,分清单纯性和混合性酸碱平衡紊乱。① $PaCO_2$ 升高同时伴有 HCO_3^- 下降,肯定为呼吸性酸中毒并代谢性酸中毒;② $PaCO_2$ 下降同时伴有 HCO_3^- 升高,肯定为呼吸性碱中毒并代谢性碱中毒;③ $PaCO_2$ 和 HCO_3^- 明显异常同时伴有 pH 正常,应考虑有混合性酸碱平衡紊乱存在,进一步确诊可用单纯性酸碱失衡预计代偿公式(表 3-4、表 3-5)。

表 3-4 单纯性酸碱平衡紊乱代偿预计值

原发性酸碱平衡紊乱	原发反应	代偿反应	预计代偿值	代偿时间
代谢性酸中毒	$HCO_3^- \downarrow$	$PaCO_2 \downarrow$	$PCO_2 = 40 - (24 - HCO_3^-) \times 1.2 \pm 2$	12~24 小时
代谢性碱中毒	$HCO_3^- \uparrow$	$PaCO_2 \uparrow$	$PCO_2 = 40 + (HCO_3^- - 24) \times 0.9 \pm 5$	12~24 小时
呼吸性酸中毒				
急性	$PaCO_2 \uparrow$	$HCO_3^- \uparrow$	$HCO_3^- = 24 + (PCO_2 - 40) \times 0.07 \pm 1.5$	几分钟
慢性	$PaCO_2 \uparrow$	$HCO_3^- \uparrow\uparrow$	$HCO_3^- = 24 + (PCO_2 - 40) \times 0.4 \pm 3$	3~5 天
呼吸性碱中毒				
急性	$PaCO_2 \downarrow$	$HCO_3^- \downarrow$	$HCO_3^- = 24 - (40 - PCO_2) \times 0.2 \pm 2.5$	几分钟
慢性	$PaCO_2 \downarrow$	$HCO_3^- \downarrow\downarrow$	$HCO_3^- = 24 - (40 - PCO_2) \times 0.5 \pm 2.5$	2~3 天

注:HCO_3^- 单位为 mmol/L,$PaCO_2$ 单位为 mmHg(1kPa=7.5mmHg,1mmHg=0.133kPa)

表 3-5 双重酸碱失衡的判断

主要酸碱平衡紊乱	$PaCO_2$	诊断	主要酸碱平衡紊乱	HCO_3^-	诊断
代谢性酸(碱)中毒	代偿预计值内	单纯性	呼吸性酸(碱)中毒	代偿预计值内	单纯性
	>代偿预计值	合并呼吸性酸中毒		<代偿预计值	合并代谢性酸中毒
	<代偿预计值	合并呼吸性碱中毒		>代偿预计值	合并代谢性碱中毒

再者,还应注意三重酸碱失衡(triple acid-base disorders,TABD)的问题。TABD 多发生于病危新生儿中,其表现类型很多,但核心是在代谢性酸中毒与代谢性碱中毒同时存在的情况下合并呼吸性酸中毒或呼吸性碱中毒。一般将 TABD 分为呼吸性碱中毒型和呼吸性酸中毒型两大类:①呼吸性酸中毒型:心肺疾病缺氧→乳酸性酸中毒 $+PaCO_2$ 增加→混合性酸中毒 + 补碱过量(代谢性酸中毒 + 呼吸性酸中毒 + 代谢性碱中毒);或呼吸性酸中毒 + 利尿剂、钾、氯减少→代谢性碱中毒,血容量少→组织灌注不良→乳酸高→代谢性酸中毒(呼吸性酸中毒 + 代谢性碱中毒 + 代谢性酸中毒)。②呼吸性碱中毒型:低氧→酸中毒 + 呕吐(失氢及氯)→代谢性碱中毒 + 呼吸机治疗通气过度→呼吸性碱中毒(代谢性酸中毒 + 代谢性碱中毒 + 呼吸性碱中毒)。

六、血气结果判读注意事项

1. 评价酸碱平衡紊乱的指标较多,详细分析血气报告上的每一项指标对于一些复杂酸碱失衡诊断是有用的。

2. 临床上常用的方法是抓住 pH、$PaCO_2$、HCO_3^-、BE 这 4 项主要指标进行分析。

3. $PaCO_2$ 为判断呼吸性酸碱平衡紊乱的指标;而 HCO_3^- 及 BE 为代谢性酸碱平衡紊乱的指标。

4. 分清原发性和继发性(代偿)变化,一般来说,单纯性酸碱平衡紊乱的 pH 是由原发性酸碱平衡紊乱所决定的,如 pH<7.35,提示原发失衡可能为酸中毒;pH>7.45,原发失衡可能为碱中毒。

5. 分清单纯性和混合性酸碱平衡紊乱。$PaCO_2$↑同时伴 HCO_3^-↓,必为呼吸性酸中毒并代谢性酸中毒,$PaCO_2$↓同时伴 HCO_3^-↑,必为呼吸性碱中毒并代谢性碱中毒。

6. $PaCO_2$ 和 HCO_3^- 同时增高或降低并 pH 正常,应考虑有混合性酸碱平衡紊乱的可能。

七、血样采集注意事项

1. 血气测定应以动脉血为准,肝素(100U/ml)抗凝。

2. 采血部位。可通过动脉穿刺或留置导管采集血标本进行血气分析,间断测定;也可以使用放置在血管内的传感器连续测定。①动脉穿刺:通常可通过经皮穿刺桡动脉采集动脉血。应尽可能避免穿刺肱动脉和股动脉。经皮穿刺常会引起患儿躁动,可能导致 PaO_2 测量结果低于稳定状态时。也可穿刺颞动脉、脐动脉。动脉导管未闭(patent ductus arteriosus,PDA)可以导致右上肢和头面部 / 颈部 PaO_2 高于身体其他部位。②毛细血管和静脉采血:如果患儿灌注很差或采血困难,可从动脉化的毛细血管采样,但结果解释要慎重,一般不用于危重新生儿评估。毛细血管样本会严重低估 PaO_2,不能用于判断氧合情况。毛细血管采血不能准确反映新生儿动脉血氧的值,但可用于监测状态稳定的新生儿的 PCO_2 和酸碱平衡情况。③静脉采血:对于评估动脉 PaO_2 是无用的,但是与毛细血管采血一样可以监测 PCO_2 和酸碱平衡趋势。静脉采血样本不能用于危重新生儿的评估。④留置动脉测压管:留置动脉测压管可以在不引起新生儿的躁动情况下反复多次采样,也可以持续监测动脉血压。

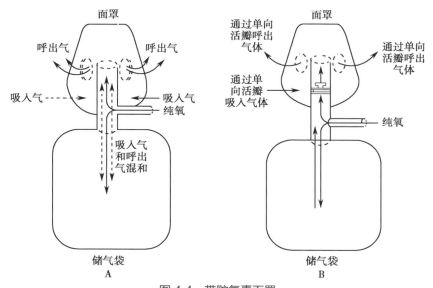

图 4-4　带贮氧囊面罩

A. 部分重吸收面罩；B. 非重吸收面罩

3. **Venturi 面罩**　基本原理为在面罩下端装有一开孔的氧射流装置，利用氧射流产生的负压自开口侧孔带入一定量空气的面罩，用时调节不同氧流量可达到定量的 FiO_2，当氧流量为 4~6L/min 时 FiO_2 可达 0.24~0.28；氧流量 8~10L/min 时 FiO_2 可达 0.35~0.40；氧流量为 10~12L/min 时 FiO_2 可达 0.50。由于高气流速，CO_2 不易滞留，可用于中等度以上缺氧患儿（图 4-5）。注意要确保氧流量与 Venturi 面罩装置标记一致，才能保证 FiO_2 准确；不应使用湿化瓶。由于流量太大，冷空气不断吹入易致新生儿面部降温，故不适用于早产儿。

（四）头罩给氧法（图 4-6）

头罩系高透明度有机玻璃制成，将患儿头部置于头罩内吸氧。输气管由罩顶部气孔

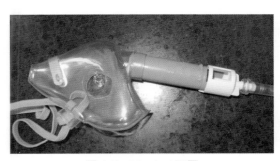

图 4-5　Venturi 面罩

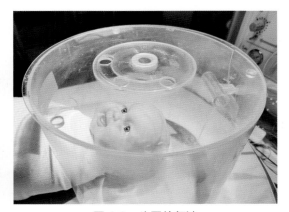

图 4-6　头罩给氧法

送入,通过调节氧流量和气孔开放数控制吸入氧浓度。氧流量一般为 5~8L/min,氧流量 ≥ 10~15L/min 时,氧浓度可达到 80%~90%。氧流量过小易造成二氧化碳潴留在罩内。调节氧流量和气孔开放数,可改变 FiO_2。采用流经式系统加湿氧气,以防皮肤和吸入气体干燥。对于 <1 500g 的早产新生儿,应将氧气加温至与保温箱相同的温度。对于体重更重的婴儿,头罩内维持室温,以防呼吸过速。该法简单、方便,头部不需固定而能自由转动。头罩内氧浓度恒定,并保证了一定的湿度,可稀释气道分泌物以利排出,较面罩法吸氧更舒适;缺点是耗氧量大,罩内温度高,发热患儿及炎热夏季不宜使用;对长时间、高浓度头罩吸氧的患儿,应考虑改用呼吸机辅助呼吸。

头罩会妨碍护理人员接触婴儿的面部和头部,所以通常不用于为新生儿输氧,而仅在鼻导管不耐受的情况下使用。

进行头罩给氧时,可根据患儿体重轻重及头颈大小选择合适的头罩(大、中、小号头罩);纯氧吸入下,当氧流量在 3L/min 以下时,FiO_2 均 <35%,使用中、小号头罩吸氧者血气提示可有二氧化碳潴留;氧流量在 3~5L/min 时,使用中、小号头罩吸氧者 FiO_2 约为 35%,使用大号头罩吸氧者 FiO_2 接近 30%,使用小号头罩吸氧者可有二氧化碳潴留;氧流量在 5~7L/min 时,使用中、小号头罩吸氧者 FiO_2 为 40%~50%,使用大号头罩吸氧者 FiO_2 者接近 40%,均无二氧化碳潴留;氧流量 >7L/min 时,FiO_2 均在 50% 以上,均无二氧化碳潴留。提示在选择头罩吸氧及氧流量在 3~5L/min 时,选择大、中号头罩吸氧相对安全,对没有空氧混合器及氧浓度检测设备的基层医院具有一定的参考价值。

(五) 伺服控制保温箱供氧

将输氧管直接放入暖箱,适用于需要暖箱保温的早产儿和低体重儿。伺服控制保温箱供氧可实现氧浓度稳定。一般氧流量为 6~8L/min 时,氧浓度为 28%~32%;氧流量为 5L/min 时,氧浓度为 26%~30%;但亦有研究表明,在氧流量为 2、3、4、5、6L/min 时,氧浓度分别为 21%~22%、23%~24%、24%~25%、25%~27%,以及 28%~30%。一项单中心小型试验显示,对于接受辅助供氧的早产儿,采用伺服控制保温箱供氧与采用鼻导管供氧相比,低氧血症发作更少。

较多研究已经证实,新生儿窒息复苏时吸入 100% 纯氧,复苏效果并不优于吸入空气,相反,对某些指标,如存活率、神经系统状况,却有可能差于后者;初步研究表明,应用 30% 或 60% 浓度氧进行复苏可能较空气或 100% 氧复苏更好。因此,对足月儿,窒息复苏开始时最好选用空气复苏,而非纯氧复苏,吸入的氧气应通过空氧混合器供给,氧浓度根据经皮氧饱和度调节;若选用空气进行复苏,也须备用氧气,以便能对在 90 秒钟时窒息复苏效果仍不满意者立即改用纯氧复苏。早产儿在出生时即面临高氧化应激反应的危险,比足月儿更易受高浓度氧的损伤,临床上在对早产儿进行吸氧治疗时更应该谨慎小心;对胎龄 ≤ 32 周的早产儿,空气复苏较难达到目标氧合,可谨慎给予空氧混合气体,最好能在脉搏血氧仪监测下进行,避免高氧及低氧血症;若无空氧混合气体,可首先应用空气进行复苏。

第四节　停止氧疗或改用无创正压通气的指征

氧疗的目的是纠正低氧血症,改善组织供氧。当已消除患儿缺氧的病因,氧疗后病情稳定,精神状况好转,发绀消失,心率较前减慢,呼吸较前平稳,足月儿 PaO_2>80mmHg 或 / 和 SpO_2>97% 时,应及时降低 FiO_2;早产儿 PaO_2>70mmHg 或 / 和 SpO_2>95% 时,应及时降低 FiO_2。当 FiO_2>0.6 时,按 0.1 梯度递减;当 FiO_2<0.6 时,按 0.05 梯度递减;当 FiO_2<0.3 时,按 0.01~0.02 梯度递减;当呼吸空气 30 分钟后,PaO_2>60mmHg、$PaCO_2$<50mmHg 或 SpO_2 持续 >90%,即可考虑停止氧疗。停氧前先减少氧流量,观察病情是否平稳,再逐渐撤除。

当鼻导管、鼻塞、面罩或头罩吸氧,需 FiO_2>0.3 时,PaO_2<50mmHg 或 SpO_2<90% 应改为无创正压通气或气管插管机械通气。

第五节　氧疗时的监护管理与注意事项

1. 氧气是一种特殊的"药物",应用不当对人体也会产生不良作用。临床上应严格掌握氧疗指征,对临床上无发绀、无呼吸窘迫、PaO_2 或 SpO_2 正常者不必吸氧。对早产儿呼吸暂停主要针对病因治疗,必要时间断吸氧,尽量避免应用鼻管,尤其是双鼻管吸氧。

2. 氧气作为一种特殊的"药物",也应注意剂量,如 FiO_2 和流量。在氧疗过程中,必须具备相应的监测条件,如氧浓度检测仪、血气分析仪或经皮氧饱和度测定仪等。任何接受氧疗的患儿均应使用无创性监测仪持续监测血氧饱和度(SpO_2)。使用头罩给氧或暖箱给氧者不易评估吸入氧浓度,最好应用氧浓度分析仪测定,并适当调整后再进行氧疗,或使用空氧混合器进行氧疗。每小时检查 FiO_2 以确保可以维持预期的 FiO_2,记录 FiO_2 增高超过 10% 的情况。无论选用哪一种呼吸支持技术,都应及时评估氧合状态,都应以最低的吸入氧浓度来维持患儿 PaO_2 在 50~80mmHg,SpO_2 在 90%~95%。

3. 除在出生后复苏等紧急状态下给予 100% 的氧外,其余情况,包括在复苏后需要持续给氧,都应加温、加湿,并调节供氧浓度。吸入氧浓度必须以氧浓度计持续监测,或者至少每小时监测一次,以最低的氧浓度维持适当的动脉氧分压。

4. 头罩吸氧时,头罩内流量过低(<5L/min)可引起罩内 CO_2 重吸收。此外,头罩内湿化不能过度,一般以罩内有少量均匀轻雾状感觉即可,如罩内存在大量冷凝集水分显示湿化过度,如长期吸入可导致体内水潴留、气道细胞肿胀、气道阻力增加及肺表面活性物质减少。

5. 鼻导管吸氧时,旧教科书规定,将鼻导管插入深度为耳垂至鼻尖距离的 2/3,但临床上常发现小儿哭闹不安。近年来,鼻咽部吸氧已逐步被鼻前庭输氧法代替;有研究对鼻前庭给氧和鼻咽部给氧进行比较,证实鼻前庭给氧完全可以达到同样效果,且能减少导管对新生儿鼻黏膜的刺激,管口不易堵塞,氧疗过程中新生儿无明显烦躁及哭闹。

6. 保证有效给氧。确定中心供氧站或氧气瓶气压充足;连接好通气管道,保证管道无破损,管道之间无漏气;将氧疗器具固定好,松紧适宜,避免脱落;及时清除患儿呼吸道分泌物,保证呼吸道通畅。若确定患儿对氧浓度需求高,长时间吸氧仍无改善,应积极查找病因,重新调整治疗方案,给予相应治疗。

7. 氧疗时应加用温化、湿化装置,以达到湿化氧气和气道,减少对气道刺激的目的,有利于气道分泌物排出。氧气是一种干燥气体,长期、持续吸氧易引起呼吸道黏膜干燥,但多年来,临床上除机械通气时温化和湿化氧气外,其他方式的吸氧虽有部分湿化,但完全未采取温化措施,患儿容易产生不适的感觉。氧疗前氧气在充分温化与湿化后,可以增加氧分子的弥散能力,提高氧疗效果。目前临床上常用的湿化液包括无菌蒸馏水、无菌注射用水、生理盐水及 0.45% 氯化钠溶液等,前三者或增加气道感染机会,或引起气管黏膜细胞水肿,增加气道阻力,均不适宜作为长期氧疗的湿化液,而 0.45% 氯化钠溶液再浓缩后浓度接近生理盐水,对气道的刺激性比生理盐水小,增加气道感染的机会不高,适用于新生儿氧疗湿化;有研究认为,选用复方硼砂溶液、0.02% 呋喃西林溶液或 0.1% 硫酸铜液作为氧疗湿化液,可降低气道感染机会,但并不适宜用于新生儿的氧疗湿化。氧疗时一般要求氧气湿化度为 50%,湿化液的温度保持在 (37 ± 1)℃ 时可提高效果,减少并发症;机械通气吸入气体经加温湿化器处理后维持在 37℃,可提供呼吸道合适的温度与湿度。

8. 切实做好氧气湿化瓶及供氧管道的消毒管理工作,湿化瓶的消毒用含有效氯 1 000mg/L 消毒剂浸泡 30 分钟后,再用无菌蒸馏水冲净,干燥备用。建议供氧管道采用环氧乙烷灭菌方法,既能达到灭菌效果,又能避免氯制剂残留。使用中的湿化瓶及湿化液必须每日更换,有条件者可使用一次性湿化瓶,从而减少湿化液污染,预防医院感染的发生。

9. 注意观察并发症。氧疗可发生多种并发症,如肺不张、氧中毒及呼吸道感染等,亦可因吸入氧压力过高导致肺泡破裂或气胸等,而部分氧疗方法,如鼻导管吸氧、鼻塞法给氧和面罩法吸氧等,可引起腹胀,进而引起腹压增高,降低呼吸效率,需注意鉴别和避免。

10. 使患儿头部处于过伸位以保持气道通畅。需要定时进行鼻腔和口腔分泌物的吸引。当患儿通过鼻导管吸氧时,可以从鼻腔滴入几滴生理盐水以保持湿化和通畅。至少每隔 8 小时进行口腔护理。经常更换头罩下湿的铺巾。

11. 当患儿表现出呼吸困难征象时(如发绀、呼吸暂停、气促、三凹征、鼻翼扇动、血氧饱和度下降),氧管应放在患儿的鼻孔下。在保持头侧位的正中体位的同时,为患儿作鼻腔和口咽吸引。如果清理呼吸道和吸氧后患儿症状仍未改善,就要考虑做气囊面罩加压或行气管插管。

12. 需要用面罩或气囊加压给氧时,应严密监测血氧饱和度及吸气压力。对于需要长时间氧疗的患儿,经鼻导管给氧较为方便,并能在不影响氧浓度的情况下,经口喂养。要精确调节吸入氧气的浓度和流速,并严密监测患儿血氧饱和度,尤其在使用脉搏血氧监测仪时。对于反应较好的患儿,鼻导管容易移位,故需严密监护。同时,呼吸方式的改变可能会使经插管处吸入的空气量发生改变,从而影响吸入氧的真正浓度。

13. 注意体位对氧疗效果的影响。有研究表明,俯卧位可能对氧合有一定的改善作用。

14. 在吸氧过程中要加强对患儿的巡视,仔细观察患儿的面色,有无呼吸窘迫,并记录好血氧饱和度的波动值。新生儿血氧饱和度维持在 0.90~0.94 即可,在饱和度监测仪上设置上限(0.95)报警;只要血氧饱和度在正常范围内,就应避免不必要的吸氧。此外,对早产儿可采用间歇给氧法。

15. 重视对用氧过程中的医疗文件进行及时书写与登记。记录吸氧起止时间,间歇的时间,供氧的方式、流量和浓度,以及吸氧过程中各种参数的调节时间和患儿吸氧后的状况。

16. 早产儿家属知情权。对早产儿,尤其是极低体重儿,在用氧时,一定要告知家属早产儿发育不成熟的特点,以及早产儿用氧的必要性与可能危险性。签署知情同意书。

第六节　新生儿氧疗合并症及预防

一、氧疗合并症

氧中毒在低浓度(<40%)吸氧时很少发生,主要发生于高浓度吸氧,这是因为:吸入气的氧分压高,肺泡气和动脉血的氧分压随着增高,使血液与组织细胞之间的氧分压差增大,氧的弥散加速,组织细胞获得过多的氧而中毒(主要是氧自由基对生物单位膜的破坏)。一般认为,常压下吸入浓度在 40% 以下的氧是相对安全的;氧浓度在 40%~60% 有可能引起氧中毒;氧浓度在 60% 以上可引起较严重但非致命性的毒性反应,如此高浓度氧疗必须限制在 48 小时内;吸入氧浓度超过 90% 的氧疗只限于抢救时短期使用。机体较长时间暴露在高氧下,易造成肺(肺型氧中毒)、脑(脑型氧中毒)和视网膜(眼型氧中毒)等损害。

1. **呼吸抑制**　发生于缺氧伴严重二氧化碳潴留者给予较高浓度氧疗时。这是由于高浓度氧疗消除了低氧对呼吸中枢的刺激作用,应立即降低氧浓度,使用呼吸兴奋剂,必要时采用机械辅助呼吸。

2. **氧中毒**　氧中毒的发生取决于氧分压和氧浓度,当吸入气的氧分压过高时,因肺泡气和动脉血的氧分压增高,使血液与组织细胞之间的氧分压差增大,氧的弥散加速,组织细胞获得过多的氧而中毒(主要是氧自由基对生物单位膜的破坏)。氧中毒的类型:肺型、脑型和眼型。

(1)肺型氧中毒:早产儿可引起支气管肺发育不良(BPD),这是由于吸入过高浓度的氧(FiO_2>0.4),使支气管肺泡上皮受损而致;可发生严重的慢性肺疾病,一直可延续到成人。研究表明,中等浓度及较高浓度的氧可能通过抑制肺血管的发育导致 BPD 的发生,而低浓度氧对新生大鼠肺血管内皮生长因子(vascular endothelial growth factor,VEGF)及其受体 mRNA 表达无影响,提示长期吸入低浓度氧也许对肺血管发育影响不明显,而持续吸入中等浓度及较高浓度氧可降低 VEGF 及其受体 mRNA 的表达。但现在研究认为,BPD 的形成与发育未成熟、易感基因、围产期感染和炎症、动脉导管持续开放、微血管的发育,以及肺泡破裂的关系更为密切。

(2)脑型氧中毒:吸入高浓度氧可引起脑血管收缩,脑组织缺血缺氧,导致脑损伤;吸入2~3个大气压以上的氧,可在短时间内引起脑型氧中毒(6个大气压的氧数分钟、4个大气压氧数十分钟),患儿主要出现恶心、抽搐等神经症状,严重者可昏迷、死亡。高浓度氧疗时患儿出现神经症状,应区分脑型氧中毒与缺氧缺血引起的脑病。前者患儿先抽搐后昏迷,抽搐时患儿是清醒的;后者则先昏迷后抽搐。对氧中毒者应控制吸氧;但对缺氧性脑病者则应加强吸氧。

(3)眼型氧中毒:对早产儿来说,眼部血管后半段的发育只能留在出生之后完成。为了抢救其生命,氧气必须使用,但正是用于救命的氧气,长时间、高浓度($FiO_2>0.4$)的血氧环境下,未发育完成的眼底血管不再向视神经盘边缘生长延伸,而是在原生长位膨胀、变粗、打结、纤维素渗出甚至出血,纤维膜形成,纤维收缩、牵拉,可使视网膜剥脱。吸氧浓度和持续时间可影响视网膜血管的发育,长时间高浓度吸氧可导致不可逆的血管增生性改变而发生早产儿视网膜病。

3. **脱氮性肺不张** 氮是一种惰性气体,在正常状态下肺泡内的氮很少吸收,它在肺泡内起支架作用,维持肺泡的正常容积。当吸入高浓度氧气后,肺泡内氮被驱走,氮的比例减少。当氧被血液吸收,肺泡没有足够气体使其保持开放状态而萎陷,造成肺不张。由于这种肺不张是因脱氮引起,故称为脱氮性肺不张。

二、氧疗合并症的预防

1. **严格掌握氧疗指征** 虽然氧疗是抢救危重新生儿的必要措施,但也要严格掌握氧疗指征,要仔细观察病情变化和血氧饱和度监测情况,只要临床上无发绀、无呼吸窘迫,氧分压和血氧饱和度在正常范围内,就不应进行吸氧治疗。

2. **严格掌握吸入氧体积分数(即吸入氧浓度)** 氧疗不良反应与吸入氧体积分数和持续时间密切相关,要以尽可能低的吸入氧体积分数维持正常的血氧饱和度,新生儿血氧饱和度维持在 0.90~0.95 即可,不必超过 0.95,要在血氧饱和度监测仪上设置上限(0.95)报警。

3. **选择适当的给氧方式** 根据病情需要以及治疗反应,选用最恰当的给氧方式,如鼻导管吸氧、面罩给氧、头罩给氧、暖箱给氧,以及机械通气等。

4. **规范用氧** 使用氧气时先调节流量再使用,停氧时先拔出导管再关闭开关;所吸入的氧气应充分加温、加湿,以免造成鼻腔黏膜充血水肿;避免氧气直吹患儿,增加不显性失水;吸氧管道,应定时更换,避免诱发感染。

5. **监测和筛查氧疗并发症** 患儿在吸氧过程中,应注意观察其精神状态、肤色、呼吸节律和呼吸频率等,定期复查血气分析和评估氧合状态,维持恰当的氧疗目标;监测可能的氧疗并发症,如肺泡破裂或气胸、神经系统损伤、肺不张、氧中毒,以及呼吸道感染等;按计划检查眼底,排除早产儿视网膜病(ROP)。

6. **及时停氧** 通过仔细的临床观察和必要检查,准确评估病情。当患儿病情稳定,呼吸空气 30 分钟后,能维持 $PaO_2>60mmHg$、$PaCO_2<50mmHg$,即可停止氧疗,避免长时间吸氧;按计划筛查氧疗并发症,调整氧疗方案,及时停氧;临床上对早产儿,应尽量避免吸入氧浓度波动较大,在病情稳定而撤氧时应采取逐渐降低吸入氧浓度的吸氧方式,不能直接停氧。

7. **积极治疗原发病** 采取综合治疗方法,积极治疗原发病和一些合并症,尽快使病情恢复,缩短氧疗时间。

8. **其他预防措施** 药物预防氧中毒研究较多的有氧自由基清除剂、抗氧化剂和血红素加氧酶等,但临床疗效并不理想。

第七节 早产儿氧疗原则

早产儿氧疗应掌握一定的原则,目的是为避免因吸入氧浓度(FiO_2)过高和时间过长出现的并发症。

1. 正确掌握氧疗指征,要避免无指征时的预防用氧、吸高浓度氧(给早产儿用氧时氧浓度一般不超过 40%)。

2. 根据疾病考虑不同的用氧方式,除紧急情况外,均须加温湿化,以利于分泌物排出。

3. 与用药一样,也应注意剂量,如 FiO_2 和流量。

4. 在血气监测下,以最低的 FiO_2 维持 PaO_2 在 50~80mmHg 之间。

5. 病情好转后,应逐渐降低 FiO_2,当 $PaO_2>70mmHg$、$SpO_2>95\%$ 时应逐渐降低 FiO_2,但不能立即停氧。

6. 在无呼吸器的医院,给早产儿用经鼻持续气道正压通气(nasal continuous positive airway pressure,NCPAP)给氧时必须用低浓度氧,不能用纯氧,若无条件,应送上级医院救治。

7. 进行早产儿氧疗时必须具备相应的监测条件,如氧浓度测定仪、血气分析仪或经皮氧饱和度测定仪等,如不具备氧疗监测条件,应转到具备条件的医院治疗。

8. 早产儿需要吸氧时,危重者必须用人工呼吸器或 NCPAP。用较高氧浓度时需告知家属:①早产儿视网膜发育未成熟,初生的早产儿视网膜已经暴露在相对高氧环境中也有可能发生 ROP;②早产儿急救必须用氧,甚至需用较高浓度的氧,这就有可能引起 ROP,需告知并取得家属的理解和同意。

9. 要按照指南要求,进行 ROP 筛查。凡是经过氧疗,符合眼科筛查标准的早产儿,应在出生后 4~6 周或矫正胎龄 32~34 周时请掌握 ROP 筛查技术的眼科医师或上级医院进行 ROP 筛查,以早期发现,早期治疗。

10. 早产儿复苏时用氧原则。使用空氧混合器控制复苏时起始 FiO_2,对于胎龄 <28 周的初始 FiO_2 用 0.30,28~31 周胎龄的用 0.21~0.30,对于胎龄 ≥ 32 周使用 0.21。然后根据右手腕脉搏氧饱和度监测仪显示的心率及饱和度来调整 FiO_2。复苏后应使血氧饱和度维持

在 0.90~0.94。复苏中,在逐渐调整吸入氧气浓度达到目标血氧饱和度同时,还应考虑出生后血氧饱和度动态变化规律。避免使用高浓度氧气开始早产儿复苏。但早产儿适宜或目标血氧饱和度仍有争议。如果开始使用正压通气,从空气到 100% 的氧均可使用,没有任何研究证明开始时使用哪种特定的氧浓度是最合适的。逐渐提高或降低氧浓度,使血红蛋白氧合逐渐增加至 90%,如果心率没有迅速增加至 >100 次 /min,则需改善通气策略,用 100% 氧。如果没有空氧混合器和脉搏血氧饱和度监测仪,也没有足够时间将产妇转送,可按足月儿来给氧复苏,没有足够的证据证明在复苏时短时间给 100% 氧可以导致早产儿损伤。

（周　伟）

参考文献

1. 周文浩 , 程国强 . 早产儿临床管理实践 . 北京 : 人民卫生出版社 , 2016: 176-181.

2. 中国医师协会新生儿科医师分会 . 早产儿治疗用氧和视网膜病变防治指南 (修订版). 中华实用儿科临床杂志 , 2013, 28 (23): 1835-1836.

3. DOYLE LW, CARSE E, ADAMS AM, et al. Ventilation in Extremely Preterm Infants and Respiratory Function at 8 Years. N Engl J Med, 2017, 377 (4): 329-337.

4. CHAWLA S, NATARAJAN G, SHANKARAN S, et al. Markers of Successful Extubation in Extremely Preterm Infants, and Morbidity After Failed Extubation. J Pediatr, 2017, 189 (2): 113-119.

5. ASKIE LM, DARLOW BA, DAVIS PG, et al. Effects of targeting lower versus higher arterial oxygen saturations on death or disability in preterm infants. Cochrane Database Syst Rev, 2017, 4: CD011190.

6. KAMERKAR A, HOTZ J, MORZOV R, et al. Comparison of Effort of Breathing for Infants on Nasal Modes of Respiratory Support. J Pediatr, 2017, 185 (1): 26-32. e3.

7. WHITE LN, THIO M, OWEN LS, et al. Achievement of saturation targets in preterm infants <32 weeks' gestational age in the delivery room. Arch Dis Child Fetal Neonatal Ed, 2017, 102 (5): F423-F427.

8. CHANDRASEKARAN A, THUKRAL A, JEEVA SANKAR M, et al. Nasal masks or binasal prongs for delivering continuous positive airway pressure in preterm neonates-a randomised trial. Eur J Pediatr, 2017, 176 (3): 379-386.

9. OEI JL, SAUGSTAD OD, LUI K, et al. Targeted Oxygen in the Resuscitation of Preterm Infants, a Randomized Clinical Trial. Pediatrics, 2017, 139 (1). pii: e20161452.

10. SUGIURA T, URUSHIBATA R, KOMATSU K, et al. Oxygen delivery using neonatal self-inflating bags without reservoirs. Pediatr Int, 2017, 59 (2): 154-158.

11. ROBERTS CT, OWEN LS, MANLEY BJ, et al. Nasal High-Flow Therapy for Primary Respiratory Support in Preterm Infants. N Engl J Med, 2016, 375 (12): 1142-1151.

12. CUMMINGS JJ, LAKSHMINRUSIMHA S, POLIN RA. Oxygen-Saturation Targets in Preterm Infants. N Engl J Med, 2016, 375 (2): 186-187.

13. SHETTY S, SUNDARESAN A, HUNT K, et al. Changes in the use of humidified high flow nasal cannula oxygen. Arch Dis Child Fetal Neonatal Ed, 2016, 101 (4): F371-372.

14. OEI JL, VENTO M, RABI Y, et al. Higher or lower oxygen for delivery room resuscitation of preterm infants

below 28 completed weeks gestation: a meta-analysis. Arch Dis Child Fetal Neonatal Ed, 2017, 102 (1): F24-F30.

15. AVERSA S, MARSEGLIA L, MANTI S, et al. Ventilation strategies for preventing oxidative stress-induced injury in preterm infants with respiratory disease: an update. Paediatr Respir Rev, 2016, 17 (1): 71-79.

16. SADEGHI FATHABADI O, GALE TJ, LIM K, et al. Characterisation of the Oxygenation Response to Inspired Oxygen Adjustments in Preterm Infants. Neonatology, 2016, 109 (1): 37-43.

17. ROBERTS CT, OWEN LS, MANLEY BJ, et al. A multicentre, randomised controlled, non-inferiority trial, comparing high flow therapy with nasal continuous positive airway pressure as primary support for preterm infants with respiratory distress (the HIPSTER trial): study protocol. BMJ Open, 2015, 5 (6): e008483.

18. SAUGSTAD OD. Hyperoxia and cerebral vasoconstriction in healthy newborns. Acta Paediatr, 2015, 104 (7): 645-646.

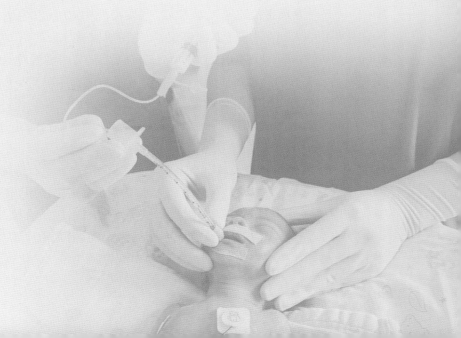

第五章

新生儿无创正压通气概述

第一节　无创通气发展史

一、持续气道正压通气的发展史

持续气道正压通气（continuous positive airway pressure，CPAP）是使有自主呼吸的婴儿在呼气相时保持气道正压的技术，在机械通气时这种气道正压称为呼气末正压（positive end-expiratory pressure，PEEP），两者总称为持续气道扩张压（continuous distending airway pressure，CDAP）或持续扩张压（continuous distending pressure，CDP）。CPAP 增加跨肺压力，使其超过大气压，广泛用于治疗肺不张、功能残气量不足、通气与血流灌注比值失调、肺水肿和肺内分流等。

20 世纪 30 年代，Poulton 和 Oxon 首次应用面罩正压通气治疗成人呼吸功能不全。Bullowa 用面罩正压通气治疗肺炎，Barach 用于治疗肺水肿和气道阻塞。20 世纪 40 年代，面罩正压通气用于高空飞行，并首次观察其对静脉回流的影响。由于 CDP 对血流动力学的副作用影响了其后来的应用，直至 1967 年，Ashbaugh 将呼气末正压（PEEP）与正压通气联合用于治疗成人急性呼吸窘迫综合征导致的低氧血症。

20 世纪 70 年代，Gregory 应用 CPAP 治疗新生儿呼吸窘迫综合征（NRDS）。CDP 在新生儿的应用得益于对 NRDS 病理改变的认识。Clemen 等研究表明，在低的跨肺压下肺表面活性物质对稳定肺泡具有重要作用，Harrison 等也认识到新生儿呼吸窘迫综合征时于呼气末增加肺泡压的益处。20 世纪 70 年代以来的气管插管间歇指令通气（intermittent mandatory ventilation，IMV）成为新生儿标准的通气方式。1980—1990 年发展的高频通气、患儿触发通气进一步改善了危重新生儿的预后。然而这些技术的发展，并没有减少诸如气漏、慢性肺部疾病（CLD）的发生率，因而经鼻持续气道正压通气（NCPAP）重新受到新生儿领域的重视。关于 CPAP 的优点，较为著名的临床实例是 Avery 等在统计美国 8 家 NICU 资料时发现哥伦比亚大学 NICU 住院患儿中 CLD 发生率很低，进一步的研究发现该 NICU 使用 CPAP 明显多于其他单位，而使用机械通气较严格，常允许 $PaCO_2$ 高达 65mmHg（1mmHg=0.133kPa），PaO_2 低至 50mmHg，pH 低至 7.2。尽管对 CPAP 与 CLD 的发生率的关系尚缺乏大样本的随机对照研究资料，但其经验使临床对 CPAP 的应用有了进一步的研究。新生儿 CPAP 的应用重新受到重视，可能还与肺表面活性物质（PS）替代的普遍开展而机械通气的需求减少、新型 CPAP 装置的应用，以及对肺萎陷伤的充分认识有关。

近 50 年 CPAP 应用方法在发展，包括经气管插管、头罩、头盔、面罩、鼻塞、鼻咽管。在 20 世纪 70~80 年代出现了具有空氧混合气源、湿化加温和持续气流的新生儿 CPAP 装置，继而是气泡或水封 CPAP。有研究认为水泡可产生振荡作用，有利于气体交换，但对此仍有争议。1975 年，Kattwinkel 等发明了双侧鼻塞 CPAP，以后在临床上得到了广泛的应用，减少了气管插管。头罩 CPAP 通过颈部密封而实现，但是由于密封困难而很难推广应用；面罩 CPAP 可能比鼻塞更为无创性，但较易引起胃胀气和二氧化碳潴留而限制了其使用；鼻罩是近年来发展的无创通气方法,无效腔较小,但是鼻罩的密封问题仍然不容易解决。因为新生儿主要通过鼻呼吸,目前临床最常用的 CPAP 是通过鼻塞或鼻咽管实现。鼻咽管最常见的缺点是被分泌物堵塞和管道的折叠等。近十多年来,可变气流 CPAP 装置得到了较多的应用。该装置能降低患儿的呼吸做功,它通过 Bernoulli 效应,经双喷射将气流直接射入鼻孔,以维持恒定的压力。当患儿需更大吸气流量时,Venturi 产生作用以提供额外流量;当患儿出现自主的呼气时,气流会出现射流翻转(fluidic flip)现象,使气流通过呼气端呼出,后者又称为 Coanda 效应(Coanda 效应是指气体或液体在经过弯曲物体表面时有附壁倾向的效应)。通常用于新生儿的压力限制型呼吸器,因呼吸管道内保持着持续气流,可以提供 CPAP 通气形式;应用水封瓶和储气囊,也可以自制简易 CPAP 装置,前提是保证气体充分温化、湿化。

CPAP 临床应用的适应证也在扩展,除新生儿呼吸窘迫综合征外,还包括早产儿呼吸暂停、动脉导管未闭、胎粪吸入综合征、气管插管拔管后、肺不张、手术后患儿等。

二、无创双水平正压通气和间歇正压通气的发展史

无创双水平正压通气和间歇正压通气在新生儿的应用已超过 30 年历史,最初的应用是在常频呼吸机上以间歇指令通气(IMV)模式实现,被称为经鼻间歇指令通气(nasal intermittent mandatory ventilation,NIMV)。此后,当触发模式的呼吸机投入应用后,新的无创机械通气(non-invasive mechanical ventilation,NIV)模式不断被尝试,如经鼻辅助 / 控制又被称为经鼻同步间歇正压通气(synchronized nasal intermittent positive pressure ventilation,SNIPPV)、经鼻压力支持通气(nasal pressure support ventilation,NPSV)、经鼻同步间歇指令通气(nasal synchronized intermittent mandatory ventilation,NSIMV)等。但目前仍无法确定在应用 NIV 时的最佳设置与调节,例如呼吸频率、压力、流量和吸气时间等。20 世纪 90 年代以来,为了进一步减少经气管插管机械通气的使用,经鼻间歇正压通气(nasal intermittent positive pressure ventilation,NIPPV)作为 NIV 的主要模式在国外被重新提出并得到高度重视。目前,NIPPV 主要的应用方向是作为新生儿呼吸窘迫综合征、早产儿呼吸暂停的初始呼吸支持模式和促使新生儿成功拔管脱离呼吸机。NIV 经鼻间歇增加的压力被传输至下呼吸道,增加了潮气量和每分通气量,这可能是使用 NIV 减少气管插管机械通气的主要机制。NIV 经鼻间歇增加的压力还可作为一种刺激减少呼吸暂停的发作,并通过提高平均气道压,提高肺容量和支持肺泡扩张,增加气体交换。

双水平气道正压通气(bi-level positive airway pressure,BiPAP),是可以产生 2 个水平压力的另一种形式的 CPAP,而且在 2 个压力水平之间可以进行自主呼吸。双水平正压通气治疗新生儿呼吸窘迫综合征与 NCPAP 相比能更快地改善氧合,减少二氧化碳潴留,减少有创机械通气比例。在 BiPAP 中流量装置用来产生 2 个水平的压力(PIP 和 PEEP)。然而,NIPPV 与 BiPAP 有很大的不同。BiPAP 与 NIPPV 模式之间的不同主要包括:前者 PIP 限制在 10cmH$_2$O 以内,更低的压差(3~4cmH$_2$O),使用更长的吸气时间(0.5~1.0 秒),并且需要使用高流速来产生 PIP。除了可以给予更低压力的 PIP 的后备频率,BiPAP 模式与 CPAP 相似。而相对应的,NIPPV 模仿有创呼吸支持模式,PIP 可以高达 25cmH$_2$O 或者更高,压差通

常 >5cmH$_2$O,使用更短的吸气时间(0.3~0.5 秒)。且 NIPPV 提供后备通气,加上双水平的压力,可以显著减少插管及重复插管的需要。近十多年来的研究显示,早产儿新生儿呼吸窘迫综合征使用表面活性剂,经快速拔管后再应用 NIPPV,与传统的使用表面活性剂后再应用机械通气比较,可降低 BPD 或死亡的风险。目前无创双水平正压通气和间歇正压通气已广泛应用于新生儿临床。

三、高流量鼻导管给氧的发展史

高流量鼻导管给氧(high-flow nasal cannula oxygen therapy,HFNC)是一种比较古老的氧疗方法,早期由于没有有效解决湿化、温化问题,未能获得临床应用,随着这些问题的解决,HFNC 成为目前最理想的氧疗方式之一,加之简单方便,仅需简单培训即可掌握,临床应用日益广泛。

近十年来,HFNC 在新生儿的临床应用逐渐增多。2013 年,Yoder 等对 HFNC 及 NCPAP 在早产儿临床应用的多中心研究中,HFNC 具有与 NCPAP 相似的有效性及安全性,且鼻损伤发生率较低。2015 年 6 月,在牛津召开的经鼻高流量治疗会议中提及传统上使用 NCPAP 的患儿可以考虑使用高流量鼻导管通气,但严重的呼吸窘迫综合征(respiratory distress syndrome,RDS)(FiO$_2$>0.7)则不建议使用。2016 年,Hegde 等的前瞻性研究结果显示 HFNC 有与 NCPAP 相似的有效性与安全性,在某些情况下可取代 NCPAP 作为新生儿呼吸窘迫综合征早产儿的初始治疗,且鼻损伤发生率低。

国内刘翠青等的研究表明,使用 HFNC 的新生儿腹胀、鼻损伤、头部塑形发生率及重新插管率均低于 NCPAP 组,是较 NCPAP 更易于使新生儿耐受,鼻损伤少,且有效的无创呼吸支持模式。2015 年,陈佳等的研究也得出相似的结论。我国的几项研究均表明 HFNC 可能与 NCPAP 有相似效果及更好的耐受性,能作为 NCPAP 一种替代方式用于轻度新生儿呼吸窘迫综合征早产儿的治疗。但以上研究样本数量小,其结论需要更大样本量的研究来论证。

胎龄越小的早产儿使用 HFNC 的风险越高,出于安全性考虑,大部分研究都在胎龄 ≥ 28 周的早产儿中进行,其结论不适用于胎龄 <28 周的极早早产儿。现有关于 HFNC 在新生儿呼吸窘迫综合征初始治疗中的研究依然较少,特别是大型随机对照试验。大多数研究样本量较小,不同研究中使用的气体流量、鼻导管尺寸及研究方法存在差异,均会对研究结果造成影响,所得出的结论有所不同。因此需要进一步对不同的设备、参数进行研究,以及进行大样本的随机对照试验来探究 HFNC 在新生儿呼吸窘迫综合征初始治疗中的安全性及有效性。

四、经鼻高频通气发展史

1998 年,经鼻高频通气(nasal high frequency ventilation,nHFV)首次应用于新生儿临床。Van der Hoeven 等首次报道了 21 例患有各种呼吸疾病的新生儿,其呼吸支持方式从 CPAP 模式转变为 nHFV 的通气模式后,PaCO$_2$ 值显著下降,pH 也得到轻度改善。Colaizy 等在 2008 年进行了一项非随机研究,该研究纳入了 14 例处于 RDS 恢复阶段的超低体重儿,使用

2 小时 nHFV 呼吸支持模式后,显著减少了 CO_2 潴留。

2014 年,加拿大的四家儿童研究中心共同发表了一个有关 nHFV 的前瞻性案例分析,该非对照研究纳入了 52 例极低体重儿,研究表明使用 nHFV 第一个 6 小时能缓解低氧血症和高碳酸血症,58% 的患儿在使用一段时间的 nHFV 模式之后能够转变为传统的无创通气模式,氧合情况和 CO_2 潴留情况也有所改善。2016 年,Kieran 等研究表明 nHFV 对于早期出现呼吸衰竭的患儿及长期插管需避免拔管失败的患儿是有效的。

我国自 2016 年有运用无创高频通气的案例报道,之后不少单位参与多中心临床研究,nHFV 在 NICU 的临床应用逐渐增多。2018 年,中华医学会儿科学分会新生儿学组制定了《早产儿无创呼吸支持临床应用建议》,对 nHFV 在新生儿的临床应用提出了专家建议。

第二节　无创通气与有创通气优缺点比较

有创机械通气的发明和临床应用对新生儿危重症救治成功率的提高具有里程碑意义。随着新生儿救治技术的发展,新生儿危重症疾病谱也相应发生变化,极低、超低体重儿以及超未成熟儿在各 NICU 所救治的新生儿危重症患儿中所占的比例越来越高。这部分患儿在有创机械通气治疗过程中出现的早期和远期并发症,以及由此造成的对预后的不良影响已受到广泛关注。新生儿无创机械通气技术正是在这样的背景下产生的。无创机械通气和有创机械通气在新生儿尤其是早产儿的救治过程中形成互补关系,各有其优缺点。

一、有创通气的优点

1. 呼吸支持效果确切,在危重呼吸衰竭新生儿救治中具有不可替代的作用。有创通气呼吸支持效果确切,是危重新生儿救治过程中不可或缺的重要手段。美国国立儿童健康和人类发展研究院(National Institute of Child Health and Human Development,NICHD)数据显示,89% 的超低体重儿在出生的第一天接受了有创呼吸支持;而存活的超低体重儿中,有接近 95% 的患儿曾经接受过有创呼吸支持治疗。在某些新生儿危重症,如持续胎儿循环、肺出血等,几乎均需有创通气支持。

2. 可精确监测并调节有创通气过程中各个呼吸参数。有创通气过程中的各个呼吸参数,如气道峰压、呼吸末正压、吸气时间、潮气量等参数均可实时监测并精确调节,在临床应用过程中可根据患儿的实际情况和血气分析等实验室结果调整呼吸机参数,达到最佳通气效果。

3. 人机同步功能技术成熟。相较于无创通气而言,有创通气在气管插管的条件下,呼吸机监测气道内流速、流量、压力等数据准确,为人机同步功能的实现提供了可靠的数据基础。人机同步技术的实现解决了人机对抗的问题,减少了气漏等部分呼吸机相关并发症的发生。

二、有创通气的缺点

1. 有创通气与 BPD 和不良神经发育结局发生率增高相关。气管插管机械通气是 BPD

的危险因素,虽然保护性肺通气策略已被应用于减少 BPD 的发生,但其效果有限。系统评价和 Meta 分析显示,在产房应用 NCPAP 而非气管插管有创通气,每 25 名早产儿即可减少 1 例 BPD 病例。而 BPD 则是早产儿认知障碍的独立危险因素(校正 *OR* 2.4,95% *CI* 1.40-4.13)。

2. 呼吸机相关性肺炎。气管插管后导管表面生物膜迅速形成,生物膜为微生物提供保护环境并增强了细菌的耐药性,是危重患儿致病菌及条件致病菌的持续来源。呼吸机相关性肺炎是机械通气患儿常见的并发症,世界范围内报道的发病率差异较大,从 1/1 000 小时机械通气时间到 63/1 000 小时机械通气时间不等,其直接导致相关患儿医疗费用增加,住院时间延长并增加危重患儿病死率。

3. 机械通气相关性肺损伤。超低体重儿,特别是超未成熟儿肺泡结构发育不成熟,缺乏肺泡表面活性物质并且缺乏足够有力的胸壁支持,是机械通气相关性肺损伤的高危人群。机械通气过程中可能出现的气压伤、容量损伤、肺泡剪切力,以及长时间高浓度给氧等均可能导致机械通气相关性肺损伤。

4. 气管插管并发症。包括上气道及声门损伤,气管插管后气道狭窄,长时间有创机械通气后气管软化、拔管困难,以及气管导管置管位置不佳所致的肺不张等。

三、无创通气的优点

1. 避免气管插管。早产儿出生后应用无创通气作为初始辅助呼吸手段,可以使部分早产儿避免气管插管及有创机械通气,减少机械通气相关性肺损伤发生率及严重程度,减少 BPD 的发生率,并避免因气管插管导致的相关损伤和呼吸机相关性肺炎的发生。

2. 可作为有创通气拔管后的过渡。鉴于长时间有创通气的不良副作用,新生儿科医师总是试图早期拔除气管导管,撤离有创通气。有研究显示,危重新生儿撤离有创通气后再插管率达到 20%~40%。系统评价结果显示,无创通气作为有创通气拔管后的过渡手段,可提高撤机成功率。与拔管后常压给氧相比,经鼻持续气道正压可降低再插管风险,*RR* 0.59,95% *CI* 0.48-0.72;高流量鼻导管通气与经鼻持续气道正压具有相似的效果,*RR* 1.11,95% *CI* 0.84-1.47;而经鼻间歇正压通气在预防拔管失败方面优于持续气道正压通气,*RR* 0.70,95% *CI* 0.60-0.81。

3. 相较于有创通气而言,部分无创通气模式对设备要求不高。目前应用于临床的无创通气模式主要有经鼻持续气道正压通气、经鼻间歇正压通气、双相气道正压通气、高流量鼻导管通气和经鼻高频振荡通气。其中经鼻持续气道正压和高流量鼻导管通气对设备要求不高,可经简易呼吸管路改装即可使用。在较精密呼吸机无法获得的情况下可达到基本相同的呼吸支持效果。

四、无创通气的缺点

1. 呼吸支持力度不及有创通气。目前无创通气模式普遍采用鼻塞作为供气端与患儿鼻腔连接,近端气道与终末气道压力存在较大差异,特别在患儿口腔未闭合的情况下,无创通气所提供的压力不恒定。在危重新生儿,无创通气可能无法满足患儿对呼吸支持力度的需求,部分无创通气失败的患儿需要转为有创通气。

2. 部分先天畸形患儿不能应用无创通气。对于先天性膈疝的患儿,无创通气所致的胃肠道胀气可能导致更多肠管通过疝孔进入胸腔,加重病情。其他先天畸形,如气管食管瘘、腭裂、后鼻道闭锁等情况也不宜应用无创通气。

3. 可能造成鼻部皮肤、黏膜和鼻中隔损伤。长时间使用鼻塞进行无创通气,或者选用不恰当的鼻塞,可能导致局部皮肤、黏膜和鼻中隔损伤,甚至造成局部感染、鼻中隔穿孔等并发症,影响预后。

4. 造成胃肠道积气。由于无创通气的特点,通气过程中会造成部分气体进入患儿胃肠道,特别是在气道阻力增高的情况下,进入胃肠道的气体会进一步增多,导致胃肠道积气,在需要持续开放胃管减压的情况下可能会影响经胃肠道营养的顺利进行。

有创机械通气和无创机械通气作为新生儿机械通气互补的两种不同的通气方式,各有其优缺点(表 5-1),在临床应用中形成互补的关系。实践中应根据不同患儿或同一患儿疾病的不同阶段选择适当的通气方式,在提供适当呼吸支持的同时,减少机械通气相关并发症,改善患儿的预后。

表 5-1　无创机械通气和有创机械通气的比较

项目	无创机械通气	有创机械通气
呼吸机区别	• 体积较小,面板简单 • 高流量低压力、漏气补偿较好 • 监测报警设置简单	• 体积较大,面板复杂 • 低流量高压力、漏气补偿较差 • 监测报警设置完善
呼吸机连接方式	经口鼻面罩、鼻罩、全面罩、鼻塞等	经口、鼻气管插管或气管切开
机械通气模式	较少,BiPAP、CPAP、IPPV 等	较多,A/C、VCV、PCV、IMV、SIMV、PSV 等
适用患儿	轻、中度呼吸衰竭患儿	中、重度呼吸衰竭患儿
应用范围	重症监护病房、普通病房、家庭	重症监护病房
优点	• 保留患儿的正常生理功能 • 痛苦小、易耐受 • 避免有创机械通气的并发症 • 避免或减少镇静剂的应用 • 医疗费用相对较低	• 管路密闭性能好 • 人机配合较好 • 有空氧混合气,可以准确设置吸入氧浓度 • 气道管理容易保证 • 通气参数和报警设置完善,能够保证精确通气
缺点	• 气道密闭性差,容易漏气 • 监测报警设置简单 • 不利于气道分泌物引流 • 气体加温加湿不充分 • 无效腔较大 • 容易导致腹胀	• 容易导致面部损伤 • 管路连接复杂,体积笨重 • 无法保留患儿的正常生理功能 • 患儿耐受性差,需经常应用镇静或肌松药物 • 机械通气相关并发症常见 • 部分患儿容易导致呼吸机依赖 • 医疗费用昂贵

注:压力控制通气(pressure controlled ventilation,PCV);压力支持通气(pressure support ventilation,PSV)

第三节　无创正压通气分类

目前有六种 NIV 模式用于新生儿,其中四种模式在大多数 NICU 中广泛应用,即经鼻持续气道正压通气(NCPAP)、双相气道正压通气(BiPAP)或 SiPAP、经鼻间歇正压通气(NIPPV)及高流量鼻导管给氧(HFNC)。其余两种无创通气模式,即经鼻高频通气(经鼻高频震荡通气 / 经鼻高频喷射通气)及无创神经调节辅助通气(non-invasive neutrally adjusted ventilatory assist,NIV-NAVA)在 NICU 的应用尚不充分。NICU 内由上述模式提供的无创通气,既可作为呼吸支持的主要方式,亦可作为一段时间 IMV 治疗拔管后的过渡性呼吸支持手段。NIV 还可与早期、营救性表面活性剂疗法联合应用。肺表面活性剂可通过有创技术如气管插管 - 肺表面活性物质 - 拔管(intubation-surfactant-extubation,INSURE),微创技术如较小创伤性肺表面活性物质给药法(less invasive surfactant administration,LISA)/ 微创肺表面活性物质治疗(minimally invasive surfactant treatment,MIST),即使用鼻饲管或特殊设计的导管、喉罩式气道或无创技术如雾化等方式导入治疗。

一、经鼻持续气道正压通气

经鼻持续气道正压通气(NCPAP)是在自主呼吸条件下,提供一定的压力水平,使整个呼吸周期内气道均保持正压的通气方式。在有创机械通气时这种气道正压称为呼气末正压(PEEP)。NCPAP 可以抵抗上气道塌陷,稳定胸壁,保持气道通畅,增加功能残气量,通过产生抗水肿效应,保护外源性肺表面活性剂,防止肺不张,改善通气 / 血流比值,改善肺部氧合,增加肺顺应性。通过鼻实现呼吸支持,有可能避免患儿经气管插管机械通气。因此,NCPAP 通常用于治疗早产儿呼吸暂停,拔管后的辅助呼吸和 RDS 等的治疗,也是早产儿最常用的无创通气模式。

二、双水平气道正压通气

双水平气道正压通气(BiPAP)是一种无创通气条件下的流量触发型压力支持通气模式,吸气相提供高压水平相当于压力支持通气(pressure support ventilation,PSV),呼气相提供低压水平,相当于呼气末正压(PEEP),其气体交换原理与 NCPAP 相同,由于 BiPAP 可设定额外的压力支持,使潮气量或每分通气量增加,因此通气效果理论上会优于 NCPAP。

BiPAP 有同步和非同步两种模式,目前国内外应用的多为非同步模式。与 NIPPV 不同,BiPAP 并非提供叠加压力的辅助通气,而是交替提供两个压力水平(P_{high},P_{low}),且在两种压力下新生儿均可自主呼吸,因此被称为双水平气道正压通气。P_{low} 相当于 NCPAP 的 PEEP,P_{high} 为第二级压力水平,两者之间的转换由设定时间决定(高压力水平时间 T_{high}),其使得新生儿气道压力及功能残气量在两个压力水平之间周期性转换。

由于自主呼吸参与整个通气过程,当自主呼吸程度不同时,BiPAP 承担着不同压力型通气模式的作用。在自主呼吸不恒定时,自主呼吸可随意和间断出现在高压和低压两个压力水平,达到自主呼吸与控制通气并存,增加通气量,提高人机协调性。如果患儿完全没有自主呼吸,其相当于压力控制通气(PCV);如患儿自主呼吸仅出现在 P_{low} 相,BiPAP 相当于间歇指令通气;只有当患儿的自主呼吸贯穿整个 P_{high} 相和 P_{low} 相时,才是真正意义上的 BiPAP;一旦患儿有稳定的自主呼吸,将 P_{high} 和 P_{low} 设置为相同数值时,又成了 NCPAP。

真正意义上的 BiPAP,患儿吸气时,呼吸机同步送出较高的吸气相正压,帮助患儿克服气道阻力,增加吸气量,减少患儿呼吸做功;患儿呼气时,呼吸机同步将压力降到较低的呼气相正压,使患儿较易呼气,同时防止持续过度通气,增加功能残气量,改善氧合,减轻肺水肿。

三、经鼻间歇正压通气

经鼻间歇正压通气(NIPPV)分同步和非同步模式,非同步模式即 NIPPV,同步模式为经鼻同步间歇正压通气(SNIPPV)。NIPPV 或 SNIPPV 是在 NCPAP 的基础上给予一定频率间歇正压的呼吸支持模式,两者的区别在于叠加的正压通气是否与患儿自主呼吸同步。SNIPPV 通气效果可能更具有优势。由于无创通气管路的开放性,NIPPV 同步技术仍是一个难题。NIPPV 或 SNIPV 可增加功能残气量、增加潮气量和每分通气量、提高平均气道压力、支持肺泡扩张,可用于替代气管插管有创机械通气。

所有无创通气模式均与导致肺力学改善的生理机制存在相似之处。NIPPV 可通过适当的气道峰压(PIP)提供后备频率,从而减少呼吸暂停、改善通气,减少插管需求。NIPPV 作为定时限压型通气模式,常用于提供双相压力,即 PIP 和呼气末正压(PEEP),且可通过使用较长的吸气时间获得后备频率。除外具备上述 NCPAP 模式的所有优势,NIPPV 模式尚可通过咽部膨胀进一步降低上气道阻力,通过头部反向运动反射增强自主吸气动力,重新开放及改善部分塌陷气道的顺应性,增加功能残气量、潮气量和每分通气量,且更高的平均气道压(mean airway pressure,MAP)可更好地募集肺泡、减轻胸廓变形,并通过降低呼吸功而提高呼吸储备。头部反向运动反射通常在肺部快速膨胀引起深吸气或喘气时出现,其由感受肺膨胀的大气道刺激性受体所介导。该反射最常见于第一天,可能有助于建立和维持功能残气量,亦可能有助于增加接受 NIV-NAVA 治疗患儿的中枢吸气时间。

NIPPV 尚可于肺膨胀时通过激动肺牵张反射从而停止吸气活动,防止过度通气。该反射通过大气道平滑肌中的牵张感受器介导,它是时间依赖性的,吸气时间越长,下一次呼吸前的呼吸抑制时间就越长。NCPAP 和 NIPPV 模式都可能触发这种反射,导致自主呼吸频率减慢。对于早产儿,这种反射产生快速的浅潮气呼吸。对于较大的婴儿来说,这种反射可以防止潮气量过载,并且只有当容量增加到临界值以上时,才会激发。

四、高流量鼻导管给氧

高流量鼻导管给氧(HFNC)是通过无需密封的特制鼻塞导管直接经鼻输入加温湿化的空气氧气混合气体,鼻导管吸氧流量为 2~8L/min,产生一定呼吸道压力(压力 = 0.7 + 1.1 × 流量,Wilkinson 方程式),达到呼吸支持功能。与 NCPAP 相比,HFNC 临床应用方便、与患儿接触界面舒适,便于护理且很少导致鼻中隔损伤。通过提高吸氧流量产生呼吸道正压是

HFNC 应用的基本原理。其主要作用机制包括以下几个方面：①高流量气流冲洗鼻咽部，使解剖无效腔减少，降低 CO_2 重吸收；②降低上呼吸道阻力及呼吸功；③加温湿化的气体可增强肺顺应性，提高气道传导性和防御功能，减少气流阻力，减缓机体热量的耗散。气体传递过程中会对呼吸道产生正压，可使 PEEP 维持相对稳定水平，保证呼气过程中有足够的压力使肺泡保持开放，防止肺不张的发生。理论上 HFNC 可以减少吸气阻力；减少鼻咽无效腔体积；提供气道扩张正压。

尽管 HFNC 可降低吸气阻力和提供气道正压，然而临床医师既不能测量，也不能控制 HFNC 通气过程中产生的难以预测的压力。

五、经鼻高频通气

经鼻高频通气（nHFV）有经高频喷射通气（nasal high frequency jet ventilation，nHFJV）和经鼻高频振荡通气（nasal high frequency oscillation ventilation，nHFOV）。nHFOV 是目前的主流无创高频模式，它是在 NCPAP 基础上叠加了压力振荡功能，呼吸机根据设定的振荡频率和振幅在发射器中形成高频振荡的气体，并提供有效的监测，实现了为有自主呼吸的患儿提供无创高频振荡通气的支持，减少创伤。与其他无创通气模式相比，nHFOV 存在以下几个方面的优势：①有利于二氧化碳排出，减少二氧化碳潴留；②减少压力伤、容量伤的发生；③不需同步支持技术。其具体气体交换动力学机制尚不清楚。

nHFOV 模式已越来越多地被用作治疗高碳酸血症的抢救模式，以减少其他 NIV 模式无法支持的早产儿的插管需求。

六、无创神经调节辅助通气

无创神经调节辅助通气（NIV-NAVA）是呼吸的时间和程度都由患儿控制的一种呼吸模式。持续监测患儿的呼吸节律，以膈肌电活动信号（electrical activity of diaphragm，EAdi）作为辅助通气的信号，更好地实现无创辅助通气的同步。无创神经调节辅助通气的优势在于改善人机同步，可靠的呼吸监测、自主调节呼吸。理论上，这些优点使无创神经调节辅助通气成为呼吸衰竭新生儿有效、理想的呼吸支持方式。神经调节辅助通气（neurally adjusted ventilatory assist，NAVA）利用 EAdi 信号代表了患儿的神经呼吸活动，以实现呼吸机与患儿每次呼吸同步。根据患儿的实际需求给予最理想的通气支持，NAVA 使新生儿可以运用生理反馈机制来控制通气，改善通气的舒适度。膈肌电活动信号使得临床医师可获取患儿的神经呼吸信号，为诊断和撤机提供重要的信息，患儿可以自己决定呼吸支持的时间和深度。

目前并无足够随机对照研究的证据推荐 NIV-NAVA 进入无创辅助呼吸领域。然而，小样本的研究表明 NIV-NAVA 在胎龄小的早产儿，甚至是漏气量很大时仍有较好效果。NIV-NAVA 可作为初始治疗模式，避免早产儿气管插管，促进早期拔管，或者作为经鼻持续气道正压通气失败的补救措施。诸多文献表明，NAVA 在新生儿中应用良好，未见不良反应发生，然而 NAVA 能否改变新生儿的结局需要多中心的随机对照研究来评估 NIV-NAVA 在降低患儿插管率、促进拔管、减少通气时间、降低慢性肺疾病发生率、减少住院时间、改善长期结局等方面是否有效。

（吴本清）

参考文献

1. 吴本清. 新生儿无创正压通气. 实用儿科临床杂志, 2011, 26 (14): 1075-1077.

2. 丁璐, 吴本清. 新生儿神经调节辅助通气研究进展. 中国小儿急救医学, 2015, 22 (2): 126-128.

3. 杨琳, 吴本清. 加温湿化高流量鼻导管通气在新生儿呼吸窘迫综合征初始治疗中的应用. 中华新生儿科杂志, 2018, 33 (4): 313-316.

4. 杨玉兰, 吴本清, 苏锦珍, 等. 经鼻高频通气治疗新生儿呼吸窘迫综合征效果的系统评价. 中国当代儿科杂志, 2018, 20 (11): 897-903.

5. KESZLER M, SANT′ ANNA G. Mechanical Ventilation and Bronchopulmonary Dysplasia. Clin Perinatol, 2015, 42 (4): 781-796.

6. FISCHER HS, BÜHRER C. Avoiding endotracheal ventilation to prevent bronchopulmonary dysplasia: a meta-analysis. Pediatrics, 2013, 132 (5): e1351-e1360.

7. BERGER TM, FONTANA M, STOCKER M. The journey towards lung protective respiratory support in preterm neonates. Neonatology, 2013, 104 (4): 265-274.

8. SCHMÖLZER GM, KUMAR M, PICHLER G, et al. Non-invasive versus invasive respiratory support in preterm infants at birth: systematic review and meta-analysis [published correction appears in BMJ. 2014; 348: g58]. BMJ, 2013, 347: f5980.

9. IOSIFIDIS E, PITSAVA G, ROILIDES E. Ventilator-associated pneumonia in neonates and children: a systematic analysis of diagnostic methods and prevention. Future Microbiol, 2018, 13: 1431-1446.

10. SCHMÖLZER GM, TE PAS AB, DAVIS PG, et al. Reducing lung injury during neonatal resuscitation of preterm infants. J Pediatr, 2008, 153 (6): 741-745.

11. JANJINDAMAI W, PASEE S, THATRIMONTRICHAI A. The Optimal Predictors of Readiness for Extubation in Low Birth Weight Infants. J Med Assoc Thai, 2017, 100 (4): 427-434.

12. FERGUSON KN, ROBERTS CT, MANLEY BJ, et al. Interventions to Improve Rates of Successful Extubation in Preterm Infants: A Systematic Review and Meta-analysis. JAMA Pediatr, 2017, 171 (2): 165-174.

第六章
经鼻持续气道正压通气

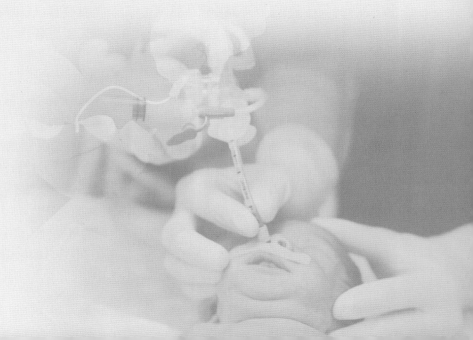

第一节　工作原理和作用机制

一、工作原理

新生儿由于肺发育不成熟或各类疾病易导致呼吸窘迫及呼吸衰竭发生,往往需要进行呼吸支持治疗。有创呼吸支持虽然能显著降低病死率,但呼吸机相关性肺损伤、感染等问题时常影响着新生儿,尤其是早产儿的远期预后。目前无创通气在新生儿重症监护治疗病房(NICU)中应用优势逐渐凸显,它不仅简便易行、费用较低,还有效避免了气管插管、相关肺损伤,进而可能减少 BPD 的发生等优势。其中以经鼻持续气道正压通气(NCPAP)为代表的无创辅助通气支持技术使用最为广泛。通过对国内新生儿无创辅助通气现状进行的可视化研究发现,目前最受关注的使用最普遍的无创辅助通气方式仍然是 NCPAP。其最早由 Gregory 等在 1971 年首先报道 CPAP 在新生儿中的应用,此后通过对鼻塞和呼吸机不断地完善和改进后被广泛应用于临床,除作为有创机械通气撤离后的过渡手段外,还被更多研究表明 NCPAP 可作为独立的呼吸支持模式用于新生儿轻、中度呼吸衰竭的治疗。

NCPAP 是指在有自主呼吸条件下,经鼻塞或面罩等无创方式提供一定的压力水平,使整个呼吸周期内气道压力持续维持高于大气压(即一定的正压)的通气方式。吸气时获得持续气流,保持气道处于扩张状态,同时将压力传送至肺泡,在呼气末维持正压避免肺泡塌陷,增加肺容积,维持功能残气量,减少呼吸暂停发生,达到改善氧合的目的。

NCPAP 包含两大要素:一是持续气流;二是在持续气流基础上维持有效的正压。其工作原理主要是通过一定的气体流量产生所需的治疗压力,而产生的压力又与装置自身、连接方式及连接部位(口、鼻、咽喉、气道内)存在相关性。无创呼吸机多采用单回路系统;多功能呼吸机模式时,可采用双回路系统,同样具有漏气补偿作用,整个系统还需处于相对密闭状态来保证压力的恒定。一般来说,NCPAP 设备包括以下部分:①气源:提供空氧混合气体;②压力发生装置:在环路中产生持续正压;③连接装置:气道与呼吸回路的连接方式(如气管插管、鼻咽导管、鼻罩、鼻塞等,甚至可使用头罩);④加温、加湿装置。

根据 NCPAP 的实施工作原理可以将其分为三类:

(一) 气泡式经鼻持续气道正压通气

气泡式经鼻持续气道正压通气(bubble nasal continuous positive airways pressure,BNCPAP)简便易行,适用于基层医院,仅需将加温、加湿后的空氧混合气通过呼吸回路引入鼻塞,出气口没入水封瓶水中,在呼气末产生阻力,使呼吸道和肺泡保持一定的压力,BNCPAP 通过水封柱插入水平面以下深度调节气道内压力,维持呼气末正压(PEEP),起到增加功能残气量(FRC),增加胸肺顺应性,减少肺内分流,降低呼吸做功,改善氧合作用。与经典 NCPAP 相比优势在于,BNCPAP 可在患儿的胸腔内产生 15~30Hz 的振荡,增加气体交换,降低呼吸频率。BNCPAP 操作简便且具有良好的机动性,在国外常用于早产儿产房内呼吸支持以及新生儿转运,但该装置不足之处是压力调节及维持不够准确,容易受到水封瓶、呼吸回路等影响。

(二) 专用 NCPAP 仪器

基本组成部件与 BNCPAP 相同,差别在于不使用水封瓶,而是使用专门的正压发生装置,输送更加稳定的气道压力。优点:压力和 / 或流速可根据需要准确调节;压力稳定,减少呼吸做功,治疗效果明显。为稳定输出,流速发生装置产生气道正压的设备可以分为恒流量和变流量,在变流量设备中,NCPAP 的压力是由变化流量产生,且近端紧密接合婴儿鼻孔,减少额外的阻力,鼻连接器产生连续气道正压而不用任何吸入或呼出的瓣膜为特点。

(三) 有创呼吸机的 CPAP

利用有创呼吸机通过对压力和流速的调节来设定需要的 PEEP/CPAP 值,通过鼻塞或气管插管与患儿连接,实现给予 NCPAP 目的,一般气体流速 3~10L/min,可产生 3~10cmH$_2$O的压力。优势是可给予更稳定的气道内压力,保证气道开放,同时也可以实施自主呼吸的检测,如自主呼吸试验(spontaneous breathing trial,SBT),但缺点在于气管插管下可能会增加患儿气道阻力,使呼吸功增加,影响撤机成功率,不推荐长时间使用。

二、作用机制

新生儿尤其是早产儿特殊的病理和病理生理,如呼吸中枢发育不成熟,呼吸肌发育不完善,加上气道狭窄,胸廓稳定性较差,肺泡数量少,肺组织发育差,在病理状态下更易出现肺泡塌陷导致低氧血症和肺损伤。同时气道黏膜毛细血管丰富,感染后容易出现肿胀及分泌物堵塞,导致严重的通气和换气功能障碍,进而发生严重的呼吸衰竭。此外,某些疾病例如新生儿呼吸窘迫综合征(NRDS)、胎粪吸入综合征(meconium aspiration syndrome,MAS)等可能进一步导致肺损伤,加速消耗及影响肺泡表面活性物质生成,加重肺泡萎陷,通气 / 血流比值(V/Q)失调,形成难治性低氧血症,继发因素又可引起肺血管收缩等,出现一系列严重并发症,影响预后甚至导致死亡。有明确研究表明,早期使用 NCPAP 能稳定功能残气量(FRC),联合应用肺表面活性物质(PS)可以减少机械通气,甚至降低 BPD 的发生及改善预后。

NCPAP 在患儿自主呼吸条件下给予正压支持,减少胸廓变形,吸气时获取流速辅助患儿完成呼吸做功,气道正压克服并减小上气道阻力,增加呼气末肺容量,促进肺泡扩张,减少肺泡表面活性物质的消耗。呼气时还可以给予正压,防止小气道和肺泡陷闭,增加 FRC,改善肺泡顺应性,甚至可防止此过程中肺泡再开放时造成的剪切力损伤,改善肺的通气 / 血流比值,从而有效地纠正低氧血症,改善氧合。

由此可见,NCPAP 的作用原理主要包括以下几个方面:

1. **改善肺部气体交换**　通过保持呼吸道正压,将已经或者是将要萎陷的肺泡扩张,增加 FRC,改善 V/Q;同时减轻肺泡毛细血管渗出,减轻肺间质水肿,增加肺泡面积;改善氧合,降低肺泡 - 动脉血氧分压差,纠正低氧血症。

2. **改善肺部通气**　维持上气道开放,防止或逆转小气道闭合,降低气道阻力,改善肺泡通气。

3. **减少呼吸做功**　增加肺顺应性,减少肺表面活性物质消耗,克服气道阻力,降低呼吸做功,减轻呼吸肌疲劳。

4. **改善膈肌功能**　稳定胸壁、提高胸腹同步呼吸,减少胸腹矛盾呼吸运动,降低能量消耗。

5. **降低肺血管阻力**　扩张萎陷的肺泡,使肺泡在功能残气量时开放,降低肺血管阻力,同时增加肺泡内压力,减少分流,使得肺血流量减少,降低肺血管阻力,从而改善右心功能。

6. **防止呼吸暂停发生,增加呼吸驱动力**　持续气流的存在,可通过刺激黑 - 伯反射和肺牵张感受器,稳定胸廓支架,提高膈肌的呼吸功效,增加患儿呼吸驱动力,使自主呼吸变得有规律。

第二节　适应证和禁忌证

目前,NCPAP 已成为新生儿最基础的无创通气模式,对有自主呼吸的患儿 NCPAP 技术可以避免插管机械通气的副作用,如插管导致氧饱和度下降、心率减慢、颅压增加和低血压等,可以尽量避免颅内出血和脑损伤的风险,同时减少压力损伤、容量损伤和插管等引起的气道狭窄及声门损伤等并发症。目前,该技术于复苏一开始若被应用,更有助于快速建立功能残气量,并认为是早产儿生后初始阶段重要的肺保护策略之一。

NCPAP 的适应证主要包括早产儿阻塞性或混合性呼吸暂停、RDS 及其他原因导致的呼吸困难、肺不张、气管软化和拔管撤机后的序贯呼吸支持治疗。目前,指南推荐其作为早产儿呼吸支持的初始模式早期使用,可减少气管插管有创通气的发生。2014 年,美国儿科学会指出,出生后早期使用 NCPAP 及选择性予以 PS 治疗可降低早产儿病死率和 BPD 的发生率;对于早期仅接受 NCPAP 治疗的早产儿,即使 PS 给药被推迟或未给予,患儿不良转归的风险也不会增加。研究表明早产后 NCPAP 使用越早,越可能避免气管插管机械通气的发生,并可能减少 PS 应用。随着使用经鼻持续气道正压通气［气管插管 - 肺表面活性物质 - 拔管(INSURE)］技术备受关注,降低了机械通气、肺气漏及 BPD 的发生。但因为需要气管插管,有研究表明 INSURE 会导致一段时间的脑电活动抑制,心率下降、血氧异常等风险,推荐尝试使用微创 MIST 或 LISA 技术替代治疗,前提是需要早期、合理地给予 NCPAP 支持治疗,所以目前 NCPAP 被推荐为 RDS 患儿最佳首选的无创呼吸支持模式。

虽然 NCPAP 已被广泛应用,但其也有不足和局限性。常见如使用参数不当时,可导致气漏综合征、腹胀及鼻损伤等情况。同时对于无自主呼吸、严重 II 型呼吸衰竭、某些先天性畸形疾病、心血管系统不稳定、气道梗阻、口面部局部损伤者等使用该技术失败的可能性极大。由此可见,NCPAP 在治疗中能否取得良好治理效果的前提是准确、合理地掌握其适应证和禁忌证。

一、适应证

主要适用于 $PaO_2 < 8.0kPa$ (60mmHg)、$SaO_2 < 90\%$、$PaCO_2 < 9.3kPa$ (70mmHg)而自主呼吸

尚有力的患儿。

1. 有自主呼吸的极早产儿(出生胎龄 25~28 周),产房早期预防性应用。

2. 可能发生呼吸窘迫综合征(RDS)的高危新生儿(如胎龄 <30 周且不需要气管插管机械通气者)。

3. RDS 应用 PS 后病情稳定,拔除气管插管后呼吸支持。

4. 鼻导管、面罩或头罩吸氧时,当吸入气氧浓度(FiO_2)>0.30 时,动脉血氧分压(PaO_2)<50mmHg(1mmHg=0.133kPa)或经皮血氧饱和度($TcSO_2$)<90%。

5. 早产儿呼吸暂停。

6. 有创机械通气拔除气管插管后出现的明显吸气性凹陷和 / 或呼吸窘迫及气管软化的患儿。

二、禁忌证

下列情形不适合使用 NCPAP:

1. 无自主呼吸或喘息样呼吸。

2. 继发性呼吸暂停。

3. 自主呼吸微弱,频繁呼吸暂停或顽固性呼吸暂停。

4. 气道分泌物多,咳嗽无力,误吸风险高。

5. 未经引流的气胸或纵隔气肿,严重低氧血症和酸中毒。

6. 呼吸窘迫进行性加重,不能维持氧饱和度(FiO_2>0.40,PaO_2<50mmHg),动脉血二氧化碳分压($PaCO_2$)>60mmHg,pH<7.25。

7. 先天畸形包括先天性膈疝、气管食管瘘、后鼻道闭锁、腭裂等。

8. 心血管系统不稳定如低血压、休克、心功能不全、组织低灌注等。

9. 此外需要注意的是肺气肿、气胸、消化道出血、频繁呕吐、严重腹胀、局部损伤(包括鼻黏膜、口腔、面部)也不主张使用。

第三节　参数设定与调节

NCPAP 参数在使用中应根据基础疾病以及疾病的不用阶段而进行精确的设置。通常 NCPAP 预设参数主要包括 PEEP、FiO_2、部分呼吸机需要设置流速。根据要求初始设置 PEEP 范围为 4~6cmH_2O(1cmH_2O=0.098kPa);临床使用中,可以在 0~20cmH_2O 之间调节,有文献报道在早产儿 BPD 中,PEEP 有调节到 25cmH_2O 者。FiO_2 需要根据经皮氧饱和度的情况具体设置和调整,常规范围为 0.21~0.40;尽可能使吸入氧浓度 <40%,维持 $PaCO_2$ 35~50mmHg,PaO_2 50~70mmHg。气体流量应大于每分通气量的 3 倍,即 6~8ml/kg × 呼吸次数 /min × 3,通常供气流量为 4~8L/min。

提供 NCPAP 的仪器不重要,重点在于使用短的双孔鼻塞或者鼻罩,起始压力 4~6cmH_2O,再根据临床表现、氧合情况和循环情况进行个体化调整,一般为 4~10cmH_2O。

针对不同疾病 PEEP 设置值不同,对于无明显肺部疾病的患儿,例如呼吸暂停,通常设置值为 3~4cmH₂O;对于急性呼吸窘迫综合征(acute respiratory distress syndrome,ARDS)这类肺泡塌陷、气体交换存在障碍的疾病至少保证 6cmH₂O 的 PEEP。肺部基础疾病越严重、肺泡塌陷越多的患儿,气道压力值要相应提高,但一般不超过 8~10cmH₂O,过高可使肺泡过度扩张,降低肺顺应性和肺泡通气,影响静脉回心血流量和心排血量,反而使血氧分压减少,引起二氧化碳潴留。NCPAP 用于有创呼吸机撤离后的通气策略,可以改善氧合,维持 FRC,改善 V/Q,从而被证明可降低再插管的概率。可按照常规参数设置。

在 NCPAP 使用时及使用后需要积极地监测生命体征及观察病情变化,通气 0.5~1 小时后可测定动脉血气分析,或使用无创经皮氧分压监测氧分压及二氧化碳分压水平,根据监测结果积极进行参数复调,若在使用 NCPAP 后 PaO_2 仍然 <50mmHg,可逐渐增加呼气末气道正压,每次以 1~2cmH₂O 的梯度增高,最高压力不宜超过 8~10cmH₂O。也可按 0.05~0.10 的幅度提升 FiO_2 保证 PaO_2,使 PaO_2 达到 50~80mmHg。若在持续高 PEEP 情况下,FiO_2>60%,患儿 PaO_2<50mmHg 或 $PaCO_2$>60mmHg,或频繁呼吸暂停、无自主呼吸等表现时,则表明 NCPAP 失败,需要改用有创机械通气。若动脉血气分析中 PaO_2、$PaCO_2$ 持续正常稳定,则逐渐降低 FiO_2,每次递减 0.05,当 FiO_2<0.3 时,PaO_2 仍维持在 50~80mmHg,可按每次以 1~2cmH₂O 的梯度逐减压力,降低到 2~3cmH₂O 直至撤离。

第四节　撤机时机

一、撤机指征

目前 NCPAP 的撤离尚无统一标准,不同疾病存在一定差异,通常做法是待患儿临床状况改善后先逐渐降低 PEEP。但在 NCPAP 的撤离过程中需要强调的基本原则是:患儿基础疾病缓解,临床状况改善后,先逐渐降低 PEEP,当 PEEP 为 2~3cmH₂O,病情稳定及血气保持正常,观察 2~4 小时,可撤离 CPAP,改用经鼻导管或头罩给氧。此时 FiO_2 可调高 5%~10%,以维持正常功能残气量和防止 PaO_2 降低;再根据患儿病情及血气情况,缓慢降低 FiO_2 直至呼吸空气后,撤去头罩。对于 FiO_2>0.4 或者临床情况尚未稳定时,存在撤离失败的风险,故目前认为撤离时机为:患儿病情稳定,FiO_2<0.3,当压力 <4~5cmH₂O 时,无呼吸暂停及心动过缓,无 SpO_2 下降,呼吸做功未增加可考虑撤离 CPAP。如经过 CPAP 治疗后病情稳定,患儿状态逐渐好转,临床症状逐渐消失,可逐步降低压力支持水平和 FiO_2,当压力降至 2~3cmH₂O 和 FiO_2<0.3 时,患儿如无明显呼吸困难,且能维持较好的血气指标时,可尝试撤离。换为常压氧疗方式例如鼻导管给氧,若撤离后出现呼吸困难可重新实施 NCPAP 治疗。

二、撤机后的注意事项

考虑撤离 CPAP 时,需要根据临床症状及实验室指标进行综合评估。在撤离 NCPAP 后改用头罩吸氧或者经鼻高流量通气续贯治疗,FiO_2 维持原有水平或者调高 0.05~0.10,以维持正常功能残气量和防止低氧血症发生,PaO_2 仍维持在 50~80mmHg,SpO_2>90% 为佳。若撤离后患儿呼吸做功增加,再次出现呼吸增快、呻吟或 SpO_2 无法维持等低氧血症情况,表明 NCPAP 撤离失败,需要重新给予 NCPAP 治疗。若患儿病情稳定无反复及血气分析正常,则缓慢降低 FiO_2,直至呼吸空气后,撤去头罩或经鼻高流量通气装置。使用中及撤离后都需要注意监测心肺功能。

第五节　临床应用与疗效判断

如上所述,NCPAP 的主要作用原理是增加跨肺压,扩张肺泡,增加功能残气量,减少 PS 消耗,减小呼吸道阻力及呼吸做功,增加呼吸驱动力,提高胸腹同步呼吸,进而改善患儿的通气和换气功能,改善 V/Q,达到缓解临床表现如气促、低氧、呼吸困难,甚至可以减少二氧化碳潴留的作用。判断 NCPAP 是否达到了预期的疗效,首先应该是缓解或稳定原发疾病,防止呼吸衰竭的进一步发生,其次需从各临床表现、实验室检查方便进行整体的疗效判断。

(一) 新生儿呼吸窘迫综合征

新生儿呼吸窘迫综合征(NRDS)由于 PS 缺乏而导致肺顺应性降低,肺泡萎陷,功能残气量降低、PaO_2 降低,临床以呻吟、气促、三凹征、低氧、发绀甚至呼吸衰竭为主要表现。大量研究表明 CPAP 是治疗 NRDS 的有效措施,特别是早期使用,不仅可能避免气管插管有创通气,还有助于缩短机械通气时间。CPAP 使用后肺泡稳定扩张,增加 FRC,改善氧合。对于轻度和中度 NRDS,CPAP 具有良好的效果,可减少呼吸做功、改善低氧和 V/Q。重度 NRDS 必要时气管插管给予外源性肺表面活性物质,再拔管给予 NCPAP 辅助通气,可减少插管并发症。早期使用 NCPAP 可以改善气体交换和减少呼吸做功,缓解临床表现如气促、呻吟、三凹征及降低呼吸衰竭插管概率,增加肺含气量,提高胸片中肺透光度,改善血气分析。

CPAP 治疗 NRDS,氧流量一般 6~10L/min,PEEP 一般自 4~6cmH_2O 开始,最高不超过 12cmH_2O。通常提倡最大值为 8cmH_2O。当肺顺应性改善、FiO_2 达 0.4 时,须及时下调 PEEP,每次为 1~2cmH_2O,下降过快肺泡会重新萎陷。

(二) 早产儿呼吸暂停

早产儿呼吸中枢发育不成熟,呼吸功能不稳定,易出现呼吸节律不齐,出现周期性呼吸,在此基础上,当患儿呼吸中枢处于抑制状态,潮气量减小,肺泡通气降低,呼吸时气道压力变化少,肺泡 $PaCO_2$ 升高和 PaO_2 下降,都可抑制新生儿呼吸中枢的生理功能,进一步发展出现呼吸暂停表现。NCPAP 的使用可显著减少呼吸暂停发作次数,其机制目前可能与以下因素相关:减少肋间及膈间神经抑制发射,维持胸壁稳定性;增加功能残气量,稳定动脉血氧水平;增加肺的顺应性,使肺牵张感受器的敏感性及其对呼吸中枢的抑制反射减轻。

(三) 新生儿湿肺

新生儿湿肺主要是由于肺泡内液过多或淋巴转运机制不全,造成肺内液体积聚,引起呼吸增快或低氧等症状。新生儿肺容量小,呼吸肌薄弱、肺顺应性差,气体交换面积小更易发生肺液延迟吸收,NCPAP 可提高肺泡内压力,增加功能残气量,促进肺液吸收,改善气体交换,使患儿渡过呼吸困难期,避免低氧发生及有创通气的使用。

（四）肺炎、肺水肿

由于炎症等因素导致肺内病变,出现渗出增加、肺水肿,甚至实变。应用 NCPAP 治疗肺炎及肺水肿可使细支气管及肺泡重新扩张,肺泡内压力增加,直接作用于肺小血管,阻止肺泡内液体的渗出,提高氧分压,改善患儿病情,消除缺氧、酸中毒对肺小血管壁的损伤,降低血管壁的通透性,减轻肺水肿。建议在肺炎病程初期使用,可避免病情恶化,促进呼吸的稳定,且可降低有创呼吸器的使用,值得注意的是重症肺炎禁用 NCPAP。

（五）胎粪吸入综合征

早期或较轻的胎粪吸入综合征(MAS),往往存在小气道的塌陷和肺不张,NCPAP 可在呼气末使气道保持一定正压,从而使肺泡处于一定扩张状态,解除肺不张,改善通气 / 血流比值,增加肺部的氧合能力,有利于纠正低氧血症。

NCPAP 压力多选择在 4~7cmH$_2$O,过高的压力使肺内分流比例升高,肺泡过度扩张,反使肺弹性系数降低。

对于以肺气肿为主的 MAS,则不适合应用 NCPAP 治疗,以免肺泡过度扩张而诱发气胸。

（六）呼吸机撤离后续贯治疗

经气管插管给予间歇正压通气治疗后拔管的新生儿,仍存在发展为呼吸衰竭的危险因素。其原因可能是插管拔除不久造成暂时的自主呼吸微弱或暂停,以及由于有肺泡塌陷倾向和呼吸中枢相对的抑制,需逐渐成熟。NCPAP 有助于呼吸功能的维持,保证上呼吸道通畅和增加功能残气量,从而避免肺泡塌陷。一般认为,NCPAP 的压力不高于 5cmH$_2$O,拔管后 14 天内应用较为合适。

（七）新生儿复苏

早产儿由于心肺功能发育不成熟,生后需要复苏的可能性大,为了提高复苏成功率和减轻肺组织损伤,甚至认为复苏一开始就采用 NCPAP,尽快建立功能残气量,并认为该技术是早产儿生后初始阶段重要的肺保护策略之一。指南建议生后给予早期、合理的 NCPAP 支持,可降低气管插管机械通气概率,缩短机械通气时间,甚至可以减少 PS 使用。NCPAP 可扩张上气道、增加肺功能残气量、降低气道阻力、降低患儿呼吸做功,有助于患儿出生后肺的扩张,从而起到增加复苏效果的作用。因此,中华医学会儿科学分会新生儿学组制定的《新生儿常频机械通气常规》建议,有自主呼吸的超早产儿(出生胎龄 25~28 周),产房可早期预防性应用 NCPAP。

新生儿 NCPAP 的治疗效果包括:呼吸困难的逐渐缓解,呼吸频率及心率逐渐正常,三凹征及鼻翼扇动减轻或缓解,听诊双肺呼吸音良好,发绀情况缓解,呼吸暂停消失或好转。此过程中对于意识、呼吸频率、心率、血压等都是作为治疗效果的评价内容。在实施后综合评价治疗效果,确定参数并作出及时的调整和修正。并且在上机后 1~2 小时,及时复查动脉血气分析或监测 SpO$_2$,客观的判断治疗效果尤为重要。

以下情况需注意:①临床状况无好转,意识不清加重或烦躁不安;②不能清除分泌物;

③无法耐受连接方法；④血流动力学指标不稳定；⑤氧合功能恶化；⑥二氧化碳潴留加重；⑦治疗1~4小时后$PaCO_2$无改善或加重，出现严重的呼吸性酸中毒（pH<7.20）或严重的低氧血症（FiO_2>0.5时，$PaO_2 \leq$ 8kPa或氧合指数<120mmHg），则表明该种无创通气无效，需更换其他更加合理有效的通气方式或进行气管插管有创机械通气。

第六节　并　发　症

NCPAP作为新生儿呼吸治疗中一种最基础的呼吸支持方式，操作方便，简单有效，但其自身的某些缺点导致在其使用过程中同样具有不足和局限性，尤其是在使用和护理不当时更易出现相关并发症。所以，对于NCPAP的不良反应重点在于预防，及时发现，避免影响治疗效果或对患儿造成伤害。

一、二氧化碳潴留

当NCPAP压力过高时，肺泡过度扩张和呼气时间不足时，容易导致潮气量减小和二氧化碳潴留。若当NCPAP压力过低或者是管道内流速过低时，患儿呼出气体不足，二氧化碳不能及时排出，甚至在呼吸道阻力增加时导致重复吸入，造成二氧化碳排出困难。所以设置适当的压力和流速可减少二氧化碳潴留的发生。

二、皮肤损害

在使用鼻罩、鼻塞作为人机接口时，如果固定太紧可压迫鼻黏膜而引起局部黏膜、皮肤损伤，鼻黏膜受损又造成进入呼吸道的气体湿化不充分，影响呼吸功能，皮肤受损最常见的临床表现为局部皮肤刺激红肿、皮肤红斑、破溃、溃疡及感染，约有12%患儿会出现鼻中隔的破损或缺失。宜选择合适尺寸的鼻罩、鼻塞，妥善的连接和固定方式，精心护理，可交替轮换鼻塞及鼻罩，或在病情允许情况下，每4~6小时休息15~20分钟，避免局部组织受压变形，减轻局部皮肤的压迫和刺激。对于早产儿还可在面部及鼻部位置使用水胶体敷料覆盖，起到缓冲和隔绝压力的作用，从而减少和预防皮肤损害。

三、腹胀

用NCPAP治疗，当吸气压力超过食管下括约肌压力或患儿哭闹时，易吞入空气，导致胃胀气及胃扩张，严重者可阻碍膈肌运动影响呼吸。胃扩张还会引起呕吐，增加患儿误吸的风险。因此，在使用过程中需要避免高压力，常规留置胃管，必要时持续胃管开放或胃肠减压，可以有效地防止腹胀发生。腹胀在出生体重较轻的早产儿多见，可能与早产儿肠蠕动功能不成熟有关，但如果患儿血流动力学稳定，进行NCPAP不是胃管喂养的禁忌证。

四、气压伤

在接受无创通气的患儿均有发生气压伤、气漏综合征、张力性气胸、纵隔积气、皮下气肿的风险。原因是压力设置不当,特别是压力过高,达到顺应性曲线的上升缓慢部分时,可导致肺静态顺应性下降、潮气量减少;如患原发性肺部病变行正压通气者,其肺泡破裂概率较正常者为高;其次是患儿依从性差,所以需要在治疗过程中动态监测、评估肺部病变情况及肺顺应性变化,及时调整正压通气的压力,预防和减少气压伤的发生。

五、误吸

无创实施过程中胃部进气或腹胀容易引起呕吐,甚至导致误吸,所以在治疗中应采取适当的体位,例如头高位或半卧位,同时需要在保证治疗效果的前提下适当地降低压力,可以避免或减少误吸发生。对于围手术期尤其是胃造瘘的患儿,建议实施瘘管减压,避免尝试经口喂养,从而避免呕吐误吸的风险。

六、对心血管系统和肾脏功能的影响

NCPAP 的压力会通过肺间质传达到胸膜腔,从而增加胸腔内压,阻碍静脉回流,可导致肺静态顺应性下降造成二氧化碳潴留;与此同时肺过度膨胀,使肺血回流到右心室减少,肺血管阻力增加,右心后负荷增加,最终减少心输出量,血流通过卵圆孔发生右向左分流。NCPAP 的压力设置与患儿基础疾病特点密切相关,尽量设置合适的压力,可减少对心血管系统的影响,NCPAP 压力达到 $10cmH_2O$ 时可能会影响心脏功能。

正压通气时,胸膜腔内压增加而使心排血量减少,且下腔静脉压力上升,导致肾脏血流重新分配,肾皮质血流量下降,出现尿量减少,钠盐排出减少。

第七节　操作流程

NCPAP 作为最基本的新生儿呼吸治疗技术被广泛使用,建议在实施 NCPAP 时一定要保证规范的操作流程和步骤,这样才能保证治疗效果,同时避免和预防并发症的发生。

一、患儿的选择

使用 NCPAP 前首先一定要选择合适的患儿,了解适应证、禁忌证。正确选择患儿是无创通气成功的关键,在治疗前还应对患儿依从性、目前呼吸状态进行评估,对于具有使用指征的患儿应该积极早期给予治疗。尽早完善实验室检查,如血气分析、床旁 X 线检查。

二、仪器设备的准备

选择合适装置,主要应考虑能够维持足够大的气流量,以便维持压力稳定。最好是具有多种无创模式的呼吸机为佳,以便必要时可在不更换管路的情况下转为 NIPPV 等模式。同时对于极低体重儿复杂和频发的呼吸暂停伴心动过缓,可应用经鼻持续气道正压通气装置。临床在使用 NCPAP 时,将装置安装好,检查管道、气源连接情况,以及加温湿化装置,将湿化装置加热到 37℃以减少气道的损伤。

三、人机连接的配件选择

建立有效的无创通气连接是成功应用无创通气的关键。新生儿无创性通气连接方式主要有三种:鼻塞、鼻罩和面罩(图 6-1)。鼻塞、鼻罩和面罩的材质多为聚氯乙烯或硅胶,柔软并有一定弹性,可减小局部作用时的压强。

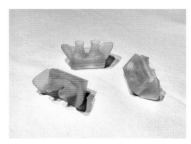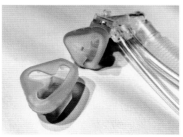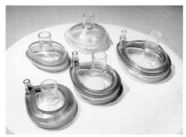

图 6-1 鼻塞(左)、鼻罩(中)和面罩(右)示意图

要根据患儿日龄和体重选择合适的接口,注意式样和规格,保证适合患儿的鼻腔大小和脸形,避免漏气及鼻中隔损伤。临床上早产儿多选用鼻塞。

使用中最重要的是鼻塞的安放和使用过程中精细化的护理,以保证最佳的通气效果,避免不必要的损伤及其并发症的发生。

四、参数设置

NCPAP 的参数设置应根据患儿情况及疾病的严重程度进行变化和调节。NCPAP 的初始压力设置一般为 4~6cmH$_2$O,压力的设置主要根据临床医师对 NCPAP 掌握的熟练程度,以及患儿临床、氧合和灌注情况个体化决定。FiO$_2$ 应根据肺部氧合情况调节,尽可能使吸入氧浓度 <40%,维持 PaCO$_2$ 在 35~50mmHg,PaO$_2$ 在 50~70mmHg。保证患儿血氧饱和度在90%~95%,尽可能使用较低的参数维持最佳的氧合和通气状态。

五、监测和参数复调

加强监测患儿呼吸状况、心率、血压、呼吸频率等情况,还需注意呼吸机参数,妥善地固定和护理鼻塞,预防并发症及意外情况发生。上机后 1~2 小时或者调整参数后,需要监测动脉血气分析或者无创经皮监测,及时合理地调整参数,必要时需要拍摄胸部或胸腹 X 线片动态了解病情变化。

六、气体的温化与湿化

虽然无创正压通气保留了上气道的加温湿化作用,但由于送气量大,流速快,气体比较干燥,因此需注意气体加温湿化。吸入干冷氧气易造成气道干燥,影响气管黏膜纤毛清除功能,使痰液不能排出,并可造成气道黏膜炎症反应及坏死吸入。有肺部感染时,痰液黏稠,更需加强湿化促进痰液排出。

一般使空气温化至37℃,相对湿度100%。湿化液必须用无菌蒸馏水。

七、NCPAP 的撤离

待原发疾病缓解,达到撤机标准时及时撤离 NCPAP,更换为常规氧疗。妥善处理呼吸机管路,全面消毒呼吸机后加防尘罩备用。

第八节　监护和注意事项

NCPAP 使用过程中需要对患儿进行密切持续地观察,包括患儿的呼吸状况、呼吸频率、心率、血压、尿量、皮肤情况、腹部体征等,同时还需要对呼吸机参数进行记录,包括压力及氧气浓度,频率为每4小时一次。监测工作需要贯穿在整个无创通气的过程当中,从上机前准备,到上机中途的观察和监测,直到最后撤离呼吸机后。医护人员要对呼吸机、管路、鼻塞,以及患儿进行全程的密切观察和评估。

一、监护

1. 进行24小时心电呼吸监测。如果没有其他临床情况,应每小时监测生命体征,每隔4小时监测血压。每小时评估血氧饱和度的趋势。仔细观察与血氧饱和度升降有关的情况。

2. 至少每隔4小时听诊呼吸音,确认正压通气装置的压力释放,以及呼吸音的对称性和性质,警惕气漏现象发生。

3. 至少每隔4小时评估肤色和呼吸情况,包括三凹征、胸廓起伏、呼吸暂停频率和情形。对气道分泌物的量和性质,吸引的需要,吸引效果及耐受性进行评估和记录。当正压通气装置被气道分泌物堵塞时,应清洁或更换设备。

4. 每隔2~4小时变换体位,使气道分泌物松动。

5. 有发生装置头端损伤鼻腔或面部的情况,至少每隔4小时评估皮肤黏膜的完整性。检查鼻表面有无发红或表皮脱落。至少每隔24小时用喉镜或笔式光源检查内鼻。检查外耳以确保其不会折叠。每隔4小时用浸湿的纱块进行口腔护理。

6. 至少每隔8小时测量腹围,如出现腹胀应用8号口胃管进行胃肠减压。提升管的位置以免分泌物或胃内容物的丢失。应用口胃管是因为鼻胃管会增加气道阻力。评估口胃管的功能,以及分泌物的性状和量。

7. 至少每小时检查正压通气装置的帽子和鼻塞是否合适,位置是否正确;评估装置及报警系统;评估和记录参数的设定(PEEP,FiO_2,平均气道压,湿化)。根据医嘱维持参数的设定,在吸痰或鼻塞操作后应检查压力水平。

8. 血气分析和胸部 X 线片。血气分析可提供调整通气参数的客观依据,使用 NCPAP 前及后0.5~1小时各查一次血气,以后每隔4~8小时监测血气一次;当 PaO_2 稳定在

60mmHg（FiO$_2$<0.4）以上，可按需监测（至少24小时一次）。必要时使用NCPAP前、后各摄胸片1次，以后根据情况复查。

二、注意事项

1. 经气管插管CPAP不推荐使用，特别是早产儿，因产生较高气道阻力而增加呼吸功，更容易导致呼吸做功增加。

2. 通气期间注意监测呼吸管路的密闭性，保证压力达到预设值，并保持稳定。正压通气装置的管道应保持松弛。使用辅助设备固定患儿。维持温箱床面在水平位置。

3. 推荐具有RDS高风险，胎龄<28周的早产儿在产房出生后尽早应用NCPAP，但当心率<100次/min，或自主呼吸功能不足，或有明显呼吸困难，则不宜应用NCPAP。

4. 生后早期应用NCPAP，根据氧合情况联合PS使用是极早产儿RDS优化管理的方案。

5. NCPAP时可吞入较多空气，导致胃扩张，应留置胃管，定时抽出残留气体，必要时可保持胃管持续开放。如血流动力学稳定，进行NCPAP不是胃管喂养的禁忌证。

6. 注意保持呼吸道通畅和气体的湿化，及时吸除气道分泌物，注意痰液的性状；同时注意体位的摆放，避免颈部过度扭曲或拉伸，避免误吸和反流的发生；注意腹部体征，例如腹胀较明显的患儿可给予留置胃管或胃肠减压。

7. 注意选择大小合适的鼻塞，避免鼻塞太紧压迫或过松漏气，定时松动鼻塞和注意鼻部护理。及时调整和稳固鼻塞（鼻罩），保证压力的有效性。双侧鼻塞通气效果要优于单侧鼻导管，一般推荐双侧鼻塞，应根据患儿体重选择合适的鼻塞。

8. 注意调控NCPAP的压力及安全范围，避免过高气道正压致使胸腔压力骤增，导致气胸、肺血回流到右心室减少，肺血管阻力增加，引起心排血量减少，血流通过卵圆孔发生右向左分流等情况。

9. 病情发生变化或者血气发生异常时，积极寻找原因，排除如机械故障、鼻塞脱落、上气道梗阻等问题，合理调整参数，并进行血气分析及X线检查了解疾病变化及并发症发生情况。

10. CPAP与其他呼吸治疗方式的联合应用可增加治疗效果，例如CPAP与PS联合应用治疗NRDS。

11. 观察患儿胸廓的起伏与呼吸机送气是否协调，人机配合是否良好，有无明显哭闹或者不适。

12. 使用时需注意预防鼻黏膜、鼻中隔损伤，鼻腔和口/咽部要每2~4小时进行吸痰，注意体位变化。体重低于1kg的早产儿及使用正压通气装置超过24小时，可以用棉质或纸质胶带作为皮肤和鼻塞之间的保护层（图6-2）。体重>1kg的早产儿，可以在皮肤和鼻塞之间置一"T"形的水胶体敷料（图6-3）。一旦出现潮红，而患儿在正压通气装置上至少有24小时，则应把"T"形水胶体敷料改为棉质或纸质胶带。一旦潮红进展而患儿交替使用正压通气装置和鼻导管时，可以涂莫匹罗星软膏，并使水胶体敷料仅贴在上唇位置。保持帽子在正常位置,帽子应在眉弓水平,不要盖过颈后。

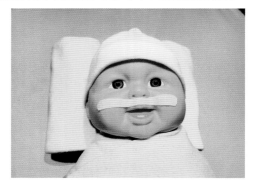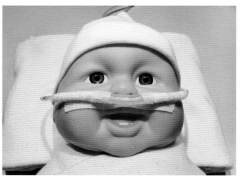

图 6-2　棉质或纸质胶带

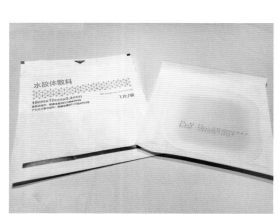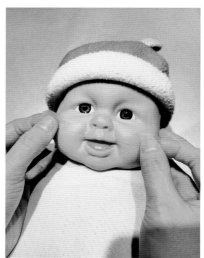

图 6-3　水胶体敷料

　　NCPAP 已成为新生儿呼吸治疗技术中不可或缺、应用最为广泛,且操作最为简便,也是最基础的呼吸支持技术之一,它是一种临床效果好和损伤较小的无创通气模式。它在缓解呼吸做功、减少低氧血症、改善通气 / 血流比值、防止呼吸暂停方面有着独特的优势。早期合理使用 NCPAP 可以增加早产儿复苏成功率,减少有创通气发生,降低气管插管率。严格掌握该技术的适应证和禁忌证,实施过程中利用各种手段进行密切监测,同时预防和治疗并发症的发生,保证患儿安全直至撤机。

(陈　超)

参考文献

1. 周伟 . 实用新生儿治疗技术 . 北京 : 人民军医出版社 , 2010: 54-65.

2. 杨晓燕, 陈超, 石晶, 等. 中国新生儿无创辅助通气研究现状的可视化研究. 临床儿科杂志, 2015, 33 (9): 771-775.

3. 中华医学会儿科学分会新生儿学组. 早产儿无创呼吸支持临床应用建议. 中华儿科杂志, 2018, 56 (9): 643-647.

4. 中华医学会儿科学分会急救学组. 儿童无创持续气道正压通气临床应用专家共识. 中华儿科杂志, 2016, 54 (9): 649-652.

5. 中华医学会儿科学分会新生儿学组. 新生儿常频机械通气常规. 中华儿科杂志, 2004, 42 (5): 356-357.

6. GREGORY GA, KITTERMAN JA, PHIBBS RH, et al. Treatment of the idiopathic respiratory-distress syndrome with continuous positive airway pressure. N Engl J Med, 1971, 284 (24): 1333-1340.

7. SANKARAN K, ADEGBITE M. Noninvasive respiratory support in neonates: A brief review. Chin J Contemp Pediatr, 2012, 14 (9): 643-652.

8. NARENDRAN V, DONOVAN EF, HOATH SB, et al. Early bubble CPAP and outcomes in ELBW preterm infants. J Perinatol, 2003, 23 (3): 195-199.

第七章
经鼻间歇气道正压通气

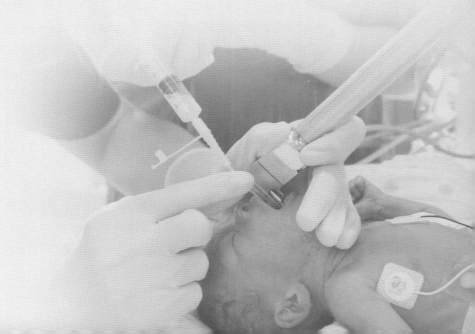

第一节　工作原理和作用机制

一、工作原理

经鼻间歇正压通气(NIPPV)是无创机械通气(NIV)技术的一种,是传统经鼻持续气道正压通气(NCPAP)技术的一种极有潜力的替代方案。通常情况下,NIPPV 是指在无气管插管状况下,通过鼻腔向气道施加持续正压支持并间歇性地叠加一个额外的气道压力的无创通气技术(图 7-1)。目前对各种 NIV 技术的命名仍比较混乱,不同的年代和地区对 NIPPV 模式有不同的名称和理解。有学者认为 NIPPV 是一个概括性的术语,包含有以下数种通气模式,如经鼻同步间歇正压通气(SNIPPV)、经鼻间歇指令通气(NIMV)、经鼻咽同步间歇指令通气(nasopharyngeal synchronized intermittent mandatory ventilation,NPSIMV)、经鼻同步间歇指令通气(NSIMV)以及无创压力支持通气(non-invasive pressure support ventilation,NIPSV)等,上述各种通气模式的差异主要体现在不同的经鼻连接界面(鼻罩/鼻塞)类型和是否具有呼吸同步功能上。

有学者将双水平气道正压(BiPAP)纳入 NIPPV 范畴。一般 BiPAP 与经典 NIPPV 的主要差异在于前者高相位 CPAP 压力较后者的气道峰压低,其自身高低相位间的压力之差更小,吸气时间一般较长,呼吸频率更慢,并允许患儿在整个呼吸周期进行自主呼

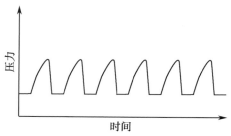

图 7-1　NIPPV 压力 - 时间曲线

吸。需要强调的是,为契合中国医师协会新生儿科医师分会制订的《早产儿经鼻间歇正压通气临床应用指南(2019 版)》内容,本章节所述的 NIPPV 应用技术并不包含 BiPAP 模式。

早期的 NIPPV 是希望模拟气管插管下的有创通气模式辅助患儿进行无创呼吸支持或在撤机后进行呼吸支持。因此,大多数可兼容 NIV 配件的有创呼吸机都可以使用 NIPPV 模式,有部分学者称之为常频呼吸机驱动 NIPPV(conventional mechanical ventilator-driven NIPPV,CMV-NIPPV)。而近年也有较多无创呼吸机可以进行广义上的 NIPPV。一项 Cochrane 系统评价将常频呼吸机驱动的 NIPPV 和双水平装置产生的 NIPPV 分别与 NCPAP 比较,结果显示常频呼吸机驱动的 NIPPV 能显著地降低早产儿拔管后发生呼吸衰竭(*RR* 0.32,95% *CI* 0.22-0.47)和再插管的风险(*RR* 0.39,95% *CI* 0.26-0.59),但双相装置产生的 NIPPV 却不能(*RR* 0.78,95% *CI* 0.50-1.21 与 *RR* 0.78,95% *CI* 0.50-1.21)。

NIPPV 所使用的呼吸管路装置与常用的 NCPAP 呼吸管路并无太大区别(图 7-2),其中闭环式双管及带测压管的单管路压力发生器最为常见。NIPPV 所使用的经鼻人机连接界面通常为鼻塞或鼻罩,其中双腔短鼻塞最为经典,也可采用长鼻咽管作为连接界面。目前缺少新生儿及早产儿在 NIPPV 模式下到底使用何种连接界面更优的有力证据。在一项针对 NCPAP 连接界面的系统性回顾和荟萃分析中,结果显示鼻罩可能比双腔短鼻塞能更好地降

低 NCPAP 治疗失败及严重鼻损伤的风险。

单纯的 NIPPV 一般为时间切换型通气（time-cycled ventilation），而部分 NIPPV 设备带有呼吸同步功能，可实现 SNIPPV。呼吸同步功能可通过以下手段实现，如腹部气囊触发、流量触发、压力触发、神经调节辅助通气（neurally adjusted ventilatory assist，NAVA）、呼吸体描法等。其中，腹部气囊触发方案最为常用，也常用于 BiPAP 中。该方法所用气囊称为 Graseby 气囊，使用时将气囊贴于患儿剑突下腹部，并以一胶管连接传感器，通过腹部运动对气囊的

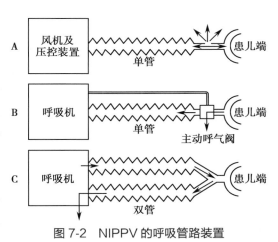

图 7-2　NIPPV 的呼吸管路装置

刺激间接探测膈肌运动达到触发目的。有研究指出该方法在 88% 的时间里都能正确地检测到患儿的吸气动作，响应速度较快，仅 8 毫秒。也有研究发现在 BiPAP 模式下当吸气时间 ≥ 0.3 秒时，72%~74% 的自主呼吸可以得到同步，其响应时间为 26 毫秒，但当吸气时间 <0.3 秒时会出现吸气压力不足。另一个研究也发现当患儿自主呼吸频率过高时，气囊触发并不稳定。此外，腹部气囊可因患儿其他动作或者外力触碰出现误触发，当腹胀时也有可能影响触发效果。

由于经鼻连接界面及患儿口咽容易出现漏气，压力触发容易出现触发失败，流量触发也有类似缺陷，而且当呼吸管路连接流量传感器时有可能导致通气无效腔增加。但近年有研究者及呼吸机厂商尝试利用软件算法开发新型 NIV 流量传感器用以克服上述困难，并在临床应用上取得成功。利用 Edi 导管检测膈肌电活动进行触发是另一种较有潜力的呼吸同步方案，即 NIV-NAVA。其优点在于同步时间好，反应速度优于腹部气囊触发，可以提供与患儿呼吸努力成比例的压力支持；主要缺点为成本昂贵且需要在消化道置入 Edi 导管。目前仅有证据显示级别较弱的小样本随机对照试验说明 NIV-NAVA 比 NIPPV 在治疗成功率上存在轻微优势。另外，从概念上理解，NIV-NAVA 可能是并列于 NIPPV 的另外一个 NIV 分支。

二、作用机制

NIPPV 作为呼吸支持的作用机制目前尚未完全明确。根据各种研究发现，目前其可能的有效机制为：增加咽部扩张和提高咽部压力，增加深吸气（又称叹息）和改善呼吸驱动力，触发诱发吸气的头部矛盾反射（head's paradoxical reflex），提高平均气道压（MAP），促进肺泡募集，增加功能残气量（FRC）、潮气量（VT）和每分通气量（MV）。有研究发现，与传统的单纯 NCPAP 相比，NIPPV 尤其是 SNIPPV 能够改善患儿的动脉血氧含量、降低动脉血二氧化碳含量，降低呼吸频率和提高血氧饱和度，减少了胸腹矛盾呼吸并减少呼吸做功。而另有部分研究虽然发现 NIPPV 可以改善胸腹同步性及减少吸气做功，但在改善 VT、MV 和血二氧化碳含量上并未比 NCPAP 具有优势。在动物实验中，NIPPV 比起有创通气及 NCPAP 表

现出更少肺部炎症反应及更少肺损伤。但有一项 Cochrane 系统评价对比了（S）NIPPV 与 NCPAP 两种通气模式对早产儿慢性肺部疾病（CLD）发生风险的影响，结果仅发现 SNIPPV 能降低 CLD 的发生风险（RR 0.64，95% CI 0.44-0.95），但非同步的 NIPPV 不能（RR 0.74，95% CI 0.47-1.16）。

第二节　适应证和禁忌证

一、NIPPV 适应证

可参考 NCPAP 的适应证（第六章第二节）。对于轻、中度呼吸困难患儿或频发呼吸暂停早产儿，需要无创呼吸支持时，可首先考虑应用 NIPPV；作为有创通气撤机后呼吸支持，对于机械通气患儿，撤机后可优先考虑应用 NIPPV。

1. **早产儿呼吸暂停**　对于早产儿呼吸暂停，有 4 项 RCT 将 NIPPV 或 SNIPPV 与 NCPAP 治疗早产儿呼吸暂停进行比较。其中两项随机对照试验结果提示，相对于 NCPAP，NIPPV 能减少呼吸暂停发生率；而另一项随机对照试验结果显示，流量触发的 SNIPPV 比非同步 NIPPV 及 NCPAP 更能降低早产儿呼吸暂停的发生率；但也有一项随机对照试验结果提示，NIPPV 在预防和改善早产儿呼吸暂停方面相对于 NCPAP 并无明显优势。有两项 Cochrane 系统评价均显示，NIPPV 能显著地降低早产儿频发呼吸暂停的风险。但临床上应注意，当患儿使用 NIPPV 后仍然频繁呼吸暂停，使用咖啡因或氨茶碱治疗不能缓解时，应考虑进行气管插管下机械通气。

2. **轻、中度呼吸困难**　对于存在轻、中度呼吸困难的患儿，如需使用无创呼吸支持，可优先选择 NIPPV 作为初始呼吸支持。当患儿出现呼吸急促、吸气性凹陷、呻吟等症状，普通氧疗所需 FiO_2>0.30 时，即可使用。一项关于 NIPPV 与 NCPAP 作为初始治疗的 Cochrane 系统评价显示，针对呼吸窘迫综合征的早产儿，早期 NIPPV 较 NCPAP 更能减少呼吸衰竭（RR 0.65，95% CI 0.51-0.82）及进行气管插管有创通气（RR 0.78，95% CI 0.64-0.94）的风险。来自国内的一项随机对照试验研究也有类似结果。尽管如此，基于目前有限的临床研究数据，NIPPV 与 NCPAP 作为初始呼吸支持模式的疗效尚有一定争议，需要在将来进行更多该方面的研究甄别。

3. **有创通气拔管后的呼吸支持**　对于有创辅助通气治疗拔管后的呼吸支持，一项 Cochrane 系统评价显示，与 NCPAP 比较，NIPPV 能显著地降低早产儿拔管失败的风险（RR 0.70，95% CI 0.60-0.80）、拔管后需要再插管的风险（RR 0.76，95% CI 0.65-0.88）和拔管后发生呼吸衰竭的风险（RR 0.73，95% CI 0.63-0.85），以及出院前的死亡风险（RR 0.69，95% CI 0.48-0.99），尤其是使用 SNIPPV 时优势更明显。推荐优先考虑应用 NIPPV 或 SNIPPV 作为患儿有创通气拔管后的呼吸支持模式。

有创辅助通气改为 NIPPV 呼吸支持的指征为：FiO_2 ≤ 0.40 时血氧饱和度仍可维持在 90%~94%，同时通气频率 ≤ 25 次/min，PIP ≤ 14cmH_2O，MAP ≤ 7cmH_2O，PEEP ≤ 5cmH_2O，

且不伴呼吸急促及血气分析结果异常。

二、禁忌证

当合并或出现以下情形时,应避免使用 NIPPV:

1. 先天畸形,包括先天性膈疝、气管食管瘘、后鼻道闭锁、唇腭裂等。

2. 呼吸系统,包括无自主呼吸或自主呼吸微弱,频繁呼吸暂停,上气道损伤或阻塞,未经引流的气胸或纵隔气肿,鼻黏膜受损,应用 NIPPV 过程中呼吸困难进行性加重等。

3. 心血管系统,包括心搏骤停、严重心律失常、休克等。

4. 消化系统,包括频繁呕吐、严重腹胀、新生儿坏死性小肠结肠炎、肠梗阻、消化道大出血等。

5. 严重低氧血症和酸中毒。

6. 近期面部、颈部、口腔、咽腔、食管及胃部手术后。

7. 患儿意识清醒,但不能配合鼻塞或鼻罩的使用。

第三节　参数设定与调节

不同的生产厂家或品牌,对 NIPPV 模式的命名可能存在差异。因此,在选用相关呼吸机进行 NIPPV 治疗时,应参考其使用说明或相关模式的治疗原理去进行选择,并在所选择的模式下对参数进行设置和调节。至于如何在 SNIPPV 和非同步 NIPPV 进行选择,由于目前关于两者疗效比较的证据仍较少,故在 NIPPV 模式的选择上,可选择 SNIPPV 或非同步NIPPV。

使用者在 NIPPV 模式下一般可以对气道峰压(PIP)、呼气末正压(PEEP)、吸气时间(inspiratory time,Ti)、呼吸频率(RR)、FiO_2、流速等进行设定。在维持目标氧饱和度的前提下应避免压力过高,根据患儿病情及时调整 PIP 与 PEEP。

作为初始呼吸支持模式时,NIPPV 的参数设置可参考表 7-1,并根据患儿出生体重、胸廓扩张程度、动脉血气分析结果等进行调节。

表 7-1　NIPPV 的初始参数设置

参数	设置值
PIP	通常 10~20cmH$_2$O,最高可达 25cmH$_2$O
PEEP	4~9cmH$_2$O
Ti	0.3~0.5s
RR	通常 10~40 次 /min,最高可达 60 次 /min
FiO$_2$	25%~50%

作为有创通气拔管后的呼吸支持时,NIPPV 的初始参数设置建议为:PIP 比撤机前增加

$2\sim4cmH_2O$，$PEEP \leqslant 6cmH_2O$，RR 与撤机前相同，流速 $8\sim10L/min$，调节 FiO_2 以维持血氧饱和度在 $90\%\sim94\%$。根据患儿出生体重、胸廓扩张程度、临床症状和动脉血气分析结果对参数进行调节。

第四节 撤机时机

NIPPV 的撤离是指应用 NIPPV 进行辅助通气治疗的患儿，在原发病得到有效的治疗和控制，气体交换功能得到改善，呼吸做功减少后，逐渐地撤离正压通气对呼吸的支持或降阶梯使用其他无创辅助通气进行后续治疗的过程。准确地判断 NIPPV 撤离的时机非常重要，但也是临床医师面临的难题。如果判断不准确，过早撤离 NIPPV，会增加患儿病情反复，甚至恶化的风险；延迟撤离，则会使患儿承受不必要的痛苦，增加并发症发生率和医疗费用。

因此，在患儿病情好转后，NIPPV 治疗的参数应逐步调低。当 $FiO_2<0.30$、$PIP<14cmH_2O$、$PEEP<4cmH_2O$、RR<15 次 /min，患儿无呼吸暂停及心动过缓，无 $TcSO_2$ 下降，动脉血气分析结果在可接受范围内（pH $7.35\sim7.45$，PO_2 $50\sim80mmHg$，PCO_2 $35\sim45mmHg$）时可考虑撤离 NIPPV。改用经鼻导管或头罩给氧。此时 FiO_2 可调高 $5\%\sim10\%$，以维持正常功能残气量和防止 PaO_2 降低。再根据患儿病情及血气情况，缓慢降低 FiO_2 直至呼吸空气后，撤去头罩。撤离 NIPPV 后 2 小时需要复查动脉血气分析，并密切监测患儿的各项生命体征及血流动力学变化。

第五节 临床应用及疗效判断

NIPPV 的治疗效果受多方面因素的影响，在临床实施治疗期间，需要对患儿临床症状进行密切观察，并结合动脉血气分析结果进行综合判断。

一、起始治疗时的效果评估

在开始 NIPPV 治疗后，应采取边治疗边观察的策略，严密观察患儿的临床症状，并在 $1\sim2$ 小时后复查动脉血气分析，然后综合患儿的临床症状改善情况和动脉血气分析指标对疗效进行判断。

1. **临床症状** 患儿呼吸暂停消失或次数明显减少，气促改善、辅助呼吸肌运动减轻和反常呼吸消失、呼吸频率减慢、心率改善等。

2. **血气分析指标** 动脉血气分析结果提示 PaO_2 和氧合指数改善，$PaCO_2$ 下降，pH 改善，提示 NIPPV 治疗有效。尽管允许性高碳酸血症（即动脉血 pH $\geqslant 7.25$，$PaCO_2$ $45\sim60mmHg$）是普遍存在和被接受的现象，但临床上仍应给予重视，严重高碳酸血症可能增加早产儿颅内出血的风险，以及导致肺循环血管收缩和阻力增高，从而继发或加重肺动脉高压。

二、最终治疗效果的评估

通常采用气管插管率和病死率进行评估。

当 NIPPV 治疗失败时,应及时改为气管插管下进行有创辅助通气治疗。因此,在临床研究中,气管插管率和病死率是评价 NIPPV 治疗效果的最常用指标。

三、NIPPV 治疗失败需气管插管行有创通气的指征

在 NIPPV 治疗期间,必须密切观察患儿的临床表现和定期复查动脉血气分析,若出现以下情形之一时,应视为 NIPPV 治疗失败而及时改为气管插管下进行有创辅助通气治疗。

1. 频繁的呼吸暂停(即可自行恢复的呼吸暂停 ≥ 3 次 /h,或者 24 小时内出现 1 次需要气囊 - 面罩正压通气的呼吸暂停),经药物(咖啡因或氨茶碱)或 NIPPV 治疗不能缓解。

2. 气体交换无改善,呼吸困难加重。

3. 出现频繁呕吐、消化道大出血。

4. 意识恶化或烦躁不安。

5. 气道分泌物增多引流困难。

6. 血流动力学指标不稳定、低血压、严重心律失常。

7. $FiO_2>0.4$ 时,呼吸困难无改善,肺部 X 线片示病变无改善,动脉血气 $PaO_2<50~60mmHg$,$PaCO_2>60~70mmHg$,pH<7.25 或 $TcSO_2<85\%$。

第六节　并　发　症

与其他无创辅助通气模式类似,NIPPV 治疗也会带来一些并发症。整体而言,NIPPV 治疗的并发症发生率并不高,严重程度相对轻微。

一、消化系统并发症

在 NIPPV 治疗期间,部分气流会从咽部经食管进入胃肠道,从而导致患儿出现腹胀、呕吐等表现。一般来说,由于 PIP 的存在,NIPPV 治疗时患儿发生腹胀的风险和严重程度均可能比 NCPAP 增加。当缺乏有效的胃肠减压措施时,腹胀可能更为明显,从而继发喂养不耐受、胃肠道穿孔、坏死性小肠结肠炎、误吸等并发症。但也有研究结果显示,NIPPV 与 NCPAP 比较,腹胀的发生率没有差异。

1. **喂养不耐受**　由于消化系统发育不成熟,早产儿易出现喂养不耐受,主要表现为呕吐、腹胀、胃潴留等,常导致患儿被禁食。当进行无创辅助通气治疗,喂养不耐受的发生率会增加。但与 NCPAP 比较,NIPPV 并没有显著地增加早产儿发生需要禁食处理的腹胀的风险(*RR* 1.27,95% *CI* 0.64-2.53)。

2. **胃肠道穿孔**　使用无创辅助通气时,过多的气体进入消化道导致腹胀,胃肠道过度扩张可引起黏膜损伤,从而继发消化道出血或穿孔。早期的一项研究结果显示,与气管插管

下有创通气相比,使用鼻罩或鼻塞进行无创通气显著地增加了胃肠道穿孔的发生风险。但与NCPAP比较,NIPPV发生胃肠道穿孔的风险没有显著性增加(*RR* 0.94,95% *CI* 0.60-1.48)。

3. 坏死性小肠结肠炎　坏死性小肠结肠炎是早产儿救治中的常见并发症,起病急,进展快,救治难度大,需手术治疗者病死率更高。无创辅助通气治疗有可能增加新生儿坏死性小肠结肠炎的发生率。但NIPPV与NCPAP比较,坏死性小肠结肠炎的风险没有显著性增加(*RR* 0.87,95% *CI* 0.64-1.19)。

二、鼻损伤

在无创辅助通气治疗时,鼻塞的使用会造成鼻损伤,且与鼻塞的形状、型号大小、材质、软硬度等相关。型号过小易导致鼻中隔受夹压,过大或过深则会导致鼻腔黏膜受压,从而引起局部缺血性坏死。研究结果显示,使用鼻塞进行无创辅助通气治疗时,早产儿鼻损伤的发生率可高达20%~100%;胎龄越小,皮肤黏膜发育越不成熟,损伤的风险越高,其中胎龄不足30周者的风险最高。在鼻塞与皮肤之间粘贴保护性敷料,或与鼻罩交替使用,均有助于减少鼻损伤。

三、气胸或气漏

气胸或气漏是呼吸机通气治疗的常见并发症,严重气胸会加重病情甚至危及生命,需要及时处理。与NCPAP比较,NIPPV发生气漏的风险降低(*RR* 0.48,95% *CI* 0.28-0.82)。

四、颅内出血

一项*Meta*分析结果显示,NIPPV与NCPAP比较,脑室内出血(intraventricular hemorrhage,IVH)(任何级别)和严重IVH(Ⅲ/Ⅳ级)的发生率没有差异[*RR* 0.79,95% *CI* 0.54-1.16;*RR* 1.26,95% *CI* 0.53-3.01]。

第七节　操作流程

可参照第六章第七节。

一、使用前准备

1. 患儿病情的评估。明确使用的适应证,排除禁忌证。
2. 呼吸机的选择。常频呼吸机或带NIPPV模式的无创呼吸机。
3. 鼻塞或面罩的选择。测量鼻孔大小和间距,选择合适的鼻塞或面罩。
4. 固定帽子的选择。测量头围的大小,选择合适的固定帽子。
5. 呼吸机管道和湿化器的连接。正确选用和连接与呼吸机型号相匹配的管道,并连接加温加湿器和确定其功能正常。
6. 正确连接呼吸机的气源(空气和氧气)和电源。

7. 打开呼吸机电源开关,进行开机测试,选择 NIPPV 通气模式。

8. 往湿化器内注入灭菌注射用水,并打开湿化器电源开关。

9. 检查从呼吸机到新生儿之间的管道连接是否正确,以及密闭性是否良好。

10. 放置排气管至温箱外。

11. **设置呼吸机治疗参数**　根据患儿疾病类型和具体病情设置合适的初始治疗参数。

12. 设置呼吸机的报警参数。

二、人机的连接步骤

1. 将鼻塞或面罩与管道连接,然后固定在患儿的鼻上并形成密封圈,必要时粘贴护肤敷料加以保护局部皮肤黏膜。

2. 将管道的患儿端固定在帽子上,注意松紧度的调整,既要避免过松影响密闭性,又要避免过紧导致局部受压坏死。

3. 若要实现同步功能(SNIPPV),则需要粘贴同步触发传感器至腹壁,或使用 NAVA 技术。

4. 观察患儿呼吸情况,注意胸廓是否起伏良好,听诊双肺通气是否对称。

5. 观察呼吸机监测参数是否偏离设定的参数。

6. 留置胃管并与外界相通,促使进入胃内的气体及时排出以减轻腹胀症状。

三、参数设置

应根据患儿情况和疾病的严重程度进行参数(PIP、PEEP、Ti、RR 等)的设置和调节。NIPPV 的初始压力设置一般为 PEEP $4\sim6cmH_2O$,PIP $10\sim20cmH_2O$,压力的设置主要根据临床医师对 NIPPV 掌握的熟练程度,以及患儿临床、氧合和灌注情况个体化决定。FiO_2 应根据肺部氧合情况调节,尽可能使吸入氧浓度 <40%,维持 $PaCO_2$ $35\sim50mmHg$,PaO_2 $50\sim70mmHg$。保证患儿血氧饱和度 90%~95%,尽可能使用较低的参数维持最佳的氧合和通气状态。

四、监测和参数复调

加强监测患儿呼吸状况、心率、血压、呼吸频率等情况,还需注意呼吸机参数情况,妥善地固定和护理鼻塞,预防并发症及意外情况发生。上机后 1~2 小时或者调整参数后,需要监测动脉血气分析或者无创经皮监测,及时合理地调整参数,必要时需要拍摄胸部或胸腹 X 线片动态了解病情变化。

五、气体的温化与湿化

虽然无创正压通气保留了上气道的加温湿化作用,但由于送气量大,流速快,气体比较干燥,因此需注意气体加温湿化。吸入干冷氧气造成气道干燥,影响气管黏膜纤毛清除功能,使痰液不能排出,并可造成气道黏膜炎症反应及坏死吸入。有肺部感染时,痰液黏稠,更需加强湿化促进痰液排出。

一般使空气温化至 37℃，相对湿度 100%。湿化液必须用无菌蒸馏水。

六、NIPPV 的撤离

待原发疾病缓解，达到撤机标准时及时撤离 NIPPV，更换为常规氧疗。妥善处理呼吸机管路，全面消毒呼吸机后加防尘罩备用。

第八节　监护和注意事项

在 NIPPV 治疗期间，必须对多方面情况进行监测，除了密切观察患儿的病情变化，还要监测是否出现并发症和不良反应，以及呼吸机的性能和运行是否正常（可参考第六章第八节）。

常规监测包括临床症状和体征监测、通气参数监测和生理学指标的监测。基本监测项目包括：生命体征、气促程度、呼吸频率、呼吸音、血氧饱和度、心电图、通气频率、吸气压力和呼气压力，以及定期的动脉血气检测。所有患儿在 NIPPV 治疗 1~2 小时后应对临床病情及动脉血气分析再次进行评估，然后根据评估结果来决定是否继续应用 NIPPV 或改为有创通气。动脉血气分析结果对指导治疗有重要参考意义，呼吸机治疗参数应根据血气分析结果进行必要的调整，后续的监测频率取决于病情的变化情况。

在 NIPPV 治疗过程中，应对其并发症和不良反应进行监测，包括鼻损伤、消化系统不良反应、气胸（或气漏）、颅内出血等。对于留置胃管的患儿，应保持胃管持续开放，酌情抽出胃内残留气体。对于气道分泌物较多、排痰障碍或胃食管反流的患儿，应及时清理气道以避免气道堵塞。

注意事项：①临床应用时注意适应证和禁忌证；②要选用大小合适的鼻塞或面罩；③应用过程中注意密切监测病情变化、并发症和不良反应；④随时检查呼吸机是否处于正常、面罩是否漏气；⑤经常检查胃管是否在位；⑥定期加水以维持加温加湿器的正常水位；⑦定期清理呼吸机管道中的冷凝水。

（吴　繁）

参考文献

1. 中国医师协会新生儿科医师分会，中华儿科杂志编辑委员会. 早产儿经鼻间歇正压通气临床应用指南 (2019 年版). 中华儿科杂志 , 2019, 57 (4): 248-251.

2. OWEN LS, MANLEY BJ, DAVIS PG, et al. The evolution of modern respiratory care for preterm infants. The Lancet, 2017, 389 (10079): 1649-1659.

3. CUMMINGS JJ, POLIN RA, COMMITTEE ON FETUS AND NEWBORN. Noninvasive respiratory support. Pediatrics, 2016, 137 (1): e20153758.

4. LEMYRE B, DAVIS PG, DE PAOLI AG, et al. Nasal intermittent positive pressure ventilation (NIPPV) versus

nasal continuous positive airway pressure (NCPAP) for preterm neonates after extubation. Cochrane Database Syst Rev, 2017, 2: CD003212.

5. JASANI B, ISMAIL A, RAO S, et al. Effectiveness and safety of nasal mask versus binasal prongs for providing continuous positive airway pressure in preterm infants-a systematic review and meta-analysis. Pediatric Pulmonology, 2018, 53 (7): 987-992.

6. BEHNKE J, LEMYRE B, CZERNIK C, et al. Non-invasive ventilation in neonatology. Dtsch Arztebl Int, 2019, 116 (11): 177-183.

7. STERN DJ, WEISNER MD, COURTNEY SE. Synchronized neonatal non-invasive ventilation-a pilot study: The graseby capsule with bi-level NCPAP. Pediatric Pulmonology, 2014, 49 (7): 659-664.

8. MORETTI C, GIZZI C, MONTECCHIA F, et al. Synchronized nasal intermittent positive pressure ventilation of the newborn: Technical issues and clinical results. Neonatology, 2016, 109 (4): 359-365.

9. WAITZ M, MENSE L, KIRPALANI H, et al. Nasal intermittent positive pressure ventilation for preterm neonates: Synchronized or not？ Clin Perinatol, 2016, 43 (4): 799-816.

10. SALVO V, LISTA G, LUPO E, et al. Noninvasive ventilation strategies for early treatment of RDS in preterm infants: An RCT. Pediatrics, 2015, 135 (3): 444-451.

11. GIZZI C, MONTECCHIA F, PANETTA V, et al. Is synchronised NIPPV more effective than NIPPV and NCPAP in treating apnoea of prematurity (AOP)？ A randomised cross-over trial. Archives of Disease in Childhood-Fetal and Neonatal Edition, 2015, 100 (1): F17-F23.

12. LEE BK, SHIN SH, JUNG YH, et al. Comparison of niv-nava and NCPAP in facilitating extubation for very preterm infants. BMC Pediatrics, 2019, 19 (1) 10. 1186/s12887-019-1683-4.

13. DE WAAL CG, KRAAIJENGA JV, HUTTEN GJ, et al. Breath detection by transcutaneous electromyography of the diaphragm and the graseby capsule in preterm infants. Pediatr Pulmonol, 2017, 52 (12): 1578-1582.

14. GOEL D, OEI JL, SMYTH J, et al. Diaphragm-triggered non-invasive respiratory support in preterm infants. Cochrane Database Syst Rev, 2020, 3: CD012935.

15. AGHAI ZH, SASLOW JG, NAKHLA T, et al. Synchronized nasal intermittent positive pressure ventilation (SNIPPV) decreases work of breathing (WOB) in premature infants with respiratory distress syndrome (RDS) compared to nasal continuous positive airway pressure (NCPAP). Pediatr Pulmonol, 2006, 41 (9): 875-881.

16. COURTNEY SE, BARRINGTON KJ. Continuous positive airway pressure and noninvasive ventilation. Clinics in Perinatology, 2007, 34 (1): 73-92.

17. CHANG HY, CLAURE N, D'UGARD C, et al. Effects of synchronization during nasal ventilation in clinically stable preterm infants. Pediatr Res, 2011, 69 (1): 84-89.

18. LAMPLAND AL, MEYERS PA, WORWA CT, et al. Gas exchange and lung inflammation using nasal intermittent positive-pressure ventilation versus synchronized intermittent mandatory ventilation in piglets with saline lavage-induced lung injury: An observational study. Crit Care Med, 2008, 36 (1): 183-187.

19. REY-SANTANO C, MIELGO VE, GOMEZ-SOLAETXE MA, et al. Non-invasive ventilation and surfactant treatment as the primary mode of respiratory support in surfactant-deficient newborn piglets. Pediatr Res, 2018, 83 (4): 904-914.

20. SILVEIRA CS, LEONARDI KM, MELO AP, et al. Response of preterm infants to 2 noninvasive ventilatory support systems: Nasal CPAP and nasal intermittent positive-pressure ventilation. Respir Care, 2015, 60 (12): 1772-1776.

21. TANG S, ZHAO J, SHEN J, et al. Nasal intermittent positive pressure ventilation versus nasal continuous positive airway pressure in neonates: A systematic review and meta-analysis. Indian Pediatr, 2013, 50 (4): 371-376.

22. LEMYRE B, LAUGHON M, BOSE C, et al. Early nasal intermittent positive pressure ventilation (NIPPV) versus early nasal continuous positive airway pressure (NCPAP) for preterm infants. Cochrane Database Syst Rev, 2016, 12: CD005384.

23. SWEET DG, CARNIELLI V, GREISEN G, et al. European consensus guidelines on the management of respiratory distress syndrome-2019 update. Neonatology, 2019, 115 (4): 432-451.

24. IMBULANA DI, MANLEY BJ, DAWSON JA, et al. Nasal injury in preterm infants receiving non-invasive respiratory support: A systematic review. Arch Dis Child Fetal Neonatal Ed, 2018, 103 (1): F29-F35.

第八章

双水平气道正压通气

双水平气道正压通气（BiPAP）又叫 DuoPAP（duo positive airway pressure），是一种用于辅助自主呼吸的压力限制、时间切换的无创通气模式，吸气相（高压相）和呼气相（低压相）中皆存在持续气流，并由持续气流完成整个机械通气，是正压通气的一种增强模式，允许患儿在通气周期的任何时刻都能进行不受限制的自主呼气。BiPAP 有同步和非同步两种模式，目前国内外应用的多为非同步模式。与 NIPPV 不同，BiPAP 并非提供叠加压力的辅助通气，而是交替提供两个压力水平（P_{high}，P_{low}），且在两种压力下新生儿均可自主呼吸，因此被称为双水平正压通气。P_{low} 相当于 nCPAP 的 PEEP，P_{high} 为第二级压力水平，两者之间的转换由设定时间决定（高压力水平时间 T_{high}），其使得新生儿气道压力及功能残气量在两个压力水平之间周期性转换。

由于自主呼吸参与整个通气过程，当自主呼吸程度不同时，BiPAP 承担着不同压力型通气模式的作用。在自主呼吸不恒定时，自主呼吸可随意和间断出现在高压和低压两个压力水平，达到自主呼吸与控制通气并存，增加通气量，提高人机协调性。如果患儿完全没有自主呼吸，其相当于压力控制通气（PCV）；如患儿自主呼吸仅出现在 P_{low} 相，BiPAP 相当于间歇指令通气（IMV）；只有当患儿的自主呼吸贯穿整个 P_{high} 相和 P_{low} 相时，才是真正意义上的 BiPAP；一旦患儿有稳定的自主呼吸，将 P_{high} 和 P_{low} 设置为相同数值时，又成了 NCPAP。真正意义上的 BiPAP，患儿吸气时，呼吸机同步送出较高的吸气相正压，帮助患儿克服气道阻力，增加吸气量，减少患儿呼吸做功；患儿呼气时，呼吸机同步将压力降到较低的呼气相正压，使患儿较易呼气，同时防止持续过度通气，增加功能残气量，改善氧合，减轻肺水肿。

与 NCPAP 相比，BiPAP 优点在于允许自主呼吸和控制通气同时存在，可使患儿呼气阻力降低，更好地防止人机对抗和二氧化碳潴留，气道压力稳定也可以减少肺部损伤，真正的 BiPAP 是多种通气模式的模糊总和，是万能通气模式，可以用于从急性期到恢复期不同患儿的呼吸支持，恢复期应用可以使患儿更容易撤机。

与 CPAP 时的自主呼吸比较，BiPAP 通过呼吸道压力变化实现额外的肺泡通气，减少膈肌和辅助呼吸肌做功，从而减少氧消耗，降低呼吸频率。

第一节　工作原理和作用机制

一、工作原理

BiPAP 应用的理论基础是胸肺组织的压力 - 容积曲线（pressure-volume curve），又称 PV 曲线。PV 曲线分成陡直段和高位平坦段。BiPAP 呼吸机的气道压力选择在 PV 曲线的陡直段，用较小的气道支持压力带来较大的通气量的变化。CPAP 模式提供了一个连续、恒定的压力，而 BiPAP 模式提供一个可调节且恒定的基础流量形成基础 CPAP 水平的同时，还间歇提供了另一叠加在基础流量之上的混合气流，形成第二级 CPAP。BiPAP 模式允许患儿在两个压力水平下自主呼吸，提高了人机配合的程度，避免人机对抗。吸气时提供一个较高的吸气压，可帮助患儿克服气道阻力，增加肺泡通气量，降低呼吸机负荷，减少患儿呼吸肌做功和耗氧量,有利于呼吸肌的休息。呼气时机器自动转换至一个较低的呼气压相当于 PEEP,可对抗内源性呼气末正压,起到机械性支气管扩张作用,防止细支气管的气道陷闭,改善通气/血流比值,提高 PaO_2,使肺泡内 CO_2 有效排出,从而达到提高 PaO_2、降低 $PaCO_2$ 的目的。

另外,BiPAP 时胸膜腔内压增加,一方面可能减少体循环静脉回心血量,减轻右心前负荷,同时作用于心室壁,降低心室跨壁压,减轻左心后负荷,有助于改善心功能。

二、作用机制

与 CPAP 不同,BiPAP 是一种真正的机械通气模式,它作用于吸气相与呼气相,是患儿与呼吸机之间相互作用的一种通气模式。

(一)吸气相

1. **吸气触发**　患儿在一个封闭的回路里自发呼吸,其中,呼吸机为能打开和关闭两个阀门(吸气和呼气)的传感器提供了一个连续的基本流量。在呼气结束时,从呼吸机通过吸气阀门的输入流量等于通过呼气阀门的输出流量。

当患儿开始呼吸时,能自发减去系统内的流量压力。呼吸机监测呼气阀的压力或者流量减少的水平,并触发机器从而提供压力支持,这种触发也称为吸气触发。吸气触发分为压力触发和流量触发。压力触发指呼吸机由患儿吸气肌肉收缩导致的管道内部压力下降而激活。在波形显示上,压力 - 容积曲线在吸气相的起始部出现压力低于呼气相压力(expiratory positive airway pressure,EPAP)的一个下降支,随后立即触发压力支持(pressure support,PS)。流量触发指吸气由呼吸肌肉活动产生的管道内流量改变而激活,流量触发比压力触发更敏感。在波形显示上,流速曲线在吸气相的起始部出现高于呼气末流速的正向上升支,随即触发吸气相。有一些呼吸机,使用专用软件自动设置吸气触发,以适应患儿的呼吸模式。

2. **上升时间**　从 EPAP 及吸气相压力(inspiratory positive airway pressure,IPAP)的设定值开始,所用的加压时间。作为支气管堵塞的患儿,需要一个较短的吸气上升时间,以使患儿获得一个较长的时间呼气。神经肌肉疾病或者通气不足的患儿,需要一个较长的吸气上升时间。

3. **后备频率**　当患儿不再能够触发压力支持时(呼吸暂停、呼吸骤停或者泄漏),呼吸机辅助模式可以切换到控制通气模式,也就是 A/C 或者 S/T 模式,由操作者设置控制模式的呼吸频率和后备模式的级别。

(二)呼气相

无创通气中,人机匹配是根本之道。根据吸气流量的变化,最大吸气流量在吸气初期,随后逐步下降并趋于消失。呼吸机能感知最大吸气流量点,当流量下降时,达到预设的百分比(通常为 25%),并迅速接近吸气结束和呼气开始。

此呼气触发灵敏度可调。以最大吸气流量的一个固定百分比触发呼气有时会出现呼气滞后问题,特别是气道阻塞的患儿,将导致很晚才开始出现呼气,人机不同步,且增加呼吸做功。所以,何时启动呼气,需要根据患儿的临床表现,灵活上调,其目标是呼吸机的呼吸循环尽可能与患儿的呼吸循环接近。

第二节　适应证和禁忌证

一、适应证

目前缺乏 BiPAP 的适应证的统一标准,是否应用 BiPAP 应综合考虑导致患儿呼吸衰竭的基础疾病、严重程度。凡是应用 BiPAP 者,患儿应具有较好的自主呼吸能力。BiPAP 主要应用于呼吸衰竭的早期干预,也可用于辅助撤机或撤机后的过渡。临床出现以下情况时可考虑使用:

1. 轻、中度呼吸困难,表现为呼吸急促、辅助呼吸肌用力,出现三凹征及鼻翼扇动。

2. 有呼吸窘迫,头罩吸氧时需要氧体积分数 >0.30。

3. 无呼吸窘迫,头罩吸氧时所需氧体积分数 >0.40。

4. 在近期拔除气管插管者,出现明显三凹征或 / 和呼吸窘迫。

5. RDS 患儿在用 CPAP 时需 FiO_2 在 0.35~0.40 或以上者,并应用肺表面活性物质和机械通气,然后拔管,再应用 CPAP 难以维持目标血氧饱和度。

6. 早产儿呼吸暂停。

7. 患儿在 CPAP 支持下,$PaCO_2$<7.33kPa(70mmHg),在 FiO_2>0.5~0.6 的情况下,PaO_2<6.67kPa(50mmHg)。

8. 胸部 X 线表现为弥漫性细颗粒阴影、多发性肺不张、支气管充气征、肺水肿、毛玻璃样改变和肺膨胀不全,同时患儿表现为气促而有力的自主呼吸。

9. 先天性喉软骨发育不良,撤离有创呼吸支持后喉黏膜水肿、气道狭窄、气道塌陷等。

二、禁忌证

1. 呼吸系统先天畸形如后鼻孔闭锁、腭裂、气管食管瘘等。

2. 复杂型先天性心脏病。

3. 呼吸、循环系统严重不稳定,存在严重脑室内出血、肺出血造成的呼吸困难。

4. 心力衰竭、呼吸及心跳停止且复苏后未建立有效自主呼吸。

5. 严重的上消化道出血或反复呕吐。

6. 气道分泌物多或气道保护能力差,误吸风险高。

7. 颅面创伤或畸形;或近期曾行颅面部、上气道、食管及胃部手术后。

8. 未治疗的气胸。

9. 有行气管插管机械通气的绝对指征,如长时间呼吸暂停,60%~70% 时,PaO_2<50~60mmHg;$PaCO_2$>60mmHg,伴持续酸中毒(pH<7.20~7.25)。

第三节 参数设定与调节

一、相关参数

BiPAP 有两种工作方式：自主呼吸通气模式（S 模式，相当于 PEEP+PS）和后备控制通气模式（T 模式，相当于 PEEP+PCV）。当自主呼吸间隔时间低于设定值（后备频率设定）时，机器处于 S 模式，反之则转向 T 模式。而自主呼吸时，交替给予两种不同水平的气道正压，高压力水平（P_{high}）和低压力水平（P_{low}）之间定时切换，且其高压时间、低压时间、低压水平各自独立可调，利用从 P_{high} 切换至 P_{low} 时功能残气量（FRC）的减少，增加呼出气量，改善肺泡通气。如此模式下，对于存在高碳酸血症或呼吸困难不缓解的患儿，尤为重要。

可设置的参数：高压（吸气压）水平（P_{high}）、低压（呼气压）水平（P_{low}）、高压时间（T_{high}）、呼吸频率、触发敏感度。

P_{high} 一般设置为 8~9cmH$_2$O（至少高于 PEEP+3cmH$_2$O）。

P_{low} 一般设置为 4~6cmH$_2$O。

T_{high}（双水平压力时间 / 吸气时间）一般为 0.5~1.0 秒（可调 0.1~3.0 秒）。

呼吸频率（双水平压力频率）一般为 10~30 次 /min（可调 1~120 次 /min）。

FiO$_2$ 设置为可维持 SaO$_2$ 90%~95% 的最低氧浓度。

对 BiPAP 模式，初始参数为 P_{low} 4cmH$_2$O，P_{high} 8~10cmH$_2$O，在 5~20 分钟内逐步增加至合适水平。BiPAP 提供较低的气道压力，且 P_{low} 和 P_{high} 之间压力差低（通常 <4cmH$_2$O）、有较长的肺膨胀时间，以及低压力转换频率。压力的设置主要根据临床医师对无创正压通气装置掌握的熟练程度，以及患儿肺扩张程度和临床状况。吸入氧浓度应根据肺部氧合、胎龄及日龄等情况调节，使经皮氧饱和度维持在理想范围，尽可能使吸入氧浓度 <0.4，避免长时间吸入高浓度氧。

每次参数调节建议：P_{high} 1~2cmH$_2$O，P_{low} 1~2cmH$_2$O，T_{high} 0.05 秒，FiO$_2$ 5%，频率 5 次 /min，每次调节 1~2 个参数。当 TcSO$_2$ 高于 95%，则将 FiO$_2$ 下调 5%，直至 21%；当 TcSO$_2$ 低于 90%，则将 FiO$_2$ 上调 5%，直至 60%。

二、特点和用途

1. P_{high} 相当于吸气压力（0~20cmH$_2$O 可调）；T_{high} 即 T_1，相当于吸气时间；P_{low} 相当于 PEEP（0~20cmH$_2$O 可调）；T_2 相当于呼气时间。

2. 在自主呼吸和控制呼吸时均可应用。即在两个压力水平上均可有自主呼吸出现。

3. 临床用途较广，可根据不同要求灵活调出多种通气方式。

（1）P_{high}= 吸气压力，T_{high}= 吸气时间，P_{low}=0 或者 PEEP 值，T_2= 呼气时间，即相当于定时压力控制 IPPV。

（2）P_{high}=PEEP，T_{high}= 无穷大符号，P_{low}=0，T_2=0，即相当于 CPAP，用于自主呼吸时的持续

气道正压。

（3）P_{high}= 吸气压力，T_{high}= 吸气时间，P_{low}=0 或者 PEEP 值，T_2= 期望的控制呼吸周期时间 -T_{high}，即相当于 IMV 或者 SIMV。

（4）调节 P_{high}、P_{low}、T_{high}、T_2 的不同，可调出 IRV 和 APRV 等通气模式。见图 8-1。

1987 年，美国 John B.Downs 教授介绍了气道压力释放通气（airway pressure release ventilation, APRV）新型通气模式，患儿有自主呼吸的前提下，在一个较高的气道压力（持续正道气压）上进行自主呼吸，然后伴有间断的、短暂间隙的气道压力释放。APRV 的设计出发点是为了增加肺泡通气，改善机体氧合并尽可能降低平均气道压。

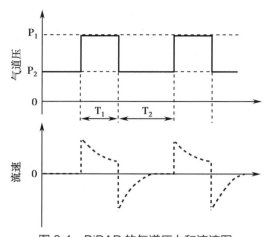

图 8-1　BiPAP 的气道压力和流速图
注：P_1 即吸气压力 P_{high}；P_2 即呼气压力 P_{low}；T_1 为吸气时间 T_{high}，T_2 为呼气时间

1989 年，奥地利 Marcel Bawn 提出在 2 个不同气道压力（CPAP）水平上可以有自主呼吸的压力控制模式的 Duo PAP 新概念。Duo PAP 和 APRV 是在 2 种 CPAP 水平上进行通气，为支持自主呼吸而设计的 2 种相关形式的压力通气。在这种通气方式中，呼吸机会自动并按一定规律，在正气道压力或 CPAP（高压和低压）2 种不同的压力之间转换。2 种方式都能在自主呼吸下加上压力支持，相当于强制呼吸和自主呼吸的结合，且患儿均可在 2 种方式中自由地呼吸，其工作周期由设定的 Duo PAP（APRV）工作时长决定。在 Duo PAP 方式中由压力设置（P_{high} 和 PEEP）和时间设置（T_{high} 及速率）决定。P_{high} 与 P-control 相似。在 APRV 方式中由压力设置（P_{high} 和 P_{low}）和时间设置（T_{high} 及 T_2）决定。在 Duo PAP 方式中 PEEP/CPAP 是压力支持的基线。在 APRV 方式中，P_{low} 为压力支持基线。

Duo PAP（APRV）允许自主呼吸既存在于呼气期，也存在于强制通气过程中，呼气阀是一个十分敏感的电脑控制的针式电磁阀门，计算机可根据设置，加上电压，将阀芯拉起，送出设置流量，并在送气过程中不断监测，当自主呼吸出现时它不是完全关闭，而是允许有部分气流通过，仅使气道内压轻微升高。因此，与 PCV 相比，Duo PAP（APRV）的自主呼吸不会使肺的顺应性下降，反而提高了通气量，同时患儿的自主呼吸具有治疗价值。它改善了肺的通气血流分布，也减少了镇静药物的使用，从而降低了坠积性肺炎和肺不张并发症的发生率，解决了常见患儿的自主呼吸不能与强制的机械通气相匹配，即人机对抗的临床难题。正因为 Duo PAP（APRV）通气模式能将机械通气与患儿的自主呼吸很好相互结合，使得 Duo PAP（APRV）很容易被患儿接受，同时也使原来较难把握的撤机时机选择变得简单。

第四节　撤　机　时　机

使用 BiPAP 辅助通气时，需要持续监测患儿状况，以明确通气是否有效。当呼吸困难和临床一般状况改善,无辅助呼吸肌用力,无胸腹反常呼吸,呼吸频率正常;循环稳定,无需正性肌力药物,无心动过速;血气分析 pH>7.35,SpO_2>90% 时,首先将压力转换频率下调,频率降至 15 次/min 后,逐渐下调 P_{high} 至 $6cmH_2O$、P_{low} 至 $4cmH_2O$,当 FiO_2<0.30 且病情稳定、血气分析在正常范围,可考虑撤机。

第五节 临床应用与疗效判断

一、BiPAP 治疗有效指征

对急性呼吸衰竭患儿,应注意观察其意识状态、呼吸频率、心率、血压等变化。BiPAP 治疗有效的表现:呼吸困难逐渐减轻,呼吸暂停减少或消失,呼吸频率及心率逐渐正常,三凹征及鼻翼扇动减轻或消失;血 pH、$PaCO_2$ 和 PaO_2 改善。应在使用 BiPAP 1~2 小时后复查血气以了解治疗效果。如使用 BiPAP 后呼吸困难无改善,血气进一步恶化等,应及时换用其他通气方式。

二、BiPAP 通气失败指标

气促、呻吟、吸气三凹征、青紫等无改善或加重;胸片无好转或加重;$FiO_2 \geqslant 50\%$ 时不能满足血氧饱和度维持在 88% 以上;或动脉血气分析提示:pH<7.20,PaO_2<50mmHg,$PaCO_2$>60mmHg;或反复发生呼吸暂停(24 小时 >4 次);需要中等度刺激的呼吸暂停 $\geqslant$ 4 次/h 或需面罩正压通气的呼吸暂停 $\geqslant$ 2 次/h。Kieran 等认为符合以下指标中的 2 项或以上者考虑通气失败而需气管插管机械通气:①呼吸窘迫症状进行性加重;②发生呼吸暂停 >2 次/h;③ FiO_2>40% 方能维持血氧饱和度 $\geqslant$ 88% 且持续 30 分钟以上;④间隔 30 分钟以上的 2 次血气分析提示 pH<7.20;⑤间隔 30 分钟以上的 2 次血气分析 $PaCO_2$>68mmHg。

三、主要的临床应用

1. **早产儿 RDS** 研究发现,随着 BiPAP 越来越多地替代机械通气用于早产儿 RDS 的初始治疗,BPD、ROP、脑室内出血的发生率明显下降,同时也证实 BiPAP 可以缩短住院时间,这可能与 BiPAP 为非侵入性通气模式且提供较低的气道压力有关。在对 40 例胎龄 28~34 周、中度 RDS 早产儿的研究中发现,将 NCPAP 和 BiPAP 分别作为初始呼吸支持方式,应用 BiPAP 的早产儿呼吸支持时间及氧依赖时间更短,且出院时间更早;对于 28~36 周的 RDS 早产儿来说,与 NCPAP 相比,BiPAP 作为初始呼吸支持治疗能更快地提高 pH、PaO_2 和氧合指数,降低 $PaCO_2$,提示 BiPAP 作为初始无创通气模式,可能比 NCPAP 更有效。另有研究表明,DuoPAP 比 NCPAP 能更好地改善极低体重儿氧合、缓解二氧化碳潴留,减少有创通气的使用和呼吸暂停的发作,且并不增加气胸的发生率,但未发现可降低 BPD、ROP、脑室内出血的风险。不过,也有研究认为,在 MAP 相同的前提下,BiPAP 在促进 CO_2 排出、改善氧合及防止呼吸暂停等方面的作用与 NCPAP 相当。此外,比较 BiPAP 与 SNIPPV 两种无创通气模式对于胎龄 <32 周且出生体重 <1 500g 的早产儿来说，在通气时间、失败率，以及气胸、BPD、IVH 等近、远期不良结局的发生等方面均没有差异。

2. **早产儿呼吸暂停**　在一项比较 BiPAP 与 NCPAP 治疗呼吸暂停的研究中发现，61 例使用 BiPAP 的早产儿共发生呼吸暂停 317 次（平均 5.2 次 ±6.5 次），其中呼吸暂停 ≥ 15 次者 5 例（8.2%）；53 例使用 NCPAP 的早产儿共发生呼吸暂停 548 次（平均 10.3 次 ±10.9 次），呼吸暂停 ≥ 15 次者 16 例（30%），提示与使用 NCPAP 相比，拔管后使用 BiPAP 能更有效地减少呼吸暂停的发生。

3. **有创机械通气拔管后的过渡治疗**　在对 194 例确诊 RDS 且需要机械通气的早产儿的研究中发现，拔管后使用 BiPAP 或 NIPPV 作为过渡治疗方式，两者的拔管成功率相当（BiPAP 为 77.1%，NIPPV 为 79%），但 BiPAP 组的拔管时间更早（BiPAP 拔管中位天数为 7 天，NIPPV 为 23 天）。庄元华等对 75 例重度 NRDS 早产儿有创机械通气撤机后分别采取 BiPAP 或 NCPAP 治疗，结果显示，BiPAP 组呼吸暂停 / 心动过缓发生率为 16.2%，显著低于 NCPAP 组的 39.5%（$X^2=5.029$，$P = 0.024$），但两组的腹胀 / 鼻中隔损伤、支气管肺发育不良（bronchopulmonary dysplasia，BPD）、坏死性小肠结肠炎（necrotizing enterocolitis，NEC）、早产儿视网膜病（retinopathy of prematurity，ROP）、脑室内出血（intraventricular hemorrhage，IVH）及病死率比较差异无统计学意义。

第六节　并　发　症

一、人工气道相关的并发症

BiPAP 得以有效施行，目前多采用 Infant Flow Medic Jet 发生器，通过硅胶鼻塞、鼻罩与患儿相连并实施通气。

1. **鼻塞 / 鼻罩移位**　患儿由于烦躁、头部摆动、肢体运动等，导致鼻塞 / 鼻罩位置移动，甚至脱离了鼻前庭，罩住鼻梁或者眼睛，造成无效通气，甚至间接造成眼球损伤。

2. **鼻塞 / 鼻罩密闭性欠佳**　由于头型、头围等原因，未能有合适的头套固定，或者鼻塞 / 鼻罩两翼固定不牢固，导致密闭性欠佳，出现通气不足。

3. **皮肤及鼻中隔损伤**　鼻塞、面罩或鼻罩固定太紧，或压迫时间过长，局部皮肤黏膜可出现损伤；或者患儿躁动令鼻塞尖部反复摩擦鼻中隔，可造成鼻尖下塌，鼻中隔受损，严重者糜烂，甚至缺失。预防措施为选择大小形状合适的连接方式，不要固定太紧。在颜面部受压部位贴敷料有助于预防皮肤压伤。

4. **鼻腔出血**　鼻腔反复吸引、负压力度不当、吸引时间过长、操作手法失当等，均可造成鼻黏膜损伤出现鼻腔出血。

二、湿化温化相关的并发症

1. **鼻腔出血**　气流流速过大，湿化不足令鼻黏膜过于干燥；湿化罐加热异常导致气体温度过高。以上均可导致鼻腔出血。

2. 分泌物异常增多　湿化罐湿化异常,导致鼻腔内气体湿度过大,冷凝水过多造成上气道分泌物异常增多。

3. 通气管路积水　湿化罐监测异常导致自动反复加湿;通气管路加热丝异常导致温度骤降产生冷凝水;加热方式有创/无创模式选择错误;均可造成通气管路积水,从而影响压力的传递,严重者造成气道阻塞。

三、正压通气相关的并发症

1. 气压伤　BiPAP 设置的吸气压力过大,出现气胸、纵隔气肿、皮下气肿、肺间质气肿、心包积气等,严重的可发生张力性气胸,甚至危及生命。

2. 容量伤　P_{high}、P_{low}、T_{high} 设置不当,出现过大的吸气末容积,对肺泡上皮和血管内皮造成损伤,临床上表现为高通透性肺水肿。

3. 萎陷伤　呼气末压力的设定过低,或者在内源性 PEEP 存在时,没有及时调整呼气压力,造成肺泡周期性开放和塌陷产生的剪切力引起肺损伤。

4. 高碳酸血症　由于压力较低、潮气量不足、T_{high} 较短,造成通气不足,或者气道未能及时吸引保持通畅,造成气体压力衰减严重,二氧化碳排出受阻。

5. 肺不张　呼吸机通气不足,PEEP 设置异常,造成肺泡未能有效通气,患儿长期仰卧,时间长出现坠积性肺炎或者肺不张。

6. 氧中毒　患儿病情加重时提高了 FiO_2,随着患儿病情的改善,FiO_2 没有及时调整,或者患儿气道吸引的时候提升了 FiO_2 增加氧储备,吸痰后没有及时下调,均可能造成长时间吸入高浓度氧。

四、肺外器官的并发症

1. 腹部胀气　BiPAP 治疗时患儿容易吞入空气,出现腹胀、肠道蠕动降低、便秘等,部分出现喂养不耐受,严重的可以发生肠道缺血和应激,导致消化道出血、贫血、坏死性小肠结肠炎等。在保证疗效前提下避免使用过高压力;常规留置胃管行胃肠减压可有效防止该并发症发生。

2. 呕吐　患儿可以出现胃胀气明显,在合并有胃食管反流的患儿时,容易发生呕吐,导致误吸,进而引起肺炎,严重的出现窒息,危及生命。

3. 高胆红素血症　双相正压通气,由于 PEEP 的应用,导致肝脏血液回流障碍和胆汁排泄障碍,可出现高胆红素血症和轻度转氨酶升高。

4. 对心血管功能的影响　当通气压力过高时,胸腔内压增高妨碍静脉血回流;肺过度膨胀可使肺血管阻力增加,使右心后负荷增加,最终心排血量减少。设置适当压力,可减少对心血管功能的影响。

5. 颅内出血　呼吸使用过程中,过度通气或者通气不足等,可能导致 $PaCO_2$ 的异常波动,从而影响脑血流的改变,易造成生发层出血,特别是早产儿。

第七节　操 作 流 程

目前,临床使用的无创双水平呼吸机有多种操作流程均大同小异。

一、准备与调试

1. 确定 BiPAP 适应证,排除无禁忌证。

2. 评估并发症可能出现的风险,进行必要的预防和告知。

3. 应具备正常压力工作状态的气体供应接口(氧气＋空气);正常及足够的电源接口;合适的大气压及环境温度。

4. 选择合适的提供 BiPAP 通气的机器;合适的气体管路、湿化温化罐、温控装置;合适的鼻塞/鼻罩;腹部呼吸压力感受器/流量传感器。

5. 通电检查。确保电源正常工作,机器保持着不断电状态。

6. 氧传感器校准。一般采用两点法,把氧气百分比控制调整为 21%,使氧气百分比的显示稳定,确认校准过程。再把氧气百分比控制调整为 100%,使氧气百分比的显示稳定,确认校准过程。

7. 连接呼吸机电路和发生器。

8. 把鼻塞或面罩连接到发生器上,用手指或手掌封堵住鼻塞或面罩。

9. 通电,打开驱动器的电源。

10. 把 NCPAP/压力低气流表调整到 8L/min。确认测定的压力为 (5 ± 1) cmH$_2$O。

11. 调整当前患儿的氧气百分比控制。确认混合器的设置和测定的氧气数值在 3% 之内。

12. 调整当前患儿的高压流量表,加以确认。

13. 如果治疗中需要进行呼吸监测,则把传感器接口连接到驱动器的前面板上,加以确认。

14. 显示屏变为警报设置/确认屏。按 NCPAP 键或警报静音/重新设置键,以设置警报,开始监测。

15. 对于 CPAP 来说,被监测的参数应该为 4~5cmH$_2$O。如果不是,检查电路有无泄漏或受阻(包括加湿器系统)。

16. 去除鼻塞或面罩的堵塞。受监测的 CPAP 显示数值应该为 0~2cmH$_2$O。如果不是,检查接口是否仍被堵塞。

17. 警报测试。①低气道压力警报:从 NCPAP 操作模式,在已设置警报的情况下,保持鼻塞或面罩气流通畅。确认低气道压力警报激活。重新恢复鼻塞或面罩的堵塞,按住警报静音/消音键,保持 3 秒钟,重新设置警报。②高气道压力警报:把 NCPAP/低压流量表调整到 11L/min,确认高气道压力警报激活。把 NCPAP/低压流量表恢复为 8L/min,按住警报静音/消音键,保持 3 秒钟,重新设置警报。③高氧气百分比警报:把氧气百分比控制调整为 35%,确认高氧气百分比警报激活。把氧气控制设置恢复为 30%,按住警报静音/重新设置键,保持 3 秒钟,重新设置警报。④低氧气百分比警报:把氧气百分比控制调整为 25%,确认低氧气百分比警报激活。把氧气控制设置恢复为30%,按住警报静音／重新设置键,保持3秒钟,重新设置警报。⑤失去交流电警报:从覆壁式终端上断开交流电电源线,确认失去交流电警报激活。重新连接交流电电源线,按警报静音／重设键,清除警报。⑥高电路压力警报:堵住患儿电路呼气肢(不要卷曲管道),确认高电路压力警报激活。去除堵塞,按警报静音／重设键,持续3秒钟,重新设置警报。⑦低呼吸频率(呼吸暂停)警报:选择并确认双相模式。把强制性频率控制改为频率设定在1次／min。默认20秒后,确认低呼吸频率警报激活。把频率控制恢复为30次／min,按警报静音／重设键,持续3秒钟,清除警报。

二、上机操作

1. 使用鼻导向器检测鼻塞或面罩的大小。把鼻塞或面罩与发生器连接,暂时关闭驱动器的电源,可以防止过早的警报设置。

2. 从前额的中间到颈后部,然后回到前额的中间,测量阀帽的大小。不要使用头围测量来确定阀帽的大小。

3. 把发生器的带子松松地穿过钮孔。从有颜色编码的钮孔内部开始。把发生器放在中心带子上方的阀帽顶部。

4. 把阀帽放在婴儿头部的上面,检查耳的位置是否正常。确保阀帽已拉下,且盖住了耳朵,下面达到后颈部。

5. 打开驱动器的电源开关,完成安装屏幕中的步骤,进入BiPAP模式。

6. 按照患儿的需要,设定 P_{high}、P_{low}、T_{high}、RR、FiO_2、Flow。

7. 将发生器从阀帽顶部抬高,挪向鼻子。在举起发生器的时候,轻轻地插入鼻塞或罩上面罩。沿着婴儿的面颊水平固定发生器的带子。不要拉紧。

8. 用带子固定发生器的3个管子。分开吸气线和压力线,用第二根带子固定。在需要的情况下,打结并开放阀帽的终端。

9. 观察呼吸机界面,实测数值与设定数值之间有无差异。

10. 设定报警区间,消除报警。

11. 最终检查。①鼻位于正中,眼睛可以看到;耳朵没有折叠。②输送需要的上限和下限压力水平,以及吸入氧浓度。③固定好之后患儿很快平静。

三、管理

1. 每小时重复上述最终检查中列出的检查步骤。

2. 每3~4小时解开发生器的带子,松开鼻塞／鼻罩。

3. 鼻区域可以用无菌的温水清洁,不要使用油膏。

4. 进行必要的上气道吸引。

5. 必要时重新摆放体位。

6. 确保鼻塞或面罩没有被黏液／水滴堵塞、患儿鼻塞或面罩和阀帽仍合适。

第八节　监护和注意事项

一、监护

密切监护是判断疗效、合理调节参数及发现并发症的重要措施,也是避免因 BiPAP 治疗无效而延误气管插管时机的重要环节。

1. 需要定时记录患儿的一般状况,如呼吸频率、无创血压、心率、体温、SpO$_2$、心电情况。

2. 记录呼吸机参数,如设定的 P$_{high}$、P$_{low}$、T$_{high}$、RR、FiO$_2$、Flow,以及实际的吸气相压力(IPAP)、呼气相压力(EPAP)、RR 等。

3. 医护人员要不间断对患儿的呼吸状况做系统性评估,如呼吸次数、呼吸做功、呼吸音、呼吸节律、SpO$_2$ 等。当出现病情加重时,需要及时上调相关的参数,以达到足够的通气和氧合,必要时需要行胸部 X 线片或者血气分析。如果病情危重时,可能需要气管插管进行有创通气;若病情得以改善,需要及时下调参数,比如 FiO$_2$。

4. 护士需要按照操作流程中的管理事项,每小时做"最终检查"中的项目,每 3~4 小时做好常规管理。

5. 防止并发症的发生,必要时进行头颅 B 超、肝胆 B 超、胸部 X 线片等影像或者生化检查。

6. 及时清除报警。

7. 保证患儿血糖、电解质、酸碱度在正常范围。

二、注意事项

在 BiPAP 的实施过程中,可以出现各类故障,有虚假亦有真实,需要及时甄别并处理。

1. **氧气百分比低于 18%**　可能需要氧电池校准,做法是使吸入氧浓度恢复到最低限值以上,按住警报重设键,持续 3 秒钟,在实际情况允许的前提下,尽快重新校准氧气。

2. **氧气百分比 >104%**　可能需要氧电池校准,做法是使吸入氧浓度恢复到最高限值以下,按住警报重设键,持续 3 秒钟,在实际情况允许的前提下,尽快重新校准氧气。

3. **高 / 低氧气百分比(高于设定限值的 5% 达 15 秒钟)**　可能是混合器设置被改变,或者气源故障,或者聚水器溢出,需要按下警报静音键,使警报消音,纠正输送的氧气浓度,按住警报重设键,持续 3 秒钟,设置新的限值。

4. **过压**　可能流速设置得过高,呼吸肢堵塞,消音器 / 细菌滤器堵塞等,需要检查排气管道 / 滤器,降低流速,达到低于最高限值的压力,按住警报重设键,持续 3 秒钟,设置新的限值。

5. **高双相或双相触发压力(MAP 超出设定值 3cmH$_2$O 达 15 秒钟)**　可能是高压设置改变,电路断开 / 重新连接,需要重新设置报警区间。

6. **低呼吸频率**　检查腹部呼吸感受器的放置 / 连接。

　　7. 其他　如电池故障、流量表故障、电气故障、软件故障、气源故障、聚水器堵塞等，及时发现并联系技术人员处理。

（魏　谋）

参考文献

1. 王保国 . 实用呼吸机治疗学 . 2 版 . 北京：人民卫生出版社 , 2005: 255-279.

2. 胡民 . 儿科机械通气治疗技术 . 重庆：第四军医出版社 , 2012: 188-214.

3. 张志臣 . 呼吸机临床操作快速解读 (第二辑). 北京：中国医药科技出版社 , 2012: 23-33.

4. 赵峰 . 机械通气治疗与脱机策略 . 北京：科学技术文献出版社 , 2012: 48-73.

5. 周伟 . 实用新生儿治疗技术 . 北京：人民军医出版社 , 2010: 54-65.

6. 中国医师协会急诊医师分会 . 无创正压通气急诊临床实践专家共识 (2018). 临床急诊杂志 , 2019, 20 (1): 1-12.

7. HESS DR, KACMAREK RM. Essentials of Mechanical Ventilation. 机械通气精要 . 3 版 . 袁月华 , 主译 . 北京：人民卫生出版社 , 2020: 166-189.

8. PERRETTA JS. Neonatal and Pediatric Respiratory Care (A Patient Case Method). 刘曼玲 , 主译 . 新生儿和小儿呼吸治疗 (案例教学). 北京：人民卫生出版社 , 2020: 157-177.

9. 中华医学会儿科学分会急救学组 , 中华医学会急诊医学会儿科学组 , 中国医师协会儿童重症医师分会 . 儿童双水平气道正压通气临床应用专家共识 . 中华儿科杂志 , 2017, 55 (5): 324-328.

10. 蔡琳 , 李晓东 , 田青 , 等 . 经鼻双水平正压通气治疗早产儿呼吸窘迫综合征临床疗效 . 中国新生儿科杂志 , 2015, 30 (5): 361-363.

11. 马力 , 杨海波 . 双水平正压通气在早产儿呼吸支持中的应用进展 . 临床儿科杂志 , 2018, 36 (9): 707-710.

12. 庄元华 , 王娜 , 李晓莺 , 等 . 经鼻双水平气道正压通气与连续气道正压通气在重度呼吸窘迫综合征早产儿撤机后的应用 . 中华妇幼临床医学杂志 (电子版), 2020, 16 (3): 316-321.

13. KIERAN EA, TWOMEY AR, MOLLOY EJ, et al. Randomized trial of prongs or mask for nasal continuous positive airway pressure in preterm infants. Pediatrics, 2012, 130: e1170-e1176.

14. ZHOU B, ZHAI JF, JIANG HX, et al. Usefulness of DuoPAP in the treatment of very low birth weight preteem infants with neonatal respiratory distress syndrome. Eur Rev Med Pharmacol Sci, 2015, 19 (4): 573-577.

15. LAMPLAND AL, PLUMM B, WORWA C, et al. Bi-level CPAP does not improve gas exchange when compared with conventional CPAP for the treatment of neonates recovering from respiratory distress syndrome. Arch Dis Child Fetal Neonatal Ed, 2015, 100 (1): F31-34.

16. RICOTTI A, SALVO V, ZIMMERMANN LJ, et al. N-SIPPV versus bi-level N-CPAP for early treatment of respiratory distress syndrome in preterm infants. J Matern Fetal Neonatal Med, 2013, 26 (13): 1346-1351.

17. ISHIHARA C, IBARA S, OHSONE Y, et al. Effects of infant flow Bi-NCPAP on apnea of prematurity. Pediatr Int, 2016, 58 (6): 456-460.

18. THOMAS PE, LEFLORE J. Extubation success in premature infants with respiratory distress syndrome treated with bi-level nasal continuous positive airway pressure versus nasal intermittent positive pressure ventilation. J Perinat Neonatal Nurs, 2013, 27 (4): 328-334.

第九章

高流量鼻导管给氧

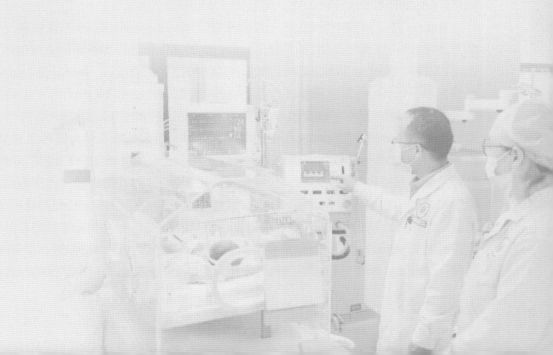

高流量鼻导管给氧（high flow nasal cannulae oxygen therapy，HFNC）是一种通过无需密闭的鼻塞导管将一定流量（2~8L/min）合适温度和湿度的空氧混合气体输送给新生儿的一种无创通气模式，亦称加热湿化高流量鼻导管给氧（heated humidified high flow nasal cannulae oxygen therapy，HHHFNC）。

第一节　工作原理和作用机制

一、工作原理

HFNC 是由鼻导管给氧逐渐发展而来，是一种适用于新生儿相对较新的无创呼吸支持模式。高流量鼻导管给氧与低流量鼻导管氧疗相比，两者的不同之处绝不仅仅在于流量的高低。传统的鼻导管吸氧，低流量常用于慢性肺疾病的患儿中，流量 <1L/min，而对于较大的婴儿或者儿童，才推荐更高流量，以免造成气道及黏膜的损伤。从宏观上来说，任何鼻导管吸氧流量 >1L/min 都可以认为是高流量。研究发现，应用鼻导管吸氧将流量增至 1~2L/min 时，导管就能提供一个显著的正性扩张压，即可产生正压通气作用，当鼻导管吸氧流量达到 8L/min 时，呼吸道正压值为 5cmH_2O。通过提高吸氧流量来产生呼吸道正压，气体传递过程中对呼吸道产生正压，使呼气末正压（PEEP）维持相对稳定水平，保证呼气过程中有足够的压力使肺泡保持开放，防止肺不张的发生。HFNC 系统由空氧混合气体装置、加温湿化器、高性能封闭呼吸管路和短鼻塞导管组成，使气体经由鼻腔进入和通过人的呼吸系统。通过调节加热湿化的空氧混合气体的吸氧浓度、提高吸氧流量产生呼吸道正压是 HFNC 应用的原理。其显著特点是在高流量的状态下，对吸入的氧气进行了吸入混合、加热及湿化，这样更接近于生理状态，能很好地保护鼻黏膜。HFNC 能够对吸入的氧气与空气很好地混合，调控好合适的吸氧浓度，然后进行加热，保证吸入端气体温度控制在 37℃，进行湿化，保证相对湿度维持在 100%（绝对湿度 44mg/L）。

Sreenan 等在研究中发现，早产儿鼻导管给氧 1~2.5L/min 流量时，能提供一个正性膨胀压力，即持续正压通气作用，鼻导管给氧所产生的正性膨胀压力所需的流量随体重变化而变化，且 HFNC 在 6L/min 和 NCPAP 在 6cmH_2O 条件下的食管压（esophageal pressure，EP）无区别。Al-Alaiyan 等通过测量早产儿的 EP 来评估 HFNC 和 NCPAP 所产生的正膨胀压力发现，三种不同水平（4L/min、6L/min 和 8L/min）的 HFNC 所产生的 EP 略高于三种不同水平（4cmH_2O、6cmH_2O 和 8cmH_2O）的 NCPAP 所产生的 EP，虽差异无统计学意义，但证实了 HFNC 与 NCPAP 一样能在气道内产生持续正压。在一项体外 HFNC 流量、导管尺寸、鼻塞导管与鼻孔直径比例对气道压力影响的研究中显示，总体趋势表明气道压力随着管径比的增加和 HFNC 设定流量的增加而增加，建议鼻塞导管直径与鼻腔孔径的比例为 50%~80% 才能产生相对合适的压力，若鼻塞导管直径与鼻腔孔径之比 <90%，嘴唇闭合时气道内的压力可控制在 10cmH_2O 以内；但鼻塞导管直径 > 鼻孔直径 90% 时，即使口唇处有 50% 的漏气，给予 2L/min 吸气流量也可使气道内压力急剧上升至 18cmH_2O。与 NCPAP 相比，HFNC

在新生儿科的临床应用相对简便,因鼻塞导管与鼻腔不需要密闭,鼻塞导管对鼻中隔不易形成压迫或损伤;又因鼻塞导管固定可能产生的疼痛感较轻,患儿烦躁哭闹频率相对下降。鼻塞导管一般材料较为细软,与患儿接触界面少,舒适度更高,护理更便捷,这是近年来其在临床上应用越来越多的重要原因之一。

二、作用机制

(一)流量与氧浓度

HFNC 空氧混合器可以提供 21%~100% 不同浓度的氧气,以减少高浓度氧疗带来的并发症及氧气毒性,通过大于患儿自主吸气需求的流量来维持吸入氧浓度稳定,从而减少空气稀释。然而,流速应当与患儿实际的吸氧需求量和/或呼吸窘迫的严重程度相适应,以最大限度减少吸氧浓度的误差,做到精准化的治疗。

(二)气体加温湿化

HFNC 加温加湿系统提供合适温度(37℃)气体并加湿(绝对湿度为 44mg/L,相对湿度为 100%),减少了冷气流对呼吸道黏膜的损伤与刺激,保持呼吸道的完整、防止支气管痉挛、提高肺顺应性。而对气体的湿化可防止气道干燥,保护气道纤毛的摆动功能,增强气道对外界微生物的防御能力,有利于减少患儿热量和水分丢失,减少机体不必要的能量消耗,保护黏液纤毛转运系统的功能,肺部黏液变得更具流动性,促进清除,维持气道通畅,保护脆弱的鼻气道。

(三)流量与气道正压

HFNC 产生的气道正压与多种因素有关,如气体流量、新生儿体重、鼻导管直径,以及口腔是否闭合等,其中气体流量对气道正压的形成起重要作用。采用高流量系统所提供的气体输送流量超过患儿最大吸气流量,流速至少为 2L/min,通常为 2~8L/min,高流量系统可以产生鼻咽部压力,从而降低气道阻力和呼吸功,提供末端扩张压力,增加功能性残余容量,改善肺功能。

(四)冲刷解剖学无效腔

HFNC 治疗过程中具有不断从上呼吸道将 CO_2 冲刷排出的能力,并以新鲜的气体予以替换,高流量产生的气道正压对鼻咽部解剖无效腔的冲刷作用,可以减少呼吸系统无效腔容积,有助于改善肺泡通气并增加气体交换效率,吸气阻力和患儿呼吸功大大降低。但是,当流量超过某一阈值时,鼻腔无效腔已经被清除得较为彻底,这种增加肺泡通气量的效应就不会再继续增强。关于该最佳阈值是多少仍需要更多相关临床研究进一步确定。

三、HFNC 的基本功能

HFNC 由于自身独特的特点,如高流量、精准的氧浓度、合适的加温加湿,使其具有自己的功能特性。

(一)稳定的吸氧浓度,改善氧合

HFNC 提供的高流量,使得气体流速高于患儿的吸气峰流速,所提供的混合气体可以满足患儿的吸气流量,吸入的氧气将不会被空气稀释,保证了稳定的吸氧浓度,进一步改善氧合状态。

（二）波动的低水平呼气末正压

在整个呼吸周期中,HFNC 可以在患儿的下气道中产生一定的正压,这一正压水平随着输出气流速度的增高而升高。可变的呼气末正压保证在呼气末仍能使肺泡保持开放,进一步防止了肺不张。

（三）降低无效腔通气

由于提供的气体为新鲜高流量的含氧气体,冲刷鼻咽部生理无效腔,且持续的气流吸入可部分减少上呼吸道的无效腔通气,降低了 $PaCO_2$。

（四）减少了呼吸做功

HFNC 对吸入气体进行了预处理,提供了符合生理所需的加温、加湿,节省了患儿主动呼吸时加温保湿的能量代谢,而且一定的正压通气也有助于缓解患儿的呼吸做功。

（五）改善黏膜清除功能

高流速气体将造成鼻咽部干燥,分泌物干结黏附于气道,造成上气道损伤及气道阻力增加。加温加湿后的气体,达到了最适合人体的温度及湿度,有利于呼吸道黏膜纤毛的运动及呼吸道分泌物的顺利排出。

（六）提高舒适度和依从性

HFNC 提供的工作压力为可变式 PEEP,允许气道无需密闭,在设备与鼻腔连接处不需要加压以维持气道密闭性,大大提高了患儿的舒适度。由于患儿对于通气不产生对抗,且 PEEP 对于呼吸做功的支持功能,提高了治疗的依从性。

（七）减少吸气相下腔静脉的塌陷

高流量供氧可以增加肺容积并维持一定气道内正压,由此一定程度降低了呼吸对于下腔静脉变异的影响。

（八）并发症少

大量的研究发现,HFNC 不会增加气胸、肺出血、喂养不耐受等不良反应的发生率。由于管路无需密闭,对于鼻腔局部无需施压,减少了鼻中隔损伤及鼻部变形的风险。

第二节　适应证和禁忌证

一、适应证

HFNC 目前主要用于新生儿呼吸窘迫综合征(NRDS)、早产儿呼吸暂停(apnea of prematurity,AOP)、拔管失败的支持治疗等。

其适应证包括:

1. 呼吸窘迫。气促、呼吸次数 >60 次 /min、呻吟、三凹征。

2. 需氧增加,或者常压给氧下血氧饱和度下降。

3. 二氧化碳潴留,血气分析提示 PCO_2 为 4~8kPa。

4. 呼吸暂停,咖啡因持续治疗下仍频繁呼吸暂停的患儿除外。

5. 肺水肿。

6. 肺不张或者肺含气不全。

7. 呼吸机拔管撤离失败,仍有呼吸做功增强的患儿。

8. NCPAP 导致鼻部受压损伤。

9. 辅助 NCPAP 撤离。

10. 早产儿自主呼吸强,胸部 X 线片提示无 RDS。

二、禁忌证

HFNC 主要用于有自主呼吸的低氧性呼吸衰竭患儿,通过鼻气道进行高流量通气,且有持续性气道正压,需有自主呼吸患儿才能进行通气换气。以下情况为使用的禁忌证:

1. 上、下气道异常,如后鼻孔闭锁,唇腭裂、Pierre-Robin 综合征、Treacher-Collins 综合征、先天性膈疝等。

2. 无自主呼吸或自主呼吸不规则。

3. 新生儿气胸,新生儿肺出血,严重肺气肿,严重腹胀。

4. 严重腹部、心脏或呼吸道畸形,包括食管-气管瘘、肠闭锁、脐膨出、胃裂、膈疝、复杂型先天性心脏病。

5. 呼吸窘迫加重,不能维持氧合,呼吸性酸中毒,动脉血气 $PaCO_2>60mmHg$,$pH<7.25$。

HFNC 虽然能够提供持续气道正压,但其产生的压力与流量、鼻塞导管大小、鼻孔大小、婴儿体重、口唇开合状态相关,且产生的压力不能显示,压力不稳定,若出现漏气易产生通气不足。Taha 等在一项对 2 487 名出生体重 ≤ 1 000g 超低体重儿进行的回顾性研究中,与 NCPAP 相比,HFNC 的使用与死亡或 BPD 的更高风险和更长的住院时间相关。HFNC 对超低体重儿作为初始治疗的安全性和有效性,还需要进行大量的临床试验。在一项无创辅助通气模式 HFNC 与 NCPAP 随机对照治疗早产儿 RDS 的试验中,HFNC 治疗失败率显著高于 NCPAP,严重的呼吸窘迫(根据 Silverman Anderson score 评分)及较小胎龄的失败率较高。澳大利亚、新西兰的一项多中心前瞻性研究中显示,HFNC 作为早产儿 RDS 初始呼吸支持治疗,其治疗失败率明显高于 NCPAP(25.5% *vs.*13.3%),试验中途停止。故暂不推荐 HFNC 作为胎龄 ≤ 28 周、体重 <1 000g、中度和重度 RDS 的初始呼吸支持治疗。

第三节　参数设定与调节

HFNC 流量调定应根据患儿基础疾病及达到目的设定,基于目前诊疗证据,推荐参数设定如下:

一、初始氧浓度

从其他无创模式转换时,氧浓度不变;拔管后使用,氧浓度可在原基础上提高 2.5%~10%。FiO_2 一般为 25%~40%,以后根据患儿的 SpO_2(一般维持在 90%~95%)及其他具体情况进行调节。

二、初始流量

常用初始设定流量应根据体重大小调节,一般体重 1.0~2.0kg 选用 3L/min;体重 2.0~3.0kg 选用 4L/min;体重 ≥ 3.0kg 选用 5L/min。

常用气流量为 5~8L/min,流量可以在每一个重量内增加最多 3L/min,不推荐气流超过 8L/min。流量 ≤ 4L/min 时可考虑试停,更低的流量,有效性存在疑问。

在以下情况可考虑以 1L/min 速度递增流量,如 FiO_2 较起始高出 10%,PCO_2 较起始水平增加 10mmHg,呼吸窘迫加重,或肺膨胀变差;在以下情况持续 4 小时以上可以考虑以 0.5~1L/min 速度下调流量,如 $FiO_2<30\%$,$PaCO_2$、SpO_2 正常;患儿一般情况良好,无明显窘迫症状;胸片显示肺膨胀适当。使用时每 12~24 小时评估及检查气流。

第四节　撤　机　时　机

HFNC 撤离目前尚无统一标准,但当患儿 $FiO_2>0.4$ 或临床症状未完全稳定时,撤离 HFNC 是不妥当的。当患儿临床症状稳定,可逐渐下降 FiO_2 及以 0.5~1L/min 的速度下调流量,当流量为 2L/min,$FiO_2<0.3$,患儿无呼吸窘迫、无呼吸暂停、无心动过缓、经皮氧饱和度稳定、呼吸做功未增加、血气分析良好者可考虑撤离改为头罩吸氧或温箱内吸氧。

第五节　临床应用与疗效判断

HFNC 使用方便、患儿易于耐受、鼻损伤少等优点,在新生儿及婴儿病房应用越来越普遍。在澳大利亚、新西兰、英国、美国、日本等国的大部分 NICU 都使用 HFNC。根据 HFNC 工作原理、主要作用机制及现有的文献报道,主要应用于以下几个方面:

（一）新生儿呼吸窘迫综合征

基于 HFNC 能产生呼吸正压的作用原理,HFNC 作为一种治疗新生儿呼吸窘迫综合征(RDS)的手段也得到了越来越多的应用与临床研究。Kugelman 等在一组胎龄 <35 周、出生体重 >1 000g 早产儿使用 HFNC 与经鼻间歇正压通气(NIPPV)治疗 NRDS 的前瞻性随机对照单中心研究发现,HFNC 组与 NIPPV 组气管插管有创通气需求差异无显著性(HFNC 组 28.9% *vs.* NIPPV 组 34.2%,$P=0.8$),两组新生儿住院时间(HFNC 组 35.0 天 *vs.* NIPPV 组 39.5 天,$P=0.66$)、气胸发生率(HFNC 组 5.3% *vs.* NIPP 组 0%,$P=0.49$)、BPD 发生率(HFNC 组 2.6% *vs.* NIPPV 组 5.2%,$P=1$)、脑室内出血发生率(HFNC 组 5.3% *vs.* NIPPV 组 2.6%,

$P=1$）、坏死性小肠结肠炎发生率（HFNC 组 5.3% *vs.* NIPPV 组 0%，$P=0.49$）、动脉导管未闭发生率（HFNC 组 23.7% *vs.* NIPPV 组 10.4%，$P=0.24$）、败血症发生率（HFNC 组 10.5% *vs.* NIPPV 组 7.8%，$P=1$）、病死率（HFNC 组 0% *vs.* NIPPV 组 0%，$P=1$）等的差异均无统计学意义。Akbarian-Rad 等的研究也表明，胎龄 27~32 周早产儿在给予肺表面活性物质后，HFNC 组（$n=30$）和 NCPAP 组（$n=32$）新生儿住院总时间（HFNC 组 34.6 天 ±25.2 天 *vs.* NCPAP 组 33.9 天 ±22.6 天，$P=0.9$）、气胸发生率（HFNC 组 6.67% *vs.* NCPAP 组 6.25%，$P=0.89$）、脑室内出血发生率（HFNC 组 10.00% *vs.* NCPAP 组 6.25%，$P=0.68$）、治疗失败率（HFNC 组 16.7% *vs.* NCPAP 组 11.8%，$P=0.57$）比较，差异无统计学意义，提示 HFNC 可以与 NCPAP 一样有效治疗 RDS 新生儿。Gamze Demirel 等的一项前瞻性随机对照研究显示，在出生后 1 小时内分别以 HFNC（53 例）和 NCPAP（54 例）作为呼吸支持，两组成功脱离无创通气时间（HFNC 组 72 小时 *vs.* NCPAP 组 72 小时，$P=0.493$）、氧疗持续时间（HFNC 组 96 小时 *vs.* NCPAP 组 120 小时，$P=0.606$）、选择无创通气模式时的 FiO_2 水平（HFNC 组 30% *vs.* NCPAP 组 40%，$P=0.109$）、住院时间（HFNC 组 27 天 *vs.* NCPAP 组 36 天，$P=0.131$）、插管率（HFNC 组 9.4% *vs.* NCPAP 组 12.9%，$P=0.565$）、RDS 发生率（HFNC 组 33.9% *vs.* NCPAP 组 44%，$P=0.398$）等比较，差异均无统计学意义；在此研究中两组气胸发生率（HFNC 组 3.7% *vs.* NCPAP 组 1.8%，$P=0.549$）、BPD 发生率（HFNC 组 7.5% *vs.* NCPAP 组 11.1%，$P=0.529$）、动脉导管未闭发生率（HFNC 组 9.4% *vs.* NCPAP 组 11.1%，$P=0.776$）、败血症发生率（HFNC 组 11.3% *vs.* NCPAP 组 12.9%，$P=0.796$）、颅内出血发生率（HFNC 组 3.7% *vs.* NCPAP 组 1.8%，$P=0.549$）、坏死性小肠结肠炎发生率（HFNC 组 1.8% *vs.* NCPAP 组 1.8%，$P=0.989$）、早产儿视网膜病发生率（HFNC 组 3.7% *vs.* NCPAP 组 1.8%，$P=0.549$）及病死率（HFNC 组 0% *vs.* NCPAP 组 0%，$P=1$）等比较，差异亦无统计学意义；相比 HFNC 而言，NCPAP 需要经常调整鼻插管位置以维持合适的呼气末正压，而 HFNC 则不需要，而且患儿会有更好的耐受性。目前大部分研究证实对于胎龄 >28 周，体重 >1 000g 早产儿轻、中度 RDS 治疗方面，HFNC 在一定程度上可以同 NCPAP 一样取得良好效果，且鼻损伤小，患儿易于耐受。

（二）早产儿呼吸暂停

Sreenan 等在一项比较 HFNC 与 NCPAP 治疗早产儿呼吸暂停效果的交叉对照研究中，对 40 例平均胎龄为 30 周、体重为 1 260g 的早产儿，因临床显著的呼吸暂停而接受常规 NCPAP 治疗至少 24 小时，随后纳入 NCPAP 与 HFNC 的对比试验，在 NCPAP 和 HFNC 上测量呼气末食管压力，并测量 HFNC 上的气体流量调整以产生与 NCPAP 测量值相等的呼气末食管压力，连续记录两个 6 小时，比较对呼吸暂停的治疗作用，结果发现 HFNC 与 NCPAP 比较，相同观察时间内发生呼吸暂停和心动过缓等事件的次数差异无统计学意义，在 6 小时的研究时间内未出现鼻腔损伤和干燥现象，提示 HFNC 在早产儿呼吸暂停治疗方面与 NCPAP 一样有效，且具有更易操作、耐受性更好的特点。Eichenwald 认为，HFNC 及 NIPPV 可替代 NCPAP 用于早产儿呼吸暂停的治疗。HFNC 作为一种新的无创辅助通气模式治疗早产儿呼吸暂停的大样本、前瞻性研究较少，一方面因为药物是治疗早产儿呼吸暂停最主要的措施之一，另一方面无创辅助通气 NIPPV、NCPAP 等得到广泛应用和认可。HFNC

易于操作、耐受性好、鼻损伤小等特点,可推荐作为早产儿呼吸暂停的一种无创通气选择,但仍需大量多中心、前瞻性研究为临床工作提供确切可信的依据。

（三）早产儿拔管后的呼吸支持治疗

机械通气在治疗早产儿严重并发症,尤其是呼吸系统疾病中起着非常重要的作用。机械通气中包括氧中毒、气压伤、容量伤及感染或炎症等各种不利因素均可对早产儿发育不成熟的肺造成严重影响,所以如何在患儿基础条件允许情况下尽快拔除气管插管,改为无创呼吸机支持对改善新生儿远期预后尤为重要。澳大利亚一项前瞻性、多中心随机对照研究（共纳入 303 名胎龄 <32 周早产儿,拔管后随机分为 HFNC 组 152 例,NCPAP 组 151 例,其中胎龄 <26 周 HFNC 组 32 例、NCPAP 组 31 例）表明,HFNC 对胎龄 ≥ 26 周早产儿拔管后的呼吸支持效果与 CPAP 相似,且鼻损伤副作用小,但在胎龄 <26 周极早产儿拔管后使用 HFNC 作为一线呼吸支持治疗应该谨慎。Yoder 等的一项随机对照试验（纳入 432 名胎龄 ≥ 28 周婴儿）也显示,在胎龄 ≥ 28 周的婴儿中 HFNC 在拔管后立即或早期应用,其疗效和安全性与 NCPAP 相似。河北省新生儿 HFNC 研究协作组（包括 12 家三级医院的 NICU,HFNC 组 128 例,NCPAP 组 127 例）的研究表明,HFNC 在预防机械通气拔管失败的效果与 NCPAP 相当,两组 BPD 发生率相似,且 HFNC 具有减少腹胀等并发症的作用。HFNC 已被作为治疗早产儿拔管后的呼吸支持治疗方法之一,但在胎龄 ≤ 28 周或出生体重 ≤ 1 000g 的新生儿拔管后的呼吸支持治疗的安全性及有效性仍需要大量多中心研究。

（四）NCPAP 并发症鼻损伤替代或 NCPAP 降阶梯方案治疗

NCPAP 被认为是一种治疗 RDS 有效的无创辅助通气方法已经得到了广泛证实,但这种方法的使用在临床上有复杂的固定技术、位置问题、鼻腔、鼻中隔损伤、婴儿对于 NCPAP 不耐受等局限性。相对于 NCPAP 而言,HFNC 更加温和,HFNC 装置相对简单轻便,鼻塞小巧舒适,不容易引起鼻中隔损伤,因此依从性好,方便应用。目前大多数研究表明 HFNC 导致的鼻外伤明显少于 NCPAP。在 2019 年欧洲呼吸窘迫综合征管理指南中建议,HFNC 可作为 NCPAP 的另外一种选择,尤其对于一些鼻损伤的婴儿来说是可以替代的。NCPAP 治疗中,如果患儿存在对于 NCPAP 不耐受、体位要求等也可以选择 HFNC 作为一种替代或降阶梯治疗方案。

HFNC 治疗过程中,应该始终监测患儿全身状况生命体征及呼吸情况以便于疗效的判断。根据临床症状疗效可分为:①有效:患儿一般情况良好,安静舒适,呼吸平稳,面色红润,心率正常,四肢温暖、肌张力正常、经皮血氧饱和度 ≥ 90%,血气分析正常;②部分有效:患儿一般情况良好,安静舒适,呼吸情况较治疗前有所改善（呼吸频率、呼吸动度）,发绀改善,经皮血氧饱和度上升,血气分析较前有所改善,pH>7.25,PCO_2<60mmHg;③无效:患儿临床症状无改善,病情恶化,血气分析无改善,pH<7.25,PCO_2>60mmHg。

第六节　并　发　症

尽管在临床实践应用上 HFNC 被普遍认为是一种温和的无创通气方法,治疗过程中并发症相对其他无创通气技术要少，但临床应用过程中也可能会发生以下并发症，包括鼻导管脱落及堵塞、鼻黏膜局部刺激和损伤、腹胀、二氧化碳潴留、气胸等(参见第六章第六节)。

目前应用 HFNC 时气道内压力无法监测，是否会增加新生儿气胸的发生率尚无定论，但多数文献报道新生儿气胸发生的概率，HFNC 与 NCPAP 比较无明显差异，甚至低于NCPAP。建议 HFNC 设备上安装有压力释放功能，当鼻咽部压力达到一定阈值后就不再上升，提高临床应用的安全性。另外，在使用 HFNC 的过程中注意避免口唇开合过大，无法提供足够的气道压力而影响肺泡气体交换效果，同时需注意气道有无完全封闭，警惕有无分泌物等堵塞气道，导致气体无法进入或者气道内压力过高而造成不同程度的肺损伤。

HFNC 气流持续存在，是否对部分新生儿的喂养产生一定不良影响? 国内陈佳等采用HFNC 和 NCPAP 两种辅助通气方式治疗极低体重儿 RDS 发现，HFNC 除了能缩短全肠道喂养时间以外，还能降低新生儿腹胀的发生率(6% *vs.* 28%)。亦有报道早产儿在 CPAP 支持稳定后给予 HFNC 替代治疗，发现其开始全肠道喂养日龄明显小于单纯 CPAP 组，故认为CPAP 联合 HFNC 治疗可以更早实现新生儿全肠道喂养。

由于使用 HFNC 鼻塞时不需要完全密闭，故对于鼻腔，特别是鼻中隔的压迫损伤小，所提供的加热湿化气体有利于减少患儿鼻部纤毛黏膜损伤及感染，而且由于其传送膜的独特功能，可使气体的湿度随吸入流量的增加而越加接近新生儿气道的生理湿度；但也曾有报道一名 12 天的新生儿，HFNC 温度调制器异常作用，导致鼻子 $5cm^2$ Ⅱ度烧伤，所以，在使用前应注意检查设备的安全性。

第七节　操　作　流　程

高流量鼻导管给氧，提供的流量必须高于患儿吸气峰流量，能够不随呼吸频率和潮气量的变化而变化。设备的组成分为: ①流量感受器及涡轮系统; ②可加温的湿化水罐; ③内置加热线路的呼吸管; ④与患儿连接的鼻导管或者鼻塞。由于 HFNC 是直接经鼻输入空氧混合气体，高速气流可以导致呼吸道变干、变冷、分泌物增多，以及鼻腔刺激等，对气流加温加湿非常重要，所以，HFNC 常被称为加温加湿高流量鼻导管吸氧。目前有提供高流量氧疗的专用 HFNC 系统，某些无创或有创呼吸机也含有 HFNC 模式，还可利用现行 NICU 中拥有的空氧混合器和水泵来快速组装 HFNC。

在使用 HFNC 前一定检查确保各个部分性能良好。下面以专用的 HFNC 氧疗系统来介绍其操作流程。

1. 连接主机电源、插入空气源、插入氧气源。

2. 连接加热湿化器电源、检查连接呼吸管路并在加热湿化处加入灭菌注射用水，挂高灭菌注射用水袋在距湿化器 50cm 以上，确保湿化罐保持合适水量，湿化器需放置低于患儿水平。打开水泵，气流需要加热湿化，加热温度建议设置在 37℃。

3. 连接压力分歧阀，连接通气管路，连接温度探头和加热丝连接线。

4. 选择合适的鼻塞导管(直径 ≥ 0.3cm，约为鼻腔直径的 50%~80% 为宜)连接至呼吸管路,允许鼻腔导管周围适当漏气。并打开主机电源及加热湿化器电源调节至合适的温度。

5. 开机检查,调节 HFNC 模式。根据不同患儿情况选择调节合适的流量及氧浓度:打开气源,调整空气及氧气压力 0.4MPa,双侧压力差 <0.1MPa;调整空氧混合器,选择合适的吸氧浓度;调整气体流量,可用手靠近鼻塞来感觉确保鼻塞或鼻导管出口有气流流出,随后关闭气体流量。并注意口鼻无分泌物,必要时行吸引清除。

6. 进行佩戴鼻塞导管,确保黏贴固定皮肤清洁干燥,双手握住鼻塞导管两侧,稍拉紧鼻塞导管,将鼻塞轻轻送入患儿鼻腔,尽量放入鼻孔中,使鼻塞导管连接处刚好位于鼻中隔下方,用合适的敷料胶布或鼻塞导管自带的粘胶进行固定。

7. 检查鼻塞导管固定是否稳定、患儿是否舒适,确保鼻塞导管和鼻中隔间有间隙,防止鼻塞导管对新生儿的鼻中隔存在任何压迫,轻轻地挤压新生儿的脸颊,检查鼻塞在鼻孔中的放置情况,如果鼻塞从鼻孔中滑出,考虑放置过浅,将鼻塞导管放入鼻孔中更深的位置,再进行检查,整理好鼻塞导管管路,可绕于新生儿面部(鼻导管尽可能在辐射台上或者温箱内,尽可能减少温差)使导管内冷凝水形成减到最少,并保持气流路径通畅。

8. 打开气源,调整流量,观察患儿呼吸情况及舒适度。

9. 停止使用 HFNC,予以去除敷料胶布,分离鼻塞导管和患儿,关湿化器开关,关主机电源,拔除或关闭空气源及氧气源。

10. 一次性呼吸管路、加温湿化罐、鼻塞导管丢弃于黄色医疗垃圾袋,如采用重复用呼吸管路等按要求进行灭菌消毒后备用。

11. HFNC 主机及加热湿化器严格消毒后放入仪器设备房。

第八节　监护和注意事项

使用 HFNC 治疗的患儿,应该持续监测患儿基础生命体征、喂养情况,包括一般情况、心率、呼吸、经皮测血氧饱和度,血气分析、胸部 X 线片等,在治疗检查过程中要不断对患儿的疗效进行判断与评估,监护过程中还应该注意可能出现的并发症,并及时发现,早期处理(参见第六章第八节)。

HFNC 不应被视为 NCPAP 的一种形式或替代,而是有本身独特特点的一种无创呼吸支持模式。HFNC 流量产生的气道压力不可监测、产生的气道压力不稳定,若出现漏气易产生通气不足,患儿实际吸入的潮气量因漏气而明显低于预设值,所以使用过程中应该注意以下几点:① HFNC 气流需加温加湿。②常用气流流量为 5~8L/min,若需要气流流量 >8L/min,则需要反复评价通气效果及可能带来的并发症。当流量 ≤ 4L/min 时可以考虑试停。更低的流量,有效性存在疑问。③应用过程中,每 12~24 小时评估 1 次,可以按每次 0.5~1L/min 的速度调节流量。④应用 HFNC 需要制定明确的失败指征,如吸氧浓度增高、反复呼吸暂停、呼吸性酸中毒等。⑤按照鼻腔直径大小选择合适尺度的鼻导管,允许导管周围适当漏气。⑥及时清理口鼻分泌物,对于吞咽困难、胃食管反流者需反复评估通气风险。⑦ HFNC 大多数不能做到压力监测,即使能在鼻塞导管处行压力监测也不等同于患儿气道呼吸末压,而且 HFNC 所产生的气道正压与患儿口张合情况有关,应避免过度张口及闭合。⑧不同的 HFNC 设备流量相同可能压力会有不同。HFNC 在气道内产生的压力受多种因素影响,主要因素包括吸气流量、鼻塞与鼻孔直径之比、口唇开合情况及患儿的体重等,应用 HFNC 时应结合患儿体重限定吸入的初始流量及最大流量,建议新生儿使用 HFNC 时流量最高不超过 8L/min;鼻塞导管直径占鼻孔直径的 50%~80%,避免产生压力不足或产生过高压力。⑨ HFNC 在使用过程中判断或设定有效和安全的最小和最大流量是有必要的,建议使用安全减压阀。⑩对于胎龄 <28 周早产儿,其应用需要进一步研究。

总之,HFNC 作为一种新生儿的无创呼吸支持模式,临床上的实践应用日趋增多,可应用于新生儿 RDS,早产儿呼吸暂停,早产儿拔管后的呼吸支持治疗,NCPAP 并发症鼻损伤替代或 NCPAP 降阶梯方案治疗等;但新生儿科医师在临床应用中应根据患儿的实际情况选择合适的 HFNC 参数,同时密切监测相关的指标,确保其安全使用,预防并发症的发生,对于胎龄 >28 周的早产儿而言,HFNC 可与 NCPA 有相似的呼吸支持作用,但对于胎龄 <28 周早产儿其安全性、有效性仍有待更进一步研究验证。

（游楚明）

参考文献

1. 河北省新生儿加温湿化高流量鼻导管通气研究协作组. 应用加温湿化高流量鼻导管通气预防新生儿拔管失败的临床研究. 中华儿科杂志, 2014, 52 (4): 271-276.

2. 陈佳, 高薇薇, 许芳, 等. 两种辅助通气方式治疗极低出生体重儿呼吸窘迫综合征临床疗效分析. 中国当代儿科杂志, 2015, 17 (8): 847-851.

3. AL-ALAIYAN S, DAWOUD M, AL-HAZZANI F. Positive distending pressure produced by heated, humidified high flow nasal cannula as compared to nasal continuous positive airway pressure in premature infants. J Neonatal Perinatal Med, 2014, 7 (2): 119-124.

4. SIVIERI EM, GERDES JS, ABBASI S. Effect of HFNC flow rate, cannula size, and nares diameter on generated airway pressures: an in vitro study. Pediatr Pulmonol, 2013, 48 (5): 506-514.

5. RUBIN S, GHUMAN A, DEAKERS T, et al. Effort of breathing in children receiving high-flow nasal cannula. Pediatr Crit Care Med, 2014, 15 (1): 1-6.

6. OJHA S, GRIDLEY E, DORLING J. Use of heated humidified high-flow nasal cannula oxygen in neonates: a UK wide survey. Acta Paediatr, 2013, 102 (3): 249-253.

7. ROBERTS CT, OWEN LS, MANLEY BJ, et al. High-flow support in very preterm infants in Australia and New Zealand. Arch Dis Child Fetal Neonatal Ed, 2016, 101 (5): F401-403.

8. MOTOJIMA Y, ITO M, OKA S, et al. Use of high-flow nasal cannula in neonates: Nationwide survey in Japan. Pediatr Int, 2016, 58 (4): 308-310.

9. KUGELMAN A, RISKIN A, SAID W, et al. A randomized pilot study comparing heated humidified high-flow nasal cannulae with NIPPV for RDS. Pediatr Pulmonol, 2015, 50 (6): 576-583.

10. AKBARIAN-RAD Z, MOHAMMADI A, KHAFRI S, et al. Comparison of heated humidified high flow nasal cannula and nasal continuous positive airway pressure after surfactant administration in preterm neonates with respiratory distress syndrome. Clin Respir J, 2020. DOI: 10. 1111/crj. 13191.

11. DEMIREL G, VATANSEVER B, TASTEKIN A. High Flow Nasal Cannula versus Nasal Continuous Positive Airway Pressure for Primary Respiratory Support in Preterm Infants: A Prospective Randomized Study. Am J Perinatol, 2019. DOI: 10. 1055/s-0039-1696673.

12. EICHENWALD EC, COMMITTEE ON FETUS AND NEWBORN. Apnea of Prematurity. Pediatrics, 2016, 137 (1): e20153757.

13. MANLEY BJ, OWEN LS, DOYLE LW, et al. High-flow nasal cannulae in very preterm infants after extubation. N Engl J Med, 2013, 369 (15): 1425-1433.

14. COLLINS CL, BARFIELD C, HORNE RS, et al. A comparison of nasal trauma in preterm infants extubated to either heated humidified high-flow nasal cannulae or nasal continuous positive airway pressure. Eur J Pediatr, 2014, 173 (2): 181-186.

15. SWEET DG, CARNIELLI V, GREISEN G, et al. European Consensus Guidelines on the Management of Respiratory Distress Syndrome-2019 Update. Neonatology, 2019, 115 (4): 432-450.

16. TAHA DK, KORNHAUSER M, GREENSPANn JS, et al. High Flow Nasal Cannula Use Is Associated with Increased Morbidity and Length of Hospitalization in Extremely Low Birth Weight Infants. J Pediatr, 2016, 173: 50-55, e1.

17. MURKI S, SINGH J, KHANT C, et al. High-Flow Nasal Cannula versus Nasal Continuous Positive Airway Pressure for Primary Respiratory Support in Preterm Infants with Respiratory Distress: A Randomized Controlled Trial. Neonatology, 2018, 113 (3): 235-241.

18. ROBERTS CT, OWEN LS, MANLEY BJ, et al. Nasal High-Flow Therapy for Primary Respiratory Support in Preterm Infants. N Engl J Med, 2016, 375 (12): 1142-1151.

19. NISHIMURA M. High-Flow Nasal Cannula Oxygen Therapy Devices. Respir Care, 2019, 64 (6): 735-742.

20. MANLEY BJ, OWEN LS. High-flow nasal cannula: Mechanisms, evidence and recommendations. Semin Fetal Neonatal Med, 2016, 21 (3): 139-145.

21. CHOI H, LEE J, SONG J. Steam burn on nose by heated, humidified high-flow nasal cannula in neonate. Int Wound J, 2016, 13 (5): 1087-1088.

22. COLLINS CL, HOLBERTON JR, KONIG K. Comparison of the pharyngeal pressure provided by two heated, humidified high-flow nasal cannulae devices in premature infants. J Paediatr Child Health, 2013, 49 (7): 554-556.

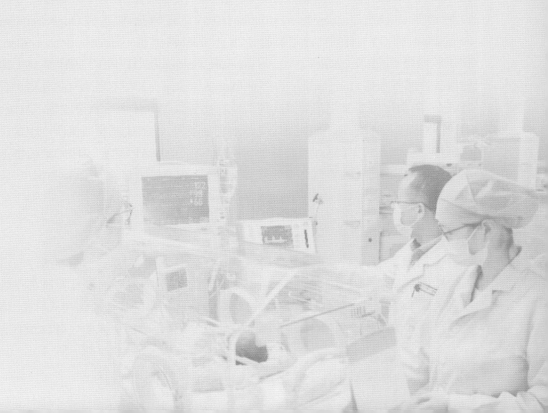

第十章

经鼻高频振荡通气

大量研究表明早期使用无创通气可以改善新生儿,尤其是早产儿呼吸疾病的治疗效果,无创通气技术已经成为早产儿生后的首选呼吸治疗及肺保护策略之一。但临床上也经常存在部分患儿在发生呼吸衰竭时使用常规无创通气技术效果不理想,主要原因可能是技术本身不能提高肺泡通气量,不能有效地清除二氧化碳的蓄积,甚至某些通气模式还可造成二氧化碳的进一步潴留。在不断进展的新生儿呼吸治疗技术中,一种新的无创通气模式——经鼻高频振荡通气(nHFOV)逐渐被应用于临床,在国外一些 NICU 中已作为 NCPAP 失败后的二线治疗方案,可见 nHFOV 的作用已经被逐渐重视及肯定。最初的nHFOV 是通过无创接口管路连接有创高频呼吸机产生的持续正压气流,从而使患儿在自主呼吸上叠加高频率振荡方式来实现的新型无创通气模式,它具有无需自主呼吸同步,持续开放声门,降低 PCO_2,减少气管插管概率等特点。随着该技术的发展及更新,目前已有专用的新生儿无创高频振荡呼吸机,在通过无创接口连接鼻塞、鼻罩等方式来实现该技术。

第一节　工作原理和作用机制

一、有创高频通气和无创高频通气

无创高频通气的发展及演变是从有创高频而来。广义上高频通气(high frequency ventilation,HFV)是用小于或等于解剖无效腔的潮气量,以高的通气频率(通气频率≥正常4 倍呼吸频率以上),在较低的气道压力下进行通气的一种特殊的非生理性的通气方法。根据呼吸机在气道内产生的高频压力或气流变化,以及是否具有主动呼气等特点分为高频喷射通气(high frequency jet ventilation,HFJV)、高频振荡通气(high frequency oscillatory ventilation,HFOV)、高频气流阻断通气(high frequency flow interruption ventilation,HFFI)、高频正压通气(high frequency positive pressure ventilation,HFPPV)四种类型。其特点是采取肺保护性通气策略(lung-protective ventilation strategies),在不增加气压伤等的前提下有效提高氧合,主动排出二氧化碳而被高度关注。高频振荡气体由活塞泵或扬声器隔膜产生,吸气时,气体被推入气道,而在呼气时,气体被主动吸出,活塞或隔膜振荡所产生的压力变化称为振荡压力幅度(ΔP),简称振幅,叠加于平均气道压(MAP)之上。HFOV 的特点可在短时间内使肺泡均匀膨胀,改善气体交换及肺顺应性,从而促进氧合及 CO_2 的排出,减少气道对压力和氧的需求,从而减少对气道和肺泡等的损伤。

二、无创高频通气的基本原理

无创高频通气首次报道于 1998 年,用于治疗呼吸功能不全的早产儿能有效降低 $PaCO_2$,其后研究对于治疗超低体重儿、降低拔管失败率等方面都具有显著疗效。无创高频通气的基本原理,是呼吸机通过鼻塞或鼻导管将高频率的气流直接喷入气道,持续存在的气道压可起到扩张气道的作用,防止肺泡及气道的塌陷,增加功能残气量(FRC),改善通气 / 血流比值。按照原理无创高频通气分为三类：无创高频喷射通气（noninvasive high frequency jet ventilation，NIHFJV）、无创高频气流阻断通气（noninvasive high frequency flow interruption ventilation，NIHFFIV），以及无创高频振荡通气（noninvasive high frequency oscillatory ventilation，NIHFOV；或经鼻高频振荡通气），三者主要的区别在于高频气体发生的原理不同。需要特别指出的就是 nHFOV，振荡气体由活塞泵或扬声器隔膜产生，吸气、呼气均由偏置气流完成，吸气、呼气均是主动，不增加额外压力及气压伤风险，被认为是目前最有效的清除 CO_2 的无创通气类型，在新生儿临床中应用最为广泛。

nHFOV 的基本工作原理就是在 NCPAP 的基础上叠加了压力震荡功能，类似于早期的气泡式 CPAP，叠加气泡振荡，利用水封瓶产生的不稳定压力引起振荡，促进气道开放及保持肺泡功能残气量。但是与常规的叠加不同，nHFOV 的叠加是通过呼吸机产生的超过生理通气频率的高频正压振荡来实现气体交换，压力振幅明显强于前者，且振荡压力更为稳定和持久，具有持续维持肺泡稳定、压力伤更小、更利于清除 CO_2、不需要同步技术等特点。目前根据其发生作用原理可分为两类：①膜振荡驱动：持续偏置气流，主动呼气模式；②气流阻断驱动：非持续偏置气流，被动呼气模式，两者目前无确切数据表明存在差异。

三、nHFOV 的作用机制

nHFOV 并不是简单的有创高频模式的无创化，其特有的叠加压力振荡功能为特点，在此基础上充分展现无创高频通气的生理效应，呼吸机将高频率、低潮气量的气体通过无创的方式送入气道，通过泰勒型扩散、肺的摇摆、分子弥散等高频振荡的方式使肺内气体弥散更加充分，纠正通气血流比例失调。但是目前无论是对于有创高频通气还是无创高频通气来说，其作用机制仍然未能完全阐释清楚，其作用机制及生理效应可能与以下因素相关：

1. 具有 CPAP 生理学功能，扩张肺泡，增加功能残气量，改善通气/血流比值，从而改善氧合。气泡式 CPAP 产生的气泡使患儿胸部在高频率下形成共振，达到与高频通气相似的治疗效果。无创高频产生的正压气流，振荡频率和振幅压力明显较强，且更加稳定，在高频率下可促进塌陷的肺泡重新开放，增加功能残气量，改善肺部通气/血流比值，减少肺内分流，保持气道通畅。

2. 改善声门肌活动，在呼吸阶段维持声门持续开放。无创高频通气其特殊的气流方式，无论是阻断还是振荡，都可以保持呼吸阶段声门持续开放，增加气流的传导，减少呼吸暂停发作，增强无创通气效果。

3. 通过高频高流量的气体冲洗上呼吸道无效腔，同时给予偏置气流具有主动呼气功能，有利于 CO_2 的排出，作用效果明显优于其他无创通气模式，是 NIPPV 的 3 倍。

4. 具有远期肺保护的生理学效应，减少压力伤、容量伤，激活内分泌系统促进肺表面活性物质（PS）生成和肺泡发育，从而帮助患儿肺功能的恢复。

第二节　适应证和禁忌证

经鼻高频振荡通气(nHFOV)通过鼻塞或鼻罩给予产生的连续正压高频气流,用超过生理通气的高频率振荡叠加在该压力之上,继而实现有效气体交换。具有无创、保持持续肺膨胀、潮气量小等优点,迅速改善氧合及清除CO_2,减少撤机失败的风险,被认为是一种新型的有效的无创通气模式。目前该技术已经被临床逐步认可和接受,主要用于新生儿呼吸衰竭初始模式、拔管后的呼吸支持或常规无创通气失败后,挽救PCO_2增高情况的治疗。

一、适应证

目前 nHFOV 在新生儿的临床应用指征尚未统一,和其他无创通气相似,对于患儿出现呼吸频率增快、三凹征、呻吟气促者均可给予该呼吸支持治疗技术。国内外有研究表明 nHFOV 作为无创通气失败后的营救性治疗,以及有创机械通气后续贯的呼吸治疗支持技术有这明确效果。由于其非常规生理性的呼吸支持特点,nHFOV 可否作为新生儿无创呼吸支持模式的首选还存在争议,其所具有的特殊通气方式和效果在某些情况下具有良好的效果,所以 nHFOV 在使用时需严格掌握指征,在出现以下情况可考虑应用 nHFOV 技术:

1. 其他无创通气模式失败后的营救性治疗,在 NCPAP 或其他无创通气后 $FiO_2>60\%$、$PEEP>8cmH_2O$ 仍不能维持血氧饱和度 90% 以上,必要时考虑更换 nHFOV。对于营救性治疗策略的定义为:其他无创通气模式治疗后出现 5 项中的至少 2 项则为使用指征:①呼吸窘迫进行性加重;②需要 $FiO_2>0.5$,才能维持动脉氧分压 $PaO_2>50mmHg$,且持续维持 30 分钟以上;③频繁呼吸暂停发作(需要正压处理 >2 次 /h);④间隔 30 分钟以上的 2 次动脉血气分析 pH<7.25;⑤间隔 30 分钟以上的 2 次动脉血气分析 $PaCO_2>55mmHg$。

2. 有创机械通气拔出气管导管后出现的明显三凹征和 / 或呼吸窘迫情况。

3. 支气管肺发育不良。

4. 经 NCPAP 等通气 2 小时后,血气分析仍然显示有呼吸衰竭表现,提示通气失败可能的患儿,胸片提示透光度持续降低,甚至支气管气相等提示通气不足的表现。

二、禁忌证

nHFOV 具有和其他无创呼吸支持相同特点的禁忌证,具体包括如下:

1. 无自主呼吸。

2. 活动性颅内出血。

3. 呼吸困难进行性加重,不能维持相对正常氧合和通气,动脉血气分析明显异常(pH<7.25,$PaCO_2>60mmHg$ 或 $PaO_2<50mmHg$)。

4. 上消化道大出血;鼻黏膜受损;上气道损伤或阻塞。

5. 呼吸道畸形,如先天性膈疝、气管食管瘘、后鼻道闭锁、腭裂、颌面部手术等。

6. 心血管系统不稳定。

7. 其他,如气胸、新生儿坏死性小肠结肠炎、频繁呕吐、严重腹胀、肠梗阻等也视为相对禁忌证。

nHFOV 作为新技术的推广,逐渐被新生儿临床所熟知和使用,它作为挽救性治疗策略必须要掌握严格的技术适应证和禁忌证。

第三节　参数设定与调节

nHFOV 主要设置的参数包括平均气道压(MAP)、FiO$_2$、吸呼时间比(I∶E)、振幅和频率。

一、平均气道压

MAP 的设置会根据潮气量正向变化,初始设置为 8cmH$_2$O,通常为 8~16cmH$_2$O,最大应用值为 18cmH$_2$O。拔管后一般为 8~10cmH$_2$O,具有 BPD 风险者为 10~16cmH$_2$O。如为 CPAP 通气失败后或有创呼吸机撤离后改用 nHFOV 时,初始 MAP 设置可等同 CPAP 中 PEEP(6~8cmH$_2$O)或有创通气时设置的 MAP 或加 1~2cmH$_2$O,再根据临床表现、血气分析等逐渐调整。如 MAP ≤ 7.5cmH$_2$O 可考虑改为 NCPAP 模式。

二、频率

频率初始设置 10Hz(调节范围为 8~12Hz),自主呼吸较强或拔管撤离有创呼吸机后的患儿,建议频率稍高为 10~12Hz;自主呼吸较弱或有 BPD 风险的患儿为 8~10Hz,严密及时监测血气分析或经皮二氧化碳分压,如通气不足,建议优先上调振幅,在振幅设置合理的情况下仍存在有明显二氧化碳潴留的情况,则再考虑下调频率;如出现 PCO$_2$ 下降的低碳酸血症,则适当提高呼吸频率。无创高频频率低于 4Hz 时,可能会抑制呼吸中枢驱动。

三、吸呼时间比值

吸气时间比一般设置为百分比(%),目前文献推荐 I∶E 为(1∶1)~(1∶2),即 Ti 为 33%~50%。在频率和压力恒定情况下,潮气量随 I∶E 增加而增加。

四、吸入氧浓度

FiO$_2$ 根据经皮氧饱和度(TcSO$_2$)和血气氧分压情况进行调节,一般初始范围 0.21~0.40,如果吸入氧分数 >40% 才可维持血氧饱和度稳定,则需考虑其他原因,例如心脏循环因素、MAP 设置未达到最佳的呼气末容积,应尝试进行肺复张策略寻找最佳 MAP,先将 MAP 调节至 6~8cmH$_2$O,FiO$_2$ 调节至 40% 维持血氧饱和度 0.90~0.95;然后每 2~3 分钟上调 MAP1~2cmH$_2$O,并同时降低 FiO$_2$ 每次 5%~10%,直到氧合不再改善或 FiO$_2$ 已降至 25%~30%,停止肺复张。不要盲目调整 FiO$_2$。

五、振幅

振幅一般初始设置为 MAP 的 1~2 倍,调节范围 20~50cmH₂O,多数推荐为 MAP 的 2 倍;如为拔管撤离有创呼吸机后 20~35cmH₂O;具有 BPD 风险者为 30~50cmH₂O。部分呼吸机振幅分为 1~10 级,振荡幅度依次增加,一般为 15~25cmH₂O,如果振幅是 1~10 级,推荐以 5~6 级开始。因为无创高频排出的主要是上呼吸道无效腔内的 CO_2,同时无创存在漏气可能,振幅程度不可能达到类似有创高频的胸壁或脐水平振动,故以能肉眼观察到患儿下颌抖动即为适宜。当二氧化碳潴留时可适当提高振幅 1~2cmH₂O,提高了通气量,但过度的或不当的振荡幅度可能诱发颅内出血,同时可能引起新生儿的不适感,需谨慎使用。

在无创高频使用和治疗过程中,需根据患儿病情及血气分析变化随时调整通气参数,提高 MAP 和 FiO_2 可以改善氧合,提高吸气时间、振幅压力或降低频率可增加潮气量促进 CO_2 排出。

营救性治疗策略:当吸入 FiO_2>50%,频发呼吸暂停(4 次 /h 以上)或严重呼吸暂停需面罩加压给氧者,或氧分压低、二氧化碳潴留及无创使用失败者。

预防性治疗策略:预计可能有撤离呼吸机困难者或预计可能无创使用失败者(表 10-1)。

表 10-1 nHFOV 的参数设置建议

治疗目的	平均气道压 /cmH₂O	振幅 /cmH₂O	频率 /Hz
预防性治疗 [a]	8~10	25~35	10~12
营救性治疗 [b]	10~16	30~50	8~10

注:[a] 预防性治疗指有创通气拔管后的呼吸支持;[b] 营救性治疗指其他无创通气失败后的呼吸支持;1cmH₂O=0.098kPa

第四节 撤 机 时 机

撤离无创高频振荡通气的原则和撤离一般与无创通气的原则一致,病情趋于稳定后,原发疾病缓解,自主呼吸稳定,其次临床症状较前明显缓解,呼吸机参数力度逐渐降低,必要时复查血气分析及影像学检查协助了解病情变化情况。

1. 患儿临床症状明显改善,病情趋于稳定,原发疾病缓解。

2. 可逐渐下调参数,当 FiO_2<0.25,MAP<6~8cmH₂O,患儿自主呼吸稳定,$TcSO_2$>90%,无明显呼吸暂停及心动过缓等特殊表现。

3. 低参数情况下,动脉血气分析结果在可接受范围内,pH 7.35~7.45,PaO_2 50~80mmHg,$PaCO_2$ 35~55mmHg 时,可考虑撤离 nHFOV。也可以选择续贯双水平或经鼻高流量续贯治疗,如病情稳定也可直接选择头罩或者鼻导管吸氧的常规氧疗方式。

撤离后应继续予以严密的生命体征监测,撤离后 2 小时可监测动脉血气分析或实施经皮氧分压监测,了解通气状态。但凡出现下列一项指征者,则代表撤离失败,需要重新使用无创高频通气或者气管插管有创通气:①呼吸困难加重,再次出现气促表现;②血气分析提示高碳酸血症,pH<7.20,PCO_2>60mmHg;③血气分析提示低氧血症,FiO_2>0.5,$TcSO_2$<90%;④出现严重或频繁的呕吐、呼吸暂停或需要气管心肺复苏的患儿。

第五节 临床应用与疗效判断

nHFOV 作为一种新的无创通气方式,具有以下几个方面优势:①利于 CO_2 的主动排出;②减少压力伤、容量伤发生;③不需要同步技术支持,不依赖于自主呼吸进行气体交换,保持声门持续开放。许多研究表明,和其他无创呼吸支持一样,nHFOV 可以缓解呼吸做功、提高 PO_2 增加氧合,改善呼吸困难及呼吸暂停等临床症状,还可降低有创通气拔管后二氧化碳潴留,减少再次插管概率;还作为早产儿其他无创通气失败后的抢救性通气措施,可降低呼吸暂停、心动过缓、FiO_2、$PaCO_2$ 等作用(表 10-2)。Fischer 等对欧洲五国奥地利、瑞士、德国、荷兰、瑞典的 172 个 NICU 进行问卷调查显示,nHFOV 多用于出生体重 <1 500g、nCPAP 治疗失败的早产儿;MAP 起始多用 6~12cmH_2O,最高 7~18cmH_2O;频率多用 6~13Hz;常用鼻塞作为人机接口;最常见副作用是腹胀和分泌物导致的上气道阻塞。Zhu 等对 81 例胎龄 28~34 周的早产儿进行前瞻性随机对照研究发现,与 nCPAP(n=42)比较,nHFOV(n=39)能显著减少中、重度 RDS 早产儿气管插管 IMV 的需要,而不会增加副作用。Bottino 等对 8 个三级 NICU 的 30 例平均胎龄(26.4 ± 1.8)周、出生体重(921 ± 177)g 的早产儿进行 1:1 的随机配对研究发现,nHFOV 较 NCPAP 能更有效地清除 CO_2。王陈红等对应用 nHFOV 的 36 例极低体重儿回顾性病例对照研究也提示,nHFOV 的应用安全有效,可作为其他无创辅助通气失败后的治疗或有撤机失败高风险的预防性治疗,减少气管插管有创通气。

表 10-2 早期报道的 nHFOV 用于治疗新生儿疾病的临床研究

作者	年份	例数	有效例数	研究类型	治疗疾病	患儿类型	结论
Van der Hoeven	1998 年	21 例	16 例(76%)	单中心病例分析	RDS、休克肺、气胸、呼吸暂停、CPAP 失败	足月儿、早产儿	降低 $PaCO_2$,减少再次插管概率
Hoehn	2000 年	1 例	1 例(100%)	单中心病例报道	RDS	超早产儿	降低 $PaCO_2$,避免再次插管
Colaizy	2008 年	14 例	13 例(93%)	单中心前瞻性非随机预试验	RDS 恢复期(<7 天)	超低体重儿	降低 $PaCO_2$,无创高频是安全的
Dumas	2007—2009 年	46 例	/	单中心前瞻性非双盲随机对照试验	重症休克肺	足月儿、早产儿	可减少机械通气时间及吸氧时间
Czernik	2009—2010 年	20 例	14 例(70%)	单中心病例报道	各种类型呼吸衰竭、拔管困难	足月儿、早产儿	有撤机失败高风险病例撤机后的有效性
Mukerji	2010—2012 年	79 例	46 例(58%)	多中心回顾性病例报道	BPD,拔管后等	早产儿,足月儿	可降低 $PaCO_2$,降低需氧浓度
Aktas	2014 年	3 例	3 例(100%)	单中心病例报道	RDS,BPD	超早产儿	安全、舒适

对于 nHFOV 使用后是否达到预期的疗效,可从以下几方面判断:首先,在合理的参数下,阻止极低、超低体重儿因 RDS 等易导致呼吸衰竭发生,缓解呼吸做功、呼吸增快,甚至是呼吸困难等表现,就可以说明该技术实施有效。其次,在应对纠正较低氧血症和高碳酸血症时,是否可以增加氧分压维持在 60~80mmHg、降低二氧化碳分压维持在 40~55mmHg 范围之内,避免或减少呼吸暂停、减少对氧需求、避免和减少插管有创通气的发生,对于撤离呼吸机困难的,使用无创高频通气可以早期撤离呼吸机支持,减少 VAP 等发生风险。故对于 nHFOV 而言临床使用是否有效,可以从症状缓解及肺通气情况,动脉血气分析 PaO_2 及 $PaCO_2$ 变化水平,呼吸暂停发生情况去做判断。

1. **nHFOV 治疗有效标准**　①患儿呼吸困难较前缓解;② $TcSO_2$ 维持在 90%~95% 之间;③血气分析:PaO_2 维持在 60~80mmHg,$PaCO_2$ 维持在 40~60mmHg;④氧合指数(oxygenation index,OI>300;⑤ X 线检查:膈面达到第 8~9 肋水平。

2. **nHFOV 治疗失败标准**　① MAP>14cmH_2O 或 FiO_2>40% 才能维持血氧稳定;② $PaCO_2$>70mmHg;③出现严重呼吸暂停:24 小时内发作 >6 次,或至少 2 次需要复苏囊正压通气才能恢复。

第六节　并　发　症

nHFOV 属于无创通气,都需要通过呼吸机连接鼻塞、鼻罩等接口向气道施加压力达到呼吸支持的目的,因此和其他无创呼吸支持一样都有可能出现相同问题,例如腹胀、鼻压伤等并发症(参见第六章第六节)。但与其他无创通气模式相比,nHFOV 不容易引起声门关闭,一定程度上可减少腹胀的发生;减少了气管插管和有创呼吸机的应用,有可能减少气道狭窄及声门下梗阻等并发症的发生,降低因长期使用呼吸机而导致的肺容量伤、肺气压伤、VAP、BPD、ROP 等的发生率。因潮气量小,对于严重呼吸衰竭、呼吸节律改变的患儿,通气效果欠佳。

常见不良反应主要有腹胀、气道分泌物较多所致的通气困难、烦躁等。

(一)皮肤及鼻中隔损害

在使用鼻罩、鼻塞作为人机接口时,由于固定太紧,压迫局部皮肤黏膜导致损伤,最常见表现为角膜溃疡、局部皮肤刺激红肿、皮肤红斑、破溃及感染,甚至导致患儿出现鼻中隔的破损或缺失。选择合适的鼻罩、鼻塞,妥善连接和固定十分重要,还可以交替轮换鼻塞及鼻罩,或在病情允许情况下,每 4~6 小时休息 15~20 分钟,避免局部组织受压变形,减轻局部皮肤的压迫和刺激。对于早产儿还可在面部及鼻部位置使用敷料覆盖,起到缓冲和隔绝压力的作用,从而减少和预防皮肤损害。

(二)腹胀

治疗时吸气压力超过食管下括约肌压力或患儿哭闹时,易吞入空气,导致胃胀气及胃扩张,严重者可阻碍膈肌运动影响呼吸。胃扩张还会引起呕吐,增加患儿误吸的风险。处理措施常规留置胃管,必要时持续胃管开放或胃肠减压,可以有效地防止并发症发生。但无创高频通气不容易引起声门关闭,在一定程度上减少了腹胀的发生。

(三) 呼吸道分泌物增加

无创通气实施过程中由于气流速度快,频率高,导致气流湿度下降,出现口腔等呼吸道分泌物增加的情况,严重者可能导致气道阻塞。在使用过程中需要注意高流速气体的湿化温化处理,保持呼吸道通畅,防止分泌物聚集进一步阻塞气道。

(四) 自主呼吸抑制

有研究显示,当 nHFOV 时,频率低于 4Hz 时有抑制呼吸中枢的作用,其机制可能与刺激迷走神经肺牵张感受器或者胸壁迷走神经传入活动相关,疼痛等不适也是原因之一。

(五) 对循环和颅内的影响

部分研究表明有创高频通气可能会引起颅内出血,在休克循环障碍时尽量不使用高频通气。无创高频通气对循环和颅内影响尚不确定,但需给予合适的 MAP、振幅等,避免相关并发症的发生。

第七节　操作流程

nHFOV 作为新型的新生儿呼吸治疗技术逐步应用到临床,在实施时一定要保证正确的操作流程和步骤,这样才能保证治疗效果,同时预防和避免并发症的发生。目前 nHFOV 呼吸机种类有专用的无创高频呼吸机和传统的高频呼吸机接无创管路。

(一) 患儿的选择

使用前一定要按照适应证和禁忌证选择合适的患儿,正确选择患儿是无创通气成功的关键。在给予无创通气治疗前还应对患儿依从性、目前呼吸状态进行评估,对于具有使用指征的患儿应该积极早期给予治疗,尽早完善实验室检查(如血气分析)及床旁 X 线检查等。

(二) 仪器设备的准备

选择合适的具有高频振荡模式的无创呼吸装置,理论上也可使用有创高频模式连接鼻塞、鼻导管、鼻罩等设备给予实施,需要密切观察和监测患儿及呼吸机状态。有条件的单位可以购置无创的专用的具有 nHFOV 模式的呼吸机。建议采用活塞或隔膜驱动的呼吸机,将装置安装好,检查管道连接、气源连接,以及加温湿化装置,将湿化加热 37℃减少气道的损伤。

(三) 人机连接的配件选择

选择合适的配件对于无创呼吸支持的实施是非常重要的一个环节,常见的选择有鼻塞(图 10-1)、鼻导管(图 10-2)、鼻罩等。首先要适合患儿年龄段特点,尽可能舒适;其次根据患儿年龄及体型大小选择合适的接口,避免漏气和鼻中隔损伤。一般常选用双鼻塞效果较好,使用中最重要的是鼻塞的安放和使用过程中加强精细化的护理,以保证最佳的通气效果,避免不必要的损伤及并发症的发生。

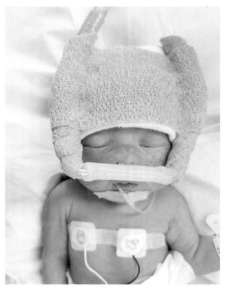
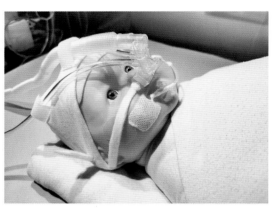

图 10-1　人机连接——双鼻孔鼻塞

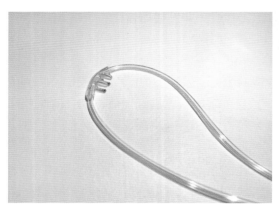
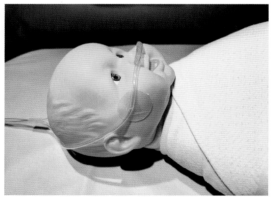

图 10-2　人机连接——鼻导管

（四）参数设置

应根据患儿情况及疾病的严重程度按照初始参数设置和调节,确认各项参数例如 MAP、FiO$_2$、振幅、吸气时间等,保证患儿血氧饱和度为 90%~95%,尽可能使用较低的参数维持最佳的氧合和通气状态。

（五）监测和参数复调

加强监测患儿意识、呼吸状况、心率、血压、呼吸频率等情况,还需注意呼吸机参数情况,妥善固定和护理鼻塞,预防并发症及意外情况发生。上机后 1~2 小时或者调整参数后,需要监测动脉血气分析或者无创经皮氧分压、二氧化碳分压监测,及时调整参数,避免低碳酸血症发生,必要时需要拍摄胸部或胸腹 X 线片动态了解病情变化。

（六）撤离

待原发疾病缓解，达到撤机标准时及时撤离，更换其他无创通气模式或氧疗续贯治疗。妥善处理呼吸机管路，全面消毒呼吸机后加防尘罩备用。

第八节 监护和注意事项

nHFOV 使用过程中需要进行密切、持续地观察，包括患儿呼吸状况、呼吸频率、心率、TcSO₂、血压、尿量、皮肤情况、腹部体征等，每 2 小时监测一次血压，同时还需要对呼吸机参数进行记录，包括压力及氧气浓度，频率为每 4 小时一次并做好相应记录。监测工作需要贯穿在整个无创通气的过程当中，从上机前准备，到上机中途的观察和监测，直到最后撤离呼吸机后。医护人员要对呼吸机、管路、鼻塞，以及患儿进行全程的密切观察和评估。使用 nHFOV 前需有动脉血气分析，更换为 nHFOV 后 2 小时内复查血气分析，定期检测无创氧分压及二氧化碳分压情况，在治疗期间注意监测血气分析，撤机后 1~2 小时再复查血气分析。

注意 nHFOV 作为特殊的通气方式，在气体交换和气流发生方面有着特殊性。高频气流发生利用高频活塞泵或震荡隔膜产生，并设置有偏置气流的，减少气压伤的前提下有效提高氧合和降低 CO_2。鼻延长管（管径宜大一些）、振幅、吸气时间、泄漏等因素都可影响通气效果，宜使用合适的管路及鼻塞接口，注意尽量减少气体传导泄漏，维持呼吸道压力稳定，加上准确的参数设置及复调，及时纠正低氧等意外或并发症的发生。

nHFOV 作为一种新的无创通气模式，目前临床研究资料非常有限，不推荐常规应用。nHFOV 的安全性尚不确定，与有创高频通气类似，需要警惕应用过程是否增加气漏及颅内出血的发生。nHFOV 频率设置不应低于 4Hz，否则会有抑制自主呼吸的风险。nHFOV 作为其他无创通气模式失败后的营救性治疗手段时，原则上一般采取边治疗、边观察患儿反应的策略，治疗 1~2 小时根据患儿的病情和治疗反应来决定是否继续应用 nHFOV 或改为有创通气。严格掌握指征，如果有插管或有创通气指征，应及时插管以免延误救治时机。

无创高频通气作为近几年研究的热点不断被大家重视。研究表明，nHFOV 具有良好的有效性和安全性，但相对于 NCPAP/NIPPV，nHFOV 作为初始模式是否能够减少早产儿 RDS 气管插管的比率？针对不同胎龄的新生儿如超早产儿、早产儿和足月儿，nHFOV 的疗效是否有所不同？ nHFOV 是否可减少 BPD 发生等问题，尚需要更多的基础与临床研究，尤其需要高质量的多中心 RCT。

（陈 超）

参考文献

1. 汪万军，朱兴旺，史源．无创高频通气在新生儿呼吸支持中的临床应用．中华实用儿科临床杂志，2019，34 (6): 805-808.
2. 中华医学会儿科学分会新生儿学组．早产儿无创呼吸支持临床应用建议．中华儿科杂志，2018, 56 (9):

643-647.

3. 黄佳, 袁琳, 陈超. 新生儿无创高频振荡通气的研究进展. 中国当代儿科杂志, 2017, 19 (5): 607-611.

4. YODER BA, ALBERTINE KH, NULL Dm Jr. High-frequency ventilation for non-invasive respiratory support of neonates. Semin Fetale Neonatal Med, 2016, 21 (3): 162-173.

5. HADJ-AHMED MA, SAMSON N, NADEAU C, et al. Laryngeal muscle activity during nasal high-frequency oscillatory ventilation in nonsedated newborn lambs. Neonatology, 2015, 107 (3): 199-205.

6. DE LUCA D, DELL'ORTO V. Non-invasive high-frequency oscillatory ventilation in neonates: review of physiology, biology and clinical data. Arch Dis Child Fetal Neonatal Ed, 2016, 101 (6): F565-570.

7. FISCHER HS, BOHLIN K, BÜHRER C, et al. Nasal high-frequency oscillation ventilation in neonates: a survey in five European countries. Eur J Pediatr, 2015, 174 (4): 464-471.

8. ZHU XW, ZHAO JN, TANG SF, et al. Noninvasive high-frequency oscillatory ventilation versus nasal continuous positive airway pressure in preterm infants with moderate-severe respiratory distress syndrome: A preliminary report. Pediatric Pulmonology, 2017, 52 (8): 1038-1042.

9. BOTTINO R, PONTIGGIA F, RICCI C, et al. Nasal high-frequency oscillatory ventilation and CO_2 removal: A randomized controlled crossover trial. Pediatric Pulmonology, 2018, 53 (9): 1245-1251.

10. COLAIZY TT, YOUNIS UM, BELL EF, et al. Nasal high-frequency oscillatory ventilation for premature infants. Acta Paediatr, 2008, 97 (11): 1518-1522.

11. DUMAS DLRE, BERTRAND C, TANDONNET O, et al. Nasal high frequency percussive ventilation versus nasal continuous positive airway pressure in transient tachypnea of the newborn: a pilot randomized controlled trial (NCT00556738). Pediatr Pulmonol, 2011, 46 (3): 218-223.

12. CZERNIK C, SCHMALISCH G, BUHRER C, et al. Weaning of neonates from mechanical ventilation by use of nasopharyngeal high-frequency oscillatory ventilation: a preliminary study. J Matern Fetal Neonatal Med, 2012, 25 (4): 374-378.

13. MUKERJI A, SINGH B, HELOU SE, et al. Use of noninvasive high-frequency ventilation in the neonatal intensive care unit: a retrospective review. Am J Perinatal, 2015, 30 (2): 171-176.

14. AKTAS S, UNAL S, AKSU M, et al. Nasal HFOV with binasal cannula appears effective and feasible in ELBW newborns. J Trop Pediatr, 2016, 62 (2): 165-168.

第十一章

无创神经调节辅助通气

无论是有创亦或无创机械通气,都是利用机械装置来代替、控制或改变自主呼吸运动的一种通气方式,均可导致肺组织机械损伤和炎症反应,从而可能发生局部和全身的并发症。缩短机械通气时间和减少与之相关的容量/压力损伤,是所有类型机械通气的理想目标,其中改善因人机不同步导致的呼吸机传递的呼吸频率和呼吸量的差异,以实现足够的通气和换气是现有呼吸支持模式改进的主要策略之一。在新生儿重症监护治疗病房(NICU)机械通气和患儿自主呼吸之间不同步的比例很高,早产儿极不成熟的肺很容易因此导致不良结局,可能发展成支气管肺发育不良(BPD)或慢性肺部疾病(CLD)。为解决非同步问题,多种不同模式的产生都是在努力改变这种潜在的弊端;现有同步性较高的压力支持通气(PSV)模式或压力调节容量控制模式(pressure regulated volume controlled ventilation,PRVC)亦同样是提供固定压力或固定容量支持,仍不能协调辅助通气以响应患儿变化的呼吸需求,近年来神经调节辅助通气(neurally adjusted ventilatory assist,NAVA)的诞生开启了一种新的呼吸支持模式。

传统的呼吸触发机制是利用流量和压力触发以达到人机同步,新生儿机械通气因不可避免的漏气存在许多失败的同步,包括时间误差和每次呼吸的切换,人机同步性较差,误触发和漏触发是常见情况;理想的辅助机械通气应该符合人的生理学呼吸模式,给予患儿每次不同的呼吸支持以达人机同步状态。NAVA 是一种相对较新的通气方式,呼吸机通过获得患儿膈肌电活动(electrical activity of diaphragm,EAdi)作为辅助通气触发信号,向患儿提供适当比例的压力以支持呼吸,使得呼吸机送气与患儿呼吸达到更好的同步;由于患儿可调节的呼吸支持的特性,NAVA 已被越来越多的研究证实同步性比传统通气要好。

无创神经调节辅助通气(non-invasively neurally adjusted ventilatory assist,NIV-NAVA)即通过鼻塞、鼻罩或面罩连接装有 NIV-NAVA 软件的呼吸机,实施 NIV-NAVA。NIV-NAVA由 EAdi 信号触发、调控,依自主呼吸周期通气,可以理解为相当于无创 CPAP+ 同步压力支持通气(synchronous pressure support ventilation,SPSV)。研究显示,NIV-NAVA 具有肺保护功能;临床观察显示新生儿耐受性良好,同步性能优异。

第一节　工作原理和作用机制

1959 年,膈肌肌电图首次被 Petit 使用评估呼吸肌功能。1987 年,Daubenspeck 等发明了一种在食管上使用 7 个连续电极对的阵列导管评估膈肌肌电图的新技术。在 20 世纪 90年代,Sinderby 和 Beck 等扩展了这个概念,在胃食管中引入嵌入式电极,能够检测到可靠的膈肌肌电图(diaphragmatic electromyography,DEMG)信号,这个信号能实时反映患儿的神经呼吸驱动,并且最小化消除伪影和噪声的干扰。这种新的微创技术将膈肌神经电活动转化为成比例的辅助同步呼吸称为神经调节辅助通气(NAVA)。

一、膈肌电活动

1. 膈肌电活动的产生　膈肌电活动(EAdi)也称为膈肌肌电图(DEMG),是对膈肌电活动的描绘。

人类正常呼吸过程的生理机制是：呼吸中枢发放神经冲动，神经冲动沿外周神经（膈神经）传播到达神经 - 膈肌接头，激活肌纤维膜上的化学门控通道，Na^+ 内流与 K^+ 外流，形成终板电位，终板电位沿肌纤维膜作短距离传播，并具有时间与空间总和的特性，总和的电位达到肌纤维收缩的阈电位后，产生动作电位，即膈肌肌电位，此时神经冲动转化为电信号（EAdi信号），膈肌收缩，完成一次吸气动作。

2. **膈肌电活动的获取** 获得 EAdi 信号的工作原理是将带有特质双极电极（传感器）的胃管（胃管含有 9 个测量电极以及一个参考电极）按正常留置胃管程序放置在食管下段膈肌水平，以获取膈肌收缩 DEMG；来自每个电极对的信号被差分放大，数字化处理，信号被过滤后可以去除来自心脏、食管和环境的电污染；EAdi 信号是复杂算法的结果，可消除肺容量、体位、腹内压、姿势、呼气肌、皮下层的干扰，并叠加呼气末正压，信号的完整性似乎也不会受到管饲喂养的影响；最终获得的 EAdi 信号显示为 EAdi 曲线，与膈肌紧张、呼吸肌和吸气努力做功产生的压力有关。

3. **膈肌电活动的意义** EAdi 信号是膈肌电活动的总和，此信号包括膈肌活动的频率和强度，以微伏（mcV）表示；EAdi 峰值（EAdi peak）代表神经吸气作用，是产生潮气量所需的电活动量，它指的是与呼吸作用相关的电活动幅度，因此与膈肌负荷有关，随着呼吸做功的增加，发送至膈肌的神经信号会导致 EAdi 峰值增加，从而维持有效的通气，随着呼吸做功的减少，EAdi 将返回基线，表明膈肌工作量减少。EAdi 最小值（EAdi min）代表静息状态下膈肌的紧张度，有助于维持呼气末肺体积，并防止肺泡萎陷。

EAdi 信号的绝对值表现出明显的个体差异，因此不能为信号提出正常值；例如，健康人中因为"轻松"呼吸做功产生的 EAdi 信号会低于慢性肺部疾病患儿中因"费力"呼吸产生的 EAdi 信号，这取决于疾病的阶段和呼吸系统的生理储备。在重症患儿，呼吸中枢本身可能以多种不同方式受到影响和损害，如肺部损伤、中枢或周围神经系统损伤，镇静、镇痛或机械通气模式本身都有可能影响到复杂的呼吸循环及其反馈机制，从而出现不同峰值的 EAdi 信号，而这种 EAdi 信号的演变也可以用作呼吸功能进展的量度，并且可能有助于预测从机械通气中成功撤机。

关于新生儿 EAdi 的研究，正如不同作者所显示的那样，一个受良好支持的新生儿的最佳 EAdi peak 通常在 5~16mcV 之间，EAdi min 通常 <5mcV。这些目标 EAdi 峰值代表呼吸肌肉（包括膈肌）的最佳卸载，并能产生所需的潮气量。

4. **膈肌电活动与神经调节辅助通气** 当呼吸机检测到 EAdi 最小值触发阈值（大多数为 0.5mcV）时，便开始机械通气，NAVA 功能会获取瞬时 EAdi 信号，该信号每 16 毫秒测量一次，并按设定好的 NAVA 水平放大，由此得到的高于 PEEP 的压力辅助（以 cmH_2O 为单位），即 PIP 等于 NAVA 水平（以 cmH_2O/mcV 为单位）乘以 EAdi 信号（以 mcV 为单位）；这意味着通过 EAdi 信号测量，呼吸机在 NAVA 中提供的最终机械辅助支持将与神经输出成比例。由于 EAdi 信号可能随呼吸变化，因此使用 NAVA 时，潮气量也会随着呼吸变化。

患儿与呼吸机同步性的维度应该是患儿在呼吸需求变化时提供相应的辅助支持，而传统通气均有固定的目标压力或固定的目标潮气量,显然新生儿多变的呼吸特征与呼吸机辅助功能之间的关系并不协调。EAdi 信号是对患儿神经呼吸驱动力的可靠测量,在通气监测中的作用其实非同一般。Beck 等比较了 7 名婴儿(胎龄:25~29 周;体重:676~1 266g)常规通气(conventional ventilation,CV)和 NAVA 期间 EAdi 与呼吸机压力的关系,CV 中的压力传递与 EAdi 无关,NAVA 期间 EAdi 和呼吸机压力密切相关并产生与 EAdi 成比例的压力输送;研究还显示 NAVA 期间,神经呼气时间较长($P= 0.044$),呼吸频率较低($P= 0.004$);CV 中的呼吸循环关闭时间始终早于 NAVA 所用的神经循环关闭时间,即患儿 EAdi 仍在增加的情况下 CV 过早地停止了辅助支持。实际上动物研究中,膈神经电活动在神经吸气高峰后仍持续 100~200 毫秒(即 EAdi 不是突然抑制,而是逐渐抑制的)。从生理学角度讲,NAVA 的工作原理似乎更体现了患儿吸气做功、潮气量和呼吸反射之间复杂的相互作用。

二、EAdi 导管放置

所有情况下,护士都可以借助 EAdi 波形和电极放置窗口自行插入和固定 EAdi 导管(图 11-1)。导管初始放置很简单,像其他任何胃管一样,通过测量鼻尖 - 耳垂 - 剑突距离来确定插入长度,然后根据导管定位窗口进行验证和微调 NAVA 机器(Servo-n,Maquet)内设了计算公式(在导管定位窗口),输入患儿体重、身长,即可获得放置导管长度参考值。

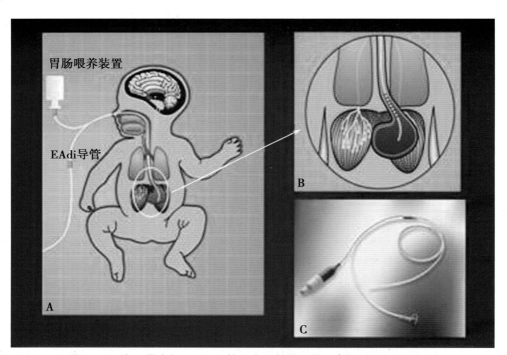

图 11-1　专用带电极 EAdi 导管和鼻胃管放置位置(此图的使用征得了
原创作者 BECK J 和 Sinderby CA 的许可)

A. 显示 EAdi 导管放置位置总体直观图,导管内段由口鼻腔置入经食管到达胃内,口鼻腔外段分开为 2 个断端,其中一端用于胃肠饲管,另一端连接呼吸机 EAdi 电缆端口;B. 显示带电极的 EAdi 导管在胃 - 食管内的位置;C. 专用带电极 EAdi 导管的整体构型正确导管位置判断：如图 11-2 显示，在上部第一条导联描记中，是较大的 P 波和 QRS 波群，随后第二条和第三条描记中显示波幅逐渐减小，并且在第四条描记中发展为最小或不存在 P 波和 QRS 波群，该位置被认为是最佳位置；EAdi 信号以粉色系叠加在心电图上，但可能会定期波动到上下导联而不会损失信号的完整性。

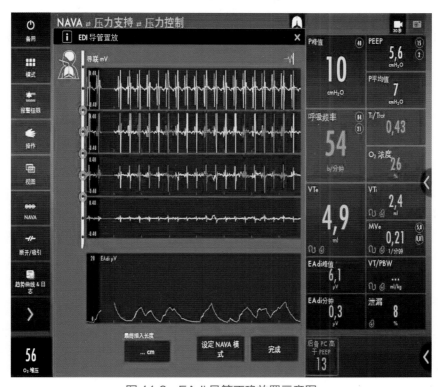

图 11-2　EAdi 导管正确放置示意图

5 个粉红色的圈在 9 个电极的中部，心电图描记信号由上到下逐渐减弱，逐渐发展为最小或不存在 P 波和 QRS 波群，表示导管位置正确

如果未能检测到 EAdi 信号可能是由于呼吸中枢衰竭导致的中枢发出信号功能减弱（例如早产儿呼吸暂停、中枢性低通气综合征、过度通气、脑损伤、麻醉镇静等）；解剖学原因（如膈疝），或外周异常（例如膈神经传导障碍、恶性肿瘤疾病或神经肌肉接点化学麻痹或膈肌麻痹）。

三、NAVA 的工作原理

NAVA 工作过程是通过获取完整 EAdi 信号控制神经 - 通气耦联完成的（图 11-3）。膈肌在整个呼吸系统中承接着上游呼吸中枢，以及下游肺通气的重要中间环节，其作用直接影响到呼吸系统的泵功能。

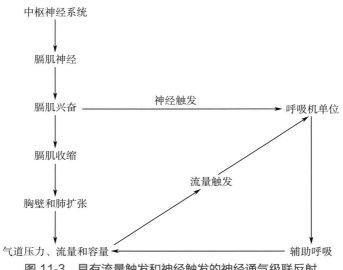

图 11-3 具有流量触发和神经触发的神经通气级联反射

如图 11-3 所示,患儿呼吸时来自脑干的呼吸信号由膈神经传递到膈肌,膈肌出现电活动,嵌入胃食管下段的电极导管,收集 EAdi 信号,感知膈肌动作电位;通过导线将 EAdi 信号传送至装有 NAVA 软件的呼吸机,完成膈肌动作电位传输;呼吸机电脑接受、转换、分析信号,发出通气指令,实施神经 - 通气耦联;呼吸机根据预设 EAdi 触发范围和支持水平给予通气支持,完成以感知膈肌动作电位频度、强度为基础的通气过程。NAVA 通气以 EAdi 信号触发,呼吸机主要根据监测的 EAdi 信号强弱和传感系统监测的其他参数进行反馈调节。EAdi 信号升高或降低,代表膈肌收缩强弱,呼吸机支持强度按预设水平相应变化。获取神经呼吸信号是实现 NAVA 的基础,EAdi 是膈肌纤维动作电位总和,代表神经冲动转化为通气驱动(神经 - 通气耦联)。当呼吸负荷增加导致呼吸中枢驱动增加时,中枢增加冲动发放频率和传递冲动神经纤维数量,使更多膈肌纤维更高频率地接受神经冲动,产生电兴奋进而收缩,EAdi 增加;相反,呼吸负荷降低,则呼吸中枢减少冲动发放频率与传递冲动神经纤维数量,EAdi 下降。EAdi 是反映呼吸中枢驱动并可测定的最佳指标,是目前技术能力下可实际获取的神经呼吸信号。NAVA 通过监测膈肌收缩时动作电位变化实施与呼吸机通气的连接,省略了传统呼吸机待膈肌动作电位后膈肌收缩、胸廓及肺扩张,并监测由此在呼吸环路产生的气流、压力和容量变化,反馈给呼吸机的过程,有效避免了因此产生的机械通气滞后于患儿实际通气,两者不同步问题,进而有效减少机械通气相关肺损伤,提高通气效率,降低呼吸功。气道峰压(PIP)的传递与神经呼吸驱动呈正比,吸气(压力传递)一直保持,直到电活动降低至产生的峰值压力的 30% 时停止吸气;吸气动作完成后,随着肺压、肺流量和肺容积的变化,以及各种生物传感器提供的神经反馈(这涉及复杂的调节系统,包括肺部的伸拉受体、肺牵张反射、肺顺应性改变、颈动脉体的外周化学感受器,以及位于脑干的中枢化学感受器),膈肌电活动逐渐停止。整个过程实现了患儿使用 EAdi 控制呼吸机支持常数的各个方面,包括每次呼吸的吸气压力(或容积)、吸气和呼气时间以及呼吸频率。

NAVA 除了基于 EAdi 信号的"电"触发外,还有"气"动触发作为备用,如果自主呼吸消失,EAdi 信号完全消失,则呼吸机会切换至备用压力控制通气(PCV)模式。这意味着当患儿使用 NAVA 完成呼吸循环时,在整个呼吸周期中充分保证了患儿与呼吸机的同步,因此可以认为,NAVA 通气时患儿的呼吸周期在更高程度上被整合到了神经 - 呼吸系统的耦联机制中。

机械通气的目的是提供适当的呼吸支持以维持患儿足够的气体交换直到患儿呼吸系统疾病有所改善,呼吸支持管理的最佳策略是尽可能减少由此带来的肺损伤或功能障碍,包括促进同步通气、减少机械输送、控制潮气量、避免机械通气,以及镇静药的使用,而 NAVA 机械通气原理使这一理想策略成为可能。

四、无创神经调节辅助通气

呼吸支持管理的理想策略还包括尽量减少或完全避免气管插管进行机械通气,经鼻无创呼吸支持已成为早产儿呼吸支持策略的主流,但极低体重儿重新置管率仍然不低。早产儿呼吸特点为频率快、潮气量小、周期性呼吸,无创通气时鼻罩或鼻塞周围有不同程度的漏气,这些因素带来了技术上的挑战,通气模式可能被要求在较低的气道峰值压力下即可发生足够的气体交换。而 NIV-NAVA 具有克服这一复杂情况的巨大潜力。

1. NIV-NAVA **漏气补偿功能** 传统的呼吸触发模式是流量和压力触发,由于漏气的存在,人机不同步是突出问题。对于呼吸节律不规则的早产儿,通常体现在呼吸周期和压力目标与自主呼吸不匹配,辅助呼吸支持水平不能按患儿的呼吸做功或需要按比例输送支持力度。而 NAVA 具有克服这一复杂情况的巨大潜力,NAVA 所有工作原理适用于 NIV-NAVA。触发来自 EAdi 信号,一旦检测到 EAdi 信号,便启动呼吸支持,提供真正的同步辅助通气,不受漏气影响(图 11-4)。即使漏气比例很高,也能有效实施 NIV-NAVA,同时呼吸机也有较强的漏气补偿机制。Mirabella 等在实验性肺损伤家兔中,通过单鼻腔通气(75% 的泄漏)导致传统无创辅助通气压力支持下无法触发,而 NIV-NAVA 则可以提供同比例辅助通气,并具有更佳的通气效果。研究还证实 NIV-NAVA 和插管(无泄漏)NAVA 在触发延迟及周期延迟方面没有显著性差异。Beck 等的动物实验有同样结果,即使在泄漏过多的情况下也能有效地提供无创通气,并保持与受试者需求同步的同时减轻呼吸肌负担。

2. NIV-NAVA **同步性优势** 婴儿利用自己的 EAdi 触发和循环每次辅助通气,并由自主呼吸来确定其峰值吸气压力和潮气量,人们对早产新生儿自我调节呼吸大小的能力仍存在担忧,而 Alison 通过比较插管 NAVA 和 NIV-NAVA 上的峰值压力和潮气量分布的数据,发现在使用 NAVA 的早产儿(胎龄 24~33 周)中,大多数压力和容量均在推荐的范围内或低于推荐的压力限制或容量保证通气范围。

无创通气的另一个挑战是避免气体进入食管和胃。由于 NIV-NAVA 时,吸气由 EAdi 触发,呼吸驱动和神经协调一致,即吸气气流与声门开放、上气道舒张同步,减少了气流进入食管引起的胃胀气,减少了喂养不耐受,同时也提高了有效通气量。Praud 等在自主呼吸、清醒着的新生羔羊中,给予高水平的无创压力支持,连续记录羔羊警觉状态、膈肌和声门肌电活动,未观察到声门收缩器的电活动,同时检测甲状腺素的激活物(一种声门收缩物),NIV-

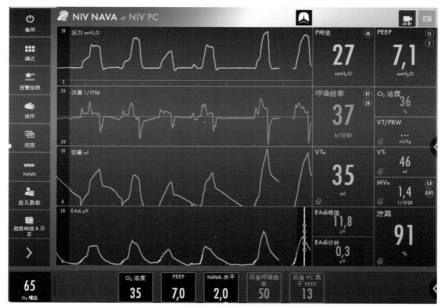

图 11-4　NAVA 模式

NAVA 模式下，根据 EAdi 信号（最底下的粉红色线条）呼吸机给予同比例呼吸压
力支持（最上面的黄色线条），中间依次为流量和容量曲线，可见波峰和波谷一致，
即膈肌运动幅度与呼吸机支持深度和时间相匹配；无创通气模式下，即使泄漏
>90% 仍可以给予足够的通气量支持

NAVA 组没有任何羔羊可以检测到，可见 NIV-NAVA 不会诱导主动吸气的声门关闭。神经 -
通气耦联的一致性较好地解释了这一现象。

NIV-NAVA 由于不受漏气影响，避免了触发延迟，有高度的同步性，吸气气流与声门开
放高度一致，加之呼吸机强大的补偿机制，补偿上气道无效腔、阻力及漏气对流量、流速产
生的影响，NIV-NAVA 可提供较传统无创通气更高的吸气峰压，进而提供更高的无创通气支
持水平。动物实验研究显示，急性肺损伤动物采用容量控制、肺保护通气策略与 NIV-NAVA
通气 6 小时后，两组动物生命指征、氧合指数、肺干 / 湿比、肺泡灌洗液白细胞介素 -8 含量均
无差异，但 NIV-NAVA 组肺损伤评分更低，治疗后动态肺顺应性恢复时间更短，体现出明显
的肺保护作用。

第二节　适应证和禁忌证

一、适应证

NIV-NAVA 可以克服患儿进行无创通气时呼吸不同步的技术难题，适用于各种需要
无创呼吸支持的患儿，包括早产儿呼吸暂停、各种原因导致的轻 / 中度呼吸衰竭、早产儿及
BPD 患儿撤机困难者、有创呼吸支持拔管后的过渡等。由于避开了因经鼻通气不可避免的

大量气体泄漏问题,在无创通气模式中,NIV-NAVA 是目前唯一能够确认有效触发的呼吸机通气模式,可以将其作为无创辅助通气第一选择加以尝试。

二、禁忌证

保证 NAVA 有效通气至关重要的部分取决于捕获强而稳定的 EAdi 信号,在极早早产儿、早产儿合并败血症、脑室内出血或严重疾病时表现出对高碳酸血症、低氧血症极不成熟的反应,这种情况下呼吸驱动力的不成熟通常会出现频发呼吸暂停和周期性呼吸,这些婴儿需慎用 NIV-NAVA。Janifer 等建议极早早产儿生后第一周内不要使用 NAVA;一项 NAVA 用于 RDS 随机对照研究次要结果也提示患有新生儿持续肺动脉高压的婴儿在疾病的急性期不能耐受 NAVA。

其他无法检测到 EAdi 信号疾病,包括呼吸中枢无法传递信号(例如,中枢性肺泡低通气综合征、脑损伤、深度镇静),膈肌病变(膈疝、膈肌神经传导障碍或神经肌肉接头化学麻痹),不适宜置入 EAdi 导管的情况(先天性食管闭锁、食管梗阻、穿孔、近期食管术后等)也不适合使用 NIV-NAVA。。

第三节　参数设定与调节

NAVA 呼吸机输送的吸气压力基于膈肌产生的电活动生成 PIP,新生儿通过生理反射机制控制膈肌活动,自主确定每次呼吸的峰值压力、吸气时间、呼气时间和呼吸频率。需要调定的参数是 NAVA 水平、PEEP、FiO_2。与 CPAP 或其他类型的无创通气所不同的是 NIV-NAVA 具有强大的漏气补偿功能,因此不需要对鼻塞或鼻罩接口进行密封,即使泄漏率高达 90%~95%,NIV-NAVA 似乎仍可以很好地发挥作用。

一、选择合适比例的 NAVA 水平

NAVA 水平是指将 Edi 信号转换为成比例压力的转换系数,对于每次呼吸,峰值压力由以下公式确定:气道峰压(PIP)= NAVA 水平 × EAdi(EAdi peak-EAdi min)+ PEEP。

初始 NAVA 水平的设定是以提供与传统通气相同的峰值压力为基础,这种方法的难度在于新生儿每一次呼吸的峰值压力的多变性,以及患儿有可能从未插管通气或首选了 NIV-NAVA 辅助通气。通常新生儿 NAVA 水平选择在 1~3cmH$_2$O/mcV,随着 NAVA 值的增加,峰值压力将成比例增加,直到达到"断点"(break point),断点之后峰值压力将保持稳定,如果继续增加 NAVA 水平,EAdi 峰值将进一步降低。

这个"断点"是指呼吸机支持压力充分满足患儿通气需求,膈肌负荷得到充分卸载释放的 NAVA 水平,此时任何 NAVA 参数的进一步增加只会抑制 EAdi 信号,甚至有可能导致患儿出现呼吸暂停。如 Stein 的研究示例(图 11-5),随着 NAVA 水平的升高,EAdi 峰值不断变化,在 NAVA 水平为 1.5cmH$_2$O/mcV 时呼吸机提供了足够的呼吸肌卸载支持,此处的 NAVA 水平即为"断点";因此建议初始设定从低 NAVA 水平(0.5 × 1cmH$_2$O/mcV)开始,每隔几分

钟增加一次 NAVA 水平,增量为 0.2~0.5H$_2$O/mcV,并观察 EAdi 峰值和患儿的呼吸做功,当峰值压力不断增加,EAdi 峰值随着 NAVA 水平的进一步增加而降低时,即为适当的 NAVA 水平。

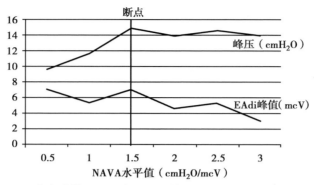

图 11-5 出生胎龄 29 周,生后 3 周龄早产儿 EAdi 和峰值压力数据

NAVA 水平从 0.5~3cmH$_2$O/mcV 逐渐增加,在 1.5cmH$_2$O/mcV 的水平上,NAVA 水平进一步提高,峰值压力不再增加,EAdi 幅度开始降低,因此 NAVA 水平断点为 1.5cmH$_2$O/mcV

二、设定 EAdi 触发

EAdi 触发是呼吸机开始支持自主呼吸所需的 EAdi 幅度,不是 EAdi 基线水平,如果 EAdi 触发值设置得太低,呼吸机响应小的 EAdi 信号并将其转换为小信号呼吸支持,这将阻止进入后备通气,并可能因此导致通气不足而致临床情况恶化。使用更高的 EAdi 触发会使小的 EAdi 信号被忽略,呼吸机将其解释为呼吸暂停,从而触发后备通气,使其获得充分呼吸支持,直到更强劲的 EAdi 信号出现以恢复 NAVA。

三、峰值压力报警设置

传统呼吸机通常将峰值压力警报设置为略高于设定的峰值压力以保护肺潜在的过度膨胀,而在 NAVA 中,新生儿能够调节每分通气量,并持续调整通气所需峰值压力和呼吸频率,如果将峰值压力设置为与传统通气相当的水平,则新生儿将被限制在允许的最大峰值压力之内,有可能存在通气不足和二氧化碳潴留的风险,因此压力上限(upper pressure limit,UPL)比最初设置的 PIP 高 10cmH$_2$O,呼吸将在低于 UPL 的 5cmH$_2$O 处终止。如果"压力受限"报警频繁出现,则考虑以 5cmH$_2$O 的增量增加 UPL,如果 UPL 继续发出警报并且极限似乎过高,需要重新评估患儿的临床状况,以允许患儿偶尔进行补充呼吸。

四、后备通气参数设置

NAVA 的应用是假设早产儿的呼吸中枢已经足够成熟,具有足够的 EAdi 幅度和最佳的吸气时间(inspiratory time,IT)和呼气时间(expiratory time,ET),能够随时驱动呼吸机。然而早产儿呼吸驱动力的不成熟通常会出现呼吸暂停和周期性呼吸,如果未检测到 EAdi 信号,则激活"备用通气模式",以确保呼吸暂停时有足够的通气,因此设定备用压力支持很重要,尤其是在 VLBWI 中,经常切换到后备压力支持(pressure support,PS)和压力控制(pressure control,PC)模式,其参数设定与传统呼吸机无异,其中 EAdi 信号的监测可以为压力支持水平的设置提供更精确的参考,且可以帮助识别压力支持设置过高的情况。过高的后备压力支持水平可能会导致呼吸暂停,从而使 EAdi 信号出现"平坦"波形。

早产儿可以无限制地在 NAVA 和备份压力支持之间来回切换,在有自主呼吸时用 NAVA 通气,在呼吸暂停时用压力控制通气,当自主呼吸恢复时回到 NAVA 模式;所以捕捉气体触发对 NAVA 的使用是必不可少的,从这一点看声称 NAVA 完全独立于气体泄漏之外也是不正确的。

五、设置呼吸暂停时间

这个设置是指新生儿在启动后备通气之前可能出现的最长呼吸暂停的时间,对于小早产儿来说,如果长时间没有任何通气,会导致临床恶化趋势,因此,呼吸暂停时间提供了不同于后备通气频率的最小保证速率,以保证临床不出现失代偿情况。如果切换到备用通气的次数很多并且氧饱和度不稳定,则当前呼吸暂停时间(无任何通气时间)可能太长,应考虑缩短呼吸暂停时间;如果切换到备用的次数很多并且新生儿稳定,则当前的呼吸暂停时间可能太短,新生儿应该可以忍受更长的呼吸暂停时间。临床上常通过延长呼吸暂停时间来作撤机前准备。

NAVA 在人机同步方面比传统呼吸机有更大的优势,但由于大多数先前的研究和试验规模较小,且不包括长期的以患儿为导向的结果,因此需要进行多中心、随机试验来确定 NAVA 在避免插管、促进拔管方面是否有效,未来的研究还应证明 NIV-NAVA 是否可以替代气管插管而不会引起腹胀或增加坏死性小肠结肠炎的发生率。

第四节　撤 机 时 机

EAdi 信号最重要的目的是监测膈肌电活动本身,信号波幅的大小帮助调定合适的机械通气策略。EAdi 的定量监测和演变趋势数据 / 图可以用作撤机准备的附加参考,为临床医师判断婴儿自主呼吸驱动能力提供可靠指标。撤机试验如果出现信号的严重增加或可以作为撤机失败的预测因素,相反,EAdi 信号的"正常化"则预示着能够成功地撤机或拔管。如果 NAVA 设置合理,NAVA 通气时会明显减少深度镇静剂的使用并缩短机械通气时间,随着病情的好转,新生儿可自行减少压力、呼吸频率和吸氧浓度的需求。如果患儿临床稳定,逐渐延长呼吸暂停时间,减少后备通气支持力度,通常以 $0.2\sim0.5cmH_2O/mcV$ 的速度逐渐减少 NAVA 系数来"加载"呼吸肌负荷,当降低至 $0.5cmH_2O/mcV$ 时过渡至 CPAP。

研究显示有创 NAVA 转至 NIV-NAVA 时,NIV-NAVA 早期阶段需要更高的 NAVA 水平才能达到与有创 NAVA 接近的通气效果。

当然,EAdi 信号作为一种新的监测参数其潜在弊端仍然存在,需要更多的临床试验证明其可行性和实用性。

第五节　临床应用与疗效判断

一、临床应用

根据 NAVA 的特殊性能,在新生儿疾病中大家关注的热点是对早产儿呼吸暂停(AOP)和支气管肺发育不良(BPD)的治疗效果。

1. 早产儿呼吸暂停　AOP 是早产儿常见问题,据报道胎龄 <28 周早产儿 AOP 发生率为 75%~100%,胎龄 28~30 周为 60%~80%;用于治疗 AOP 的一线药物是咖啡因,疗效不佳时,通常需要呼吸支持,无创通气模式优于有创方法。理论上 NIV-NAVA 有效的同步性和随时切换的后备支持功能是减少呼吸暂停事件最有效的通气方式,但迄今为止,针对早产儿 NIV-NAVA 的前瞻性研究并不多。一项回顾性分析对分别接受 NIV-NAVA 或 NIPPV 的108 例极低体重儿(very low birth weight infant, VLBWI),从电子病历中提取呼吸暂停、心动过缓和 / 或低氧饱和度的记录,NIV-NAVA 共 488 天有 61 个时期发作事件(平均 8.0 天 ±1.2天),NIPPV 共 886.5 天 103 个时期(平均 8.6 天 ±0.9 天),与 NIPPV 相比,NIV-NAVA 每天心动过缓事件数量显著减少(0.48 ± 0.14 *vs.* 1.35 ± 0.27,P =0.019),整体心动过缓天数显著减少(2.42 ± 0.47 *vs.* 4.02 ± 0.53,P =0.042);与 NIPPV 相比,使用 NIV-NAVA 无事件发生的时期更多(23.0% *vs.* 6.8%,P = 0.004);Gibu 等进行 NIV-NAVA 和 NIPPV 的生理研究证明,NIV-NAVA 的峰值吸气压力和 FiO_2 低于 NIPPV,NIV-NAVA 在增加婴儿舒适度方面比 NIPPV更有效。韩国一项研究比较了 NIV-NAVA 和 NCPAP 在超低体重婴儿(extremely low birth weight infant, ELBWI)拔管后稳定的作用,显示 72 小时内拔管失败率 NIV-NAVA 组明显低于 NCPAP 组(6.3% *vs.* 37.5%,P=0.041)。

2. 支气管肺发育不良　在过去的 20 多年中,极早早产儿存活率不断提高,影响其生活质量较严重的疾病之一是早产儿慢性肺部疾病(CLD)或 BPD,这些婴儿生后由于多种原因需要呼吸支持,鉴于机械通气的深远影响,已探索了不同的有创和无创通气策略,以减少肺损伤和 BPD。作为一种新的通气模式,至目前为止,尚未见关于 NAVA 对 BPD 的发生发展有直接益处的研究报道。

有研究表明,长时间的被动机械通气会引起动物隔膜结构的改变、隔膜纤维发生快速废弃萎缩;动物模型以及人类膈肌急性发炎、肌肉质量下降、失调和虚弱,引起膈肌功能障碍。Shimatani 等将 20 只日本白兔随机分为:无辅助通气、CMV、NAVA、PSV 四组,给予机械通气诱发肺损伤,并继续机械通气 12 小时,结果发现,CMV、NAVA 和 PSV 组间的生理指标、呼吸参数和组织学肺损伤无明显差异;NAVA 和 PSV 之间的肌纤维横截面积没有差异,CMV 中肌纤维的横截面积低于 NAVA;而在 NAVA 组,肌节破裂的面积分数低于 PSV[NAVA *vs.* PSV:1.6(1.5~2.8) *vs.* 3.6(2.7~4.3),P<0.001];NAVA 组凋亡细胞比例低于 PSV

[NAVA *vs.* PSV：3.5（2.5~6.4）*vs.* 12.1（8.9~18.1），*P*<0.001]；提示使用能保留自主呼吸的 PSV 或 NAVA 可以保存膈肌的横截面积以防止肺泡萎缩；而在防止膈肌肌节损伤和肌纤维细胞凋亡方面 NAVA 优于 PSV，这种作用有可能是通过患儿与呼吸机的非同步性介导的。因此，机械通气过程中保持自主呼吸有助于维持呼吸肌功能，特别是对于重度 BPD 患儿，长期带机和接受镇静剂治疗，很可能会出现膈肌纤维的失用性萎缩，或可以通过进行性的 NAVA 负荷来锻炼其膈肌功能，为可能的拔管作好准备。

日本长野儿童医院 NICU 小样本研究（14 例 NAVA *vs.* 21 例 CMV，胎龄 <27 周），评估 BPD 发生率、家庭氧气疗法的使用、插管持续时间和镇静剂使用情况，结果显示在 BPD、家庭氧疗或插管持续时间方面，两组间差异无显著性意义，但 NAVA 组患儿改用 NAVA 后任何情况下均能停用咪达唑仑；结论提示 NAVA 可以用于早期阶段，至少在 BPD 恶化之前可以改善 ELBWI 的呼吸结局。Lee 等回顾在 6 年内进行气管切开术并需要机械通气 >6 个月的早产儿病历，14 例早产患儿接受了长期机械通气，其中 9 例接受 NAVA 支持，5 例接受其他呼吸机支持，与气体触发辅助通气组相比，NAVA 组连续镇静的持续时间明显缩短，镇静剂的大剂量使用也显著降低，接受的地塞米松剂量更低；NAVA 实施后较 NAVA 使用前青紫发作和大剂量镇静剂的使用频率显著降低。有限的研究已经探索到 NIV-NAVA 在早产儿呼吸支持上不可忽略的益处，未来需要前瞻性、大样本、多中心、随机对照研究进一步探讨 NIV-NAVA 对 BPD 的影响。

二、疗效判断

呼吸支持的主要目的是改善通气、换气障碍和减轻患儿呼吸做功，治疗有效的判断来自呼吸支持后血气的改善，以及患儿呼吸困难的改善、呼吸暂停的减少或消失。基于 NAVA 的工作原理，当给予恰当的呼吸支持后可见明显的人机同步状态，患儿机械通气舒适度明显改善。

与其他无创呼吸支持一样，NAVA 同样有其局限性，当 NIV-NAVA 支持后任何情况下如出现呼吸困难无改善、血气分析示高碳酸血症或低氧血症无改善，均应结合临床改为其他呼吸支持模式或气管插管有创呼吸支持。

第六节　并　发　症

与其他无创通气相比，NAVA 的并发症并不常见，鲜有报道。理论上可能出现下列并发症。

一、气胸

NAVA 是通过 EAdi 信号提供成比例的压力支持来帮助自主呼吸，输送的最大吸气压力基于膈肌产生电活动的量生成 PIP，通气时间持续到电活动降低 30%~70% 后终止呼吸，当最小 EAdi 不低于峰值的 70% 时，有可能不能终止呼吸，从而导致吸气时间极长，会增加急性气胸的风险；另一方面，NAVA 允许早产儿选择自己的呼吸机参数，适合不断变化的呼吸需求，允许"叹气"存在,以偶尔补充呼吸,理论上如果长期带机可能会增加气胸和慢性肺病的风险。对此,Firestone NAVA 研究团队通过 NAVA 呼吸机存储的数据进行回顾分析,对共 55 例数据完整受试者超过 100 万次的呼吸峰值压力和潮气量分布评估,NAVA 组(胎龄 26.5 周 ± 2.3 周,体重 862g ± 361g)平均峰值压力为 (16.4 ± 6.4)cmH_2O,NIV-NAVA 组(胎龄 26.8 周 ± 1.5 周,体重 844 ± 165g)平均峰值压力为 (15.8 ± 6.4)cmH_2O,平均潮气量为 (3.5 ± 2.7)ml/kg;大多数峰值吸气压力和潮气量在建议的范围之内或以下,因此气胸的并发症少见。

二、消化道胀气

前述谈到 NAVA 良好的神经耦联现象,解释了送气和声门开放的协调性,相较于其他无创压力支持较少导致胃胀气,但当呼吸机参数设置"过高"或者经常切换至后备压力控制(PC)模式则可能出现消化道胀气。有关新生儿 NAVA 应用的诸多研究显示,无论是有创或无创 NAVA,新生儿都有能力"关闭"神经吸气,并在达到适当的体积 / 压力时关闭呼吸机,通过最佳的方式支持自然呼吸反射,以同步方式促进患儿呼吸的努力,减少新生儿期增加呼吸机参数的需要,通常参数设置合理的情况下几乎未见并发症和不良反应。因此,不少学者建议可以在所有新生儿呼吸窘迫中应用这种新方法,以提高呼吸机的同步性,改善气体交换。

第七节 操 作 流 程

NAVA 与传统呼吸机的主要区别是神经触发送气模式,两者管路和湿化器的安装原理并无太大区别,关于 SERVO-n 开机步骤在呼吸机界面有非常细致的指引提示,现就主要操作流程加以概述。

1. **根据患儿体重、身长选择合适的 EAdi 导管** EAdi 导管外包装有依据身长、体重(早产儿)选择导管型号的说明。

2. 获取 EAdi 电缆并插入 SERVO-n 接口。

3. **检查 EAdi 模块功能** EAdi 电缆一端插入 SERVO-n 接口,将另一端插入自身接口,EAdi 模块功能检查将自动完成并提示通过。

4. **置入 EAdi 导管** 测量从鼻梁(nose,N)经耳垂(earlobe,E)至剑突(xiphoid,X)距离(NEX 测量),根据相应公式(经鼻、经口不同,附于导管包装盒),计算预计 EAdi 导管放入深度;或在 EAdi 设置界面输入体重、身长,由 SERVO-n 计算出初始深度。插入之前,将 EAdi 导管浸入无菌水中几秒钟以激活涂层,从而提高导电率并易于插入(除水外,请勿使用任何其他物质)

5. **确认 EAdi 导管位置**(图 11-2)

(1)打开 EAdi 设置访问菜单。

(2)选择"EAdi 导管定位"。

(3)查看从第 1 到第 4 行 ECG 波幅递减的变化趋势,以及在第 2 和第 3 行中可见交叉存在粉色的波形,5个粉红色圆圈(代表电极位置)在9个电极点的中间部分,根据图示精细调整。

(4)记录导管的最佳插入深度。

(5)将 EAdi 导管固定在面部,确保导管未弯曲。

6. 选择通气模式　首先是有创/无创通气方式,其次 NAVA、SIMV。

7. 设置 NAVA 水平、PEEP 和 FiO₂(参考本章第三节)　初始设置参考来自之前有创通气的数值或医师临床经验;合理设置后 EAdi 的最高目标是 5~15mcV,EAdi min 通常 <3mcV。

8. EAdi 触发设置　EAdi 触发器的默认值为 0.5mcV,这是一个很好的起点,避免在触发信号过低时发生"自我触发"(数字越小越敏感)。

9. 备用通气设置　如果患儿有呼吸暂停未检测到 EAdi 信号,超过设定的呼吸暂停时间,则激活"备用通气模式"。该设置同传统呼吸机,设置峰压、呼吸频率、吸气时间以确保有足够的支持。这些设置需要模拟以前的参数设置,但必须在启动 NAVA 的 1 小时内重新进行评估,患儿可以根据需要在 NAVA 和备用通气之间自动转换,无需操作员干预或发出报警提醒。

10. 警报限制设置

(1)压力上线(UPL)设置比 PIP 高 10cmH₂O,达到 UPL 会报警,而吸气峰压将在低于 UPL 下 5cmH₂O 切换。如果 UPL 报警频繁出现,则考虑以 5cmH₂O 增加 UPL,如果 UPL 报警继续出现且极限似乎过高,请重新评估患儿的临床状况。

(2)设置报警声音级别,以便床边护理人员能听到。

(3)设置呼吸暂停时间,以使患儿不会在临床上失代偿,从 5 秒或更少开始,并根据临床症状进行调整。

(4)呼吸速率 5~10 次/min 至 90~100 次/min。

在初始适应期过后,可能需要经常评估警报并进行相应调整。

第八节　监护和注意事项

一、EAdi 导管位置

EAdi 波形是对患儿自身神经元驱动力的估计,niNAVA 根据 EAdi 峰值和最小值为我们提供恒定的实时反馈,帮助最小化非同步事件。该呼吸机的核心是膈神经触发,因此获取 EAdi 信号尤为关键。早产儿 EAdi 导管电极间隔相对密集,容易移位导致信号错误或缺失,因此需要导管固定技巧,并实时监测导管位置。另外,EAdi 导管价格昂贵,商家建议 1~3 天更换,临床有用到 5~7 天的时间仍可以较好地获取 EAdi 信号,可能与新生儿胃液偏碱性有关。如果导管位置良好且功能正常,而没有显示 EAdi 信号通常表示中枢性呼吸暂停,此时呼吸机将启动备用通气,直到 EAdi 恢复。

二、呼吸循环的生理反馈

呼吸机参数设置时提到"断点"问题(参见本章第三节),被认为是膈肌"卸载"的适当生理反应,即低水平 NAVA 会增加呼吸驱动力,随着 NAVA 水平的增加,呼吸支持力度进一步增加,则膈肌负荷下降,呼吸驱动减弱,EAdi 信号减弱。这种无法人为控制的呼吸驱动反应,可能出现达不到可接受的潮气量、呼吸频率和气体交换,因此 EAdi 信号变化需要密切观察,及时做出合理的参数调整,这也是 NAVA 的一个主要缺点,即后备通气 PIP 由临床医师手动设置完成,未来的研究应该根据患儿变化的 EAdi 实时更改后备通气支持。

对于超低体重儿、极早早产儿和已经处于脑室出血和容量损伤的高风险婴儿,呼吸驱动力不成熟,呼吸浅弱、呼吸暂停时有发生,生后 1 周内不建议使用 NAVA,可采用其他模式。然而,在所选模式下对 EAdi 的监控,仍然可以为临床医师提供先前无法获得的关于中枢性呼吸驱动的信息,可用于优化同步和协助辅助通气,对指导呼吸机管理,尤其是及时撤机有重要帮助。

三、呼吸机参数的密切监控和合理调定

与其他机械通气一样,NAVA 同样存在管理技巧,当出现通气不足或低氧血症时注意如下情况分析:①呼吸暂停频繁出现,应考虑缩短呼吸暂停设定时间,以便较早得到后备通气的支持;②如果新生儿经常处在后备通气中,要考虑增加后备通气频率或峰值压力以在后备通气时提供更多支持;③如果新生儿呼吸困难(高 EAdi 信号),应考虑增加 NAVA 水平以进一步"卸载"呼吸肌负荷,让呼吸机进行更多的"呼吸工作";④如果触发高压警报,应考虑增加峰值压力极限以募集更多的肺泡改善潮气量。

与其他无创通气相比,NIV-NAVA 是一种相对较新的模式,需要更多的经验和实践来设置或控制;考虑到定容通气的既定益处,未来应建立大规模随机对照试验,以比较 NAVA 与容量靶向或压力控制通气对呼吸驱动不成熟新生儿的影响。

(梁　红)

参考文献

1. 任晓旭.神经调节辅助通气在儿科的应用.中国小儿急救医学,2017,24(2):92-97.

2. 陈正,杜立中.神经调节辅助通气技术在早产儿呼吸支持中的应用.中国实用儿科杂志,2018,33(5):324-327.

3. KARIKARI S, RAUSA J, FLORES S, et al. Neurally adjusted ventilatory assist versus conventional ventilation in the pediatric population: Are there benefits？Pediatr Pulmonol, 2019, 54 (9): 1374-1381.

4. NG E, SCHURR P, BECK J, et al. Impact of feeding methods on diaphragm electrical activity and central apnea in preterm infants. Early Hum Dev, 2016, 101 (1): 33-37.

5. FIRESTONE KS, FISHER S, REDDY S, et al. Effect of changing NAVA levels on peak inspiratory pressures and electrical activity of the diaphragm in premature neonates. J Perinatol, 2015, 35 (8): 612-616.

6. DUCHARME-CREVIER L, BECK J, ESSOURI S, et al. Neurally adjusted ventilatory assis (NAVA) allows patient-ventilator synchrony during pediatric noninvasive ventilation: a crossover physiological study. Crit Care, 2015, 19 (1): 44.

7. GUPTA A, LUMBA R, BAILEY S, et al. Electrical Activity of the Diaphragm in a Small Cohort of Preterm Infants on Noninvasive Neurally Adjusted Ventilatory Assist and Continuous Positive Airway Pressure: A Prospective Comparative Pilot Study. Cureus, 2019, 11 (12): e6291.

8. HOUTEKIE L, MOERMAN D, BOURLEAU A, et al. Feasibility study on neurally adjusted ventilatory assist in noninvasive ventilation after cardiac surgery in infants. Respir Care, 2015, 60 (7): 1007-1014.

9. LEMYRE B, DAVIS PG, DE PAOLI AG, et al. Nasal intermittent positive pressure ventilation (NIPPV) versus nasal continuous positive airway pressure (NCPAP) for preterm neonates after extubation. Cochrane Database Syst Rev, 2014,(9): CD003212.

10. LONGHINI F, SCARLINO S, GALLINA MR, et al. Comparison of neurally-adjusted ventilator assist in infants before and after extubation. Minerva Pediatr, 2018, 70 (2): 133-140.

11. PROTAIN AP, FIRESTONE KS, McNINCH NL. Evaluating peak inspiratory pressures and tidal volume in premature neonates on NAVA ventilation. Eur J Pediatr, 2020, 6 (1): 1-9.

12. MALLY PV, BECK J, SINDERBY C, et al. Neural Breathing Pattern and Patient-Ventilator Interaction During Neurally Adjusted Ventilatory Assist and Conventional Ventilation in Newborns. Pediatr Crit Care Med, 2018, 19 (1): 48-55.

13. CHIDINI G, DE LUCA D, CONTI G, et al. Early Noninvasive Neurally Adjusted Ventilatory Assist Versus Noninvasive Flow-Triggered Pressure Support Ventilation in Pediatric Acute Respiratory Failure: A Physiologic Randomized Controlled Trial. Pediatr Crit Care Med, 2016, 17 (11): e487-e495.

14. PERMALL DL, PASHA AB, CHEN XQ. Current insights in non-invasive ventilation for the treatment of neonatal respiratory disease. Italian Journal of Pediatrics, 2019, 45, Article number: 105.

15. EICHENWALD EC, COMMITTEE on FETUS and NEWBORN, AMERICAN ACADEMY of PEDIATRICS. Apnea of prematurity. Pediatrics, 2016, 137 (2): e2015, 3757.

16. BAIRAM A, LAFLAMME N, DROLET C, Neonatal Network Investigators. Sex-based differences in apnoea of prematurity: a retrospective cohort study. Exp Physiol, 2018, 103 (10): 1403-1411.

17. TABACARU CR, MOORES RR, KHOURY J, et al. NAVA-synchronized compared to nonsynchronized noninvasive ventilation for apnea, bradycardia, and desaturation events in VLBW infants. Pediatr Pulmonol, 2019, 54 (11): 1742-1746.

18. GIBU C, CHENG P, WARD RJ, et al. Feasibility and physiological effects of non-invasive neurally-adjusted ventilatory assist (NIV-NAVA) in preterm infants. Pediatr Res, 2017, 82 (4): 650-657.

19. LEE BK, SHIN SH, JUNG YH. Comparison of NIV-NAVA and NCPAP in facilitating extubation for very preterm infants. BMC Pediatr, 2019, 19: 298.

20. SHIMATANI T, SHIME N, NAKAMURA T, et al. Neurally adjusted ventilatory assist mitigates ventilator-induced diaphragm injury in rabbits. Respir Res, 2019, 20 (1): 293: 1-10.

21. ODA A, KAMEI Y, HIROMA T, et al. Neurally adjusted ventilatory assist in extremely low-birthweight infants. Pediatr Int, 2018, 60 (9): 844-848.

22. LEE J, KIM HS, JUNG YH, et al. Neurally adjusted ventilatory assist for infants under prolonged ventilation. Pediatr Int, 2017, 59 (5): 540-544.

23. STEIN H, BECK J, DUNN M. Non-invasive ventilation with neurally adjusted ventilatory assist in newborns. Seminars in Fetal & Neonatal Medicine, 2016, 21 (2): 154-161.

24. COSI G, MONZANI A, GENONI G, et al. Weaning in Neurally Adjusted Ventilatory Assist (NAVA): a prospective interventional study in neonates. Minerva Pediatr, 2019. doi: 10. 23736/S0026-4946. 19. 05142-9. Online ahead of print.

25. GIBU CK, CHENG PY, WARD RJ, et al. Feasibility and physiological effects of noninvasive neurally adjusted ventilatory assist in preterm infants. Pediatr Res, 2017, 82 (4): 650-657.

26. KARIKARI S, RAUSA J, FLORES S, et al. Neurally adjusted ventilatory assist versus conventional ventilation in the pediatric population: Are there benefits？ Pediatr Pulmonol, 2019, 54 (9): 1374-1381.

27. MALLY PV, BECK J, SINDERBY C, et al. Breathing Pattern and Patient-Ventilator Interaction During Neurally Adjusted Ventilatory Assist and Conventional Ventilation in Newborns. Pediatr Crit Care Med, 2018, 19 (1): 48-55.

28. FIRESTONE K, HORANY BA, DE LEON-BELDEN L, et al. Nasal continuous positive airway pressure versus noninvasive NAVA in preterm neonates with apnea of prematurity: a pilot study with a novel approach. J Perinatol, 2020, 40 (8): 1211-1215.

29. LOVERDE B, FIRESTONE KS, STEIN H. Comparing changing neurally adjusted ventilatory assist (NAVA) levels in intubated and recently extubated neonates. J Perinatol, 2016, 36 (12): 1097-1100.

30. GARCÍA-MUÑOZ RODRIGO F, URQUÍA MARTÍ L, GALÁN HENRÍQUEZ G. Neural breathing patterns in preterm newborns supported with non-invasive neurally adjusted ventilatory assist. J Perinatol, 2018, 38 (9): 1235-1241.

31. KADIVAR M, SANGSARI R, SOLTANALIAN H. Clinical Application of Neurally Adjusted Ventilatory Assist in Neonates with Respiratory Distress: A Systematic Review. Journal of Comprehensive Pediatrics, 2019, 10 (2): e62634.

32. MIYAHARA J, SUGIURA H, OHKI S. The evaluation of the efficacy and safety of non-invasive neurally adjusted ventilatory assist in combination with Intubation-Surfactant-Extubation technique for infants at 28 to 33 weeks of gestation with respiratory distress syndrome. SAGE Open Med, 2019, 7: 2050312119838417.

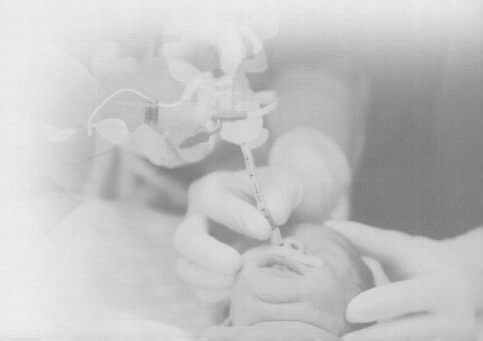

第十二章
新生儿无创呼吸支持相关药物治疗

第一节 肺表面活性物质

一、产生和组成

肺表面活性物质(PS)是由Ⅱ型肺泡上皮细胞合成并分泌的一种脂肪球膜蛋白(又称磷脂蛋白)复合物,其中磷脂约占85%,蛋白质占10%左右,另外还含有少量的中性脂类和糖。在妊娠20周后,胎肺的立方状上皮细胞开始分化成Ⅱ型肺泡细胞,PS开始逐渐生成,到35~36周达到肺成熟的水平。PS在Ⅱ型肺泡上皮细胞内合成,先是在内质网合成磷脂,然后经过高尔基体加工进入板层小体,在板层小体内磷脂与肺表面活性物质蛋白(surfactant protein,SP)的SP-B和SP-C结合,形成表面活性脂蛋白复合物。板层小体定位至Ⅱ型肺泡细胞的表面,通过胞吐作用而释放入肺泡。随着板层小体在肺泡内解体,表面活性复合物会形成脂蛋白阵列,称管髓体,包含有SP-A、SP-B、SP-C蛋白和磷脂,可促进肺泡和气道内表面形成薄膜,从而降低肺泡表面张力。胎龄越小,PS产生的数量就越少。由于组成PS的脂质和蛋白质的不同,早产儿生成的PS活性也低于足月儿,而在早产儿中,PS的数量和质量的降低均可导致其活性降低,从而引起呼吸窘迫综合征(RDS)。产前给予糖皮质激素可降低早产儿发生RDS的风险,因其可通过增强肺结构成熟过程的变化及诱导产生刺激磷脂合成和PS释放的酶,从而改善新生儿的肺功能。

过度通气、肾上腺素受体激动剂、肾上腺皮质激素、白三烯、前列腺素及腺苷等均能增加PS的分泌及清除速度,而窒息、低氧血症、肺部血液灌注不足、低血压、寒冷损伤、酸中毒等均能抑制PS的合成。

二、主要功能

1. **降低肺泡表面张力,防止肺泡萎缩** 肺泡内的压力与表面张力呈正比,与肺泡半径呈反比,吸气时肺泡扩张,PS分子分散,回缩力增高,防止肺泡的过度扩张。呼气时肺泡收缩,PS密集,肺泡腔内表面张力降低,回缩力减弱,使得肺泡在呼气时仍保持一定程度的扩张,肺泡不至于萎陷。

2. **调节肺泡表面张力** 正常人体不同肺泡间的表面张力存在一定的差异,不同的肺泡间相互连通,小肺泡内的压力比大肺泡要大,由于PS的存在,能调节大小肺泡间的张力,使得大肺泡不至于过度膨胀,小肺泡不至于过度萎陷。

3. **维持肺顺应性** 正常肺组织的弹性有赖于弹力纤维和PS的作用,尤其是在低肺容量时,肺顺应性更取决于PS,如果肺泡内缺乏PS,肺泡表面张力增高,肺顺应性下降。

4. **维持肺泡毛细血管间液体平衡,防止肺水肿** PS能促使液体由肺泡向组织间隙移动,保持肺泡液体平衡,从而防止肺泡内积液。

5. **参与呼吸道免疫调节及防御机制** PS蛋白SP-A和SP-D在呼吸道起着非常重要的防御作用,参与气道免疫调节机制,可以增加肺免疫功能、减轻炎症反应、提高肺抗感染能力。

6. 其他功能　PS 还有促进气道纤毛运动；降低气道黏液黏滞度及黏附性而促进其排出；松弛气道平滑肌；在低气道压力下，PS 可稳定无软骨的小气道，防止小气道的萎陷。

三、相关病理生理

1. PS 生成减少　先天性肺发育不足可使肺泡 Ⅱ 型细胞数量及功能均低下；或继发性肺部严重病变可使肺泡 Ⅱ 型细胞受损伤，而导致 PS 合成及分泌减少。

2. PS 成分比例失调　研究发现肺部病变患儿及动物模型肺灌洗液中，饱和卵磷脂比例下降，而磷脂酰肌醇及溶血卵磷脂等不饱和磷脂比例升高。此种比例失调，使得 PS 降低肺表面张力的能力显著下降。

3. PS 蛋白含量及活性异常　严重肺病变时，肺泡灌洗液中 SP-A、SP-B 显著减少，而血清中浓度升高，这可能与肺泡通透性增加有关。同时，肺病变会导致局部肺组织 NO 和氧自由基生成增加，SP-A 被硝酸化而致活性下降，甚至失活。

4. PS 代谢过程异常　在肺损伤时，PS 大聚合体向小聚合体转化的速度异常增快，即使总磷脂含量不变，大小聚合体比例失调，生物活性下降，可致肺功能下降。

5. PS 活性下降　肺损伤时，肺血管通透性增加，血浆蛋白外渗到肺泡，可抑制 PS 活性。血浆蛋白的抑制作用从强到弱依次为：纤维蛋白降解产物、纤维蛋白原、球蛋白和白蛋白。

四、常用的肺表面活性物质

肺表面活性物质制剂包括天然的 PS 和合成的 PS。虽然这两种制剂都有效，但临床试验显示天然的 PS 优于合成的 PS，尤其是在早产儿中使用天然制剂时，吸入氧浓度、通气压力更低，病死率和 RDS 相关并发症的发生率也更低。常用的一些 PS 制剂见表 12-1，目前国内常用的 PS 有猪肺磷脂和牛肺表面活性剂。

表 12-1　国内外常用的一些 PS 制剂

通用名	来源	推荐剂量
Poractant alfa	猪肺切碎	100~200mg/（kg·次）（1.25~2.5ml/kg）
牛肺表面活性剂	牛	70mg/（kg·次）（3ml/kg）
Bovactant	牛	50mg/（kg·次）（1.2ml/kg）
BLES	牛	135mg/（kg·次）（5ml/kg）
Colfosceril palmitate	合成	64mg/（kg·次）（5ml/kg）
Calfactant	小牛肺灌洗	105mg/（kg·次）（3ml/kg）
Surfactant-TA	牛	100mg/（kg·次）（3.3ml/kg）
Lucinactant	合成	174mg/（kg·次）（磷脂）（5.8ml/kg）
Beractant	牛肺切碎	100mg/（kg·次）（4ml/kg）

五、适应证

1. **新生儿呼吸窘迫综合征（NRDS）** NRDS 是 PS 药物治疗的主要适应证,胎龄越小,PS 的合成和分泌就越少,NRDS 的发生率就越高,大量的临床研究表明,PS 药物对 NRDS 的治疗疗效显著,可以显著降低 NRDS 的病死率。

2. **急性呼吸窘迫综合征（ARDS）** 新生儿严重缺氧、重症感染性肺炎和全身感染、重症胎粪吸入综合征（MAS）等导致急性肺损伤,内源性 PS 受损失活和继发性呼吸功能障碍,两肺广泛渗出,严重者发生 ARDS。国内外许多临床研究显示 PS 治疗新生儿 ARDS 能改善临床症状。基于小样本 RCT 研究的系统综述显示,PS 治疗 MAS 所致 ARDS 可降低严重程度,减少需要 ECMO 支持的患儿数量,降低死亡 /ECMO 复合结局风险。美国儿科学会推荐 PS 在重症感染性肺炎所致的 ARDS 进行临床探索,基于三项小规模 RCT 的系统综述显示: PS 治疗对需要机械通气的重症肺炎所致 ARDS 有利。2019 年,一项纳入 208 例新生儿的国内多中心研究显示,PS 治疗可改善新生儿重症感染性肺炎所致 ARDS 的氧合状态,减轻肺实变程度,缩短机械通气时间和住院时间。

3. **新生儿肺出血** 多项 RCT 研究显示,PS 能改善新生儿严重肺出血的氧合,缩短机械通气时间,但疗效维持时间较短。

4. **遗传性 PS 蛋白缺陷症** 又称先天性肺泡蛋白沉积症,该病可发生在早产儿或足月儿,由于 *SP-B* 或 *SP-C* 基因缺陷和突变,导致 SP-B 或 SP-C 不能表达或表达明显不足或蛋白结构异常,进而导致新生儿 RDS。使用 PS 药物治疗有一定疗效,但维持时间较短,不能改善最终预后。

六、应用

1. **肺表面活性物质的选择** PS 制剂包括天然型的 P（或称动物来源 PS,从猪肺、牛肺灌洗液或肺匀浆中提取）、S 和人工合成的 PS。临床试验显示天然的 PS 优于不含蛋白 B 和 C 的合成制剂。目前国内常用的 PS 制剂分别是猪肺磷脂和牛肺表面活性剂。国外研究认为不同的天然型的 PS 制剂在治疗 RDS 的效果上似乎是没有明显的临床差异。

2. **肺表面活性物质使用时机** PS 治疗 NRDS 应强调早期治疗（early therapy）,新生儿出生后即密切观察呼吸变化,如出现呻吟、呼吸困难,应先使用持续气道正压（CPAP）通气,一旦 CPAP 压力 >6cmH_2O,吸入氧浓度（FiO_2）>0.30,应给 PS 治疗。若早产儿生后需气管插管维持病情稳定时,可以在产房内使用 PS。给 PS 治疗后如病情减轻或没有加重,继续使用 CPAP,对大多数早期或轻度 NRDS,CPAP+PS 是最佳治疗方法。如 CPAP 不能维持,可改为经鼻间歇正压通气（NIPPV）或无创高频通气,少数患儿,病情继续加重,需及时改为机械通气。

对病情进展快,入院时已发生中度和重度 NRDS,一旦确定诊断,立即给予 PS 抢救性治疗。

对剖宫产,尤其是择期剖宫产新生儿 RDS,在生后 72 小时内都应密切观察呼吸变化,如发生呼吸困难,立即给予呼吸支持,同时行肺部超声或 / 和胸部 X 线片检查,如显示 RDS 变化,需及时气管插管机械通气,并给 PS 治疗。

对新生儿 ARDS,根据临床症状、肺影像检查和氧合指数评估病情严重程度,如提示中、重度 ARDS,可考虑给予 PS 治疗。

3. **肺表面活性物质用药剂量和次数**　根据药物推荐剂量和病情严重程度选择 PS 剂量,猪肺磷脂推荐剂量为每次 100~200mg/kg,牛肺表面活性剂推荐剂量为每次 40~100mg/kg。在推荐剂量范围内,大剂量效果优于小剂量,对病情严重者使用推荐剂量范围上限。使用首次 PS 后,如病情未改善或改善后又加重,可给予第 2 次、少数情况会给予第 3 次 PS 治疗,2 次 PS 间隔时间根据患儿病情需要决定,一般间隔 6~12 小时。如给 PS 次数达到 4 次,病情仍未改善,应考虑可能存在其他影响因素,给予相应处理,如继续使用 PS,疗效并不明显。猪肺磷脂推荐重复给药的剂量为每次 100mg/kg;牛肺表面活性剂推荐重复给药的剂量为每次 70mg/kg(表 12-2)。

表 12-2　国内常用的 2 种 PS 制剂防治早产儿 RDS 的预防和治疗

项目	RDS 的预防	RDS 的治疗
适用患儿	≤ 26 周 26~30 周者若在产房需插管或产妇产前未用激素	所有 RDS
使用时间(出生后)	15 分钟以内	尽早
首剂剂量	猪肺磷脂 100mg/kg;牛肺表面活性剂 40~70mg/kg	猪肺磷脂 200mg/kg;牛肺表面活性剂 100mg/kg
重复剂量(必要时)		猪肺磷脂 100mg/kg;牛肺表面活性剂 70mg/kg

4. **给药方法**　目前 PS 有 2 种剂型:干粉剂和混悬剂,须冷冻保存。干粉剂使用前加注射用水充分混匀,混悬剂使用前解冻摇匀,如将药瓶置于 37℃预热数分钟,有利于 PS 磷脂更好地均匀分散。然后将 PS 经气管插管注入肺内,仰卧位给药,不需要多个体位。

以往有研究对重症 MAS 病例先进行肺灌洗,再使用 PS,但肺灌洗并不能洗出胎粪,反而可能会导致肺水肿,现在不推荐 PS 肺灌洗。

PS 传统给药方法为经过气管插管注入气道(图 12-1),但气管插管可能对新生儿造成损伤。近年对较小的早产儿开展微创给药方法,包括较小创伤性肺表面活性物质给药法(LISA)或微创肺表面活性物质治疗(MIST)技术(图 12-2),即通过侵袭性较小的胃管(借助 Magill 钳)或者 16G 静脉留置套管(或专用管)插入声门下进入气道给药,可以避免传统的气管插管,目前已证实通过微创技术无需气管插管和机械通气可达到预期临床效果。微创给药方法目的是尽可能减少气管插管所致的损伤。

目前临床上多是通过气管插管注入 PS,通过间歇正压通气(手动通气或机械通气)使表面活性物质分布于两肺,然后持续机械通气,病情改善则撤离机械通气。在 CPAP 时代,气管插管 - 肺表面活性物质 - 拔管(intubation-surfactant-extubation,INSURE)技术不会增加慢

性肺病和 / 或死亡,并可能减少这些不良后果,然而新生儿气管插管与许多并发症有关,尽可能在不需要插管的情况下实现表面活性物质给药。

如果临床医师有使用微创给药方法(LISA 或 MIST)的经验,对 CPAP 支持下有自主呼吸的早产儿 RDS,推荐采用 LISA 或 MIST 给药方式,以减少气管插管,尤其是对出生胎龄 <28 周的早产儿。

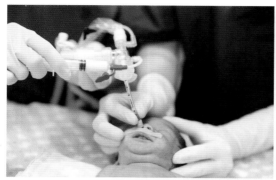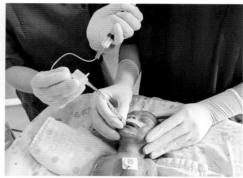

图 12-1　PS 气管内注入给药法

左图:经双腔气管导管注入肺表面活性物质;右图:经细导管注入肺表面活性物质

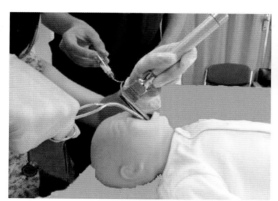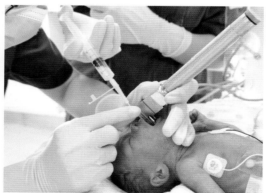

图 12-2　PS 的微创给药法

左图:LISA 给药法;右图:MIST 给药法

目前只有中等质量的证据支持这些微创的 PS 给药技术是优于传统的气管内给药,在没有确切的临床研究证明这些新型的微创的 PS 给药技术有效、安全之前,首选还是经气管导管气管内给药。但目前微创的 PS 给药方法在临床的应用已经逐渐扩大,特别是在欧洲的医学中心。然而,在 PS 的使用、给药方法和患儿的选择方面存在很大的差异。一篇纳入 6 项 RCT 共 895 例新生儿的系统评价发现,与标准的气管插管气管内给药相比,采用 LISA 方法给药组在纠正胎龄 36 周时死亡或支气管肺发育不良(BPD)的复合结局的发生率更低(*RR* 0.75,95% *CI* 0.59-0.94),存活患儿的 BPD 风险更低(*RR* 0.72,95% *CI* 0.53-097)生后 72 小时内需要机械通气的比率更低(*RR* 0.71,95% *CI* 0.53-0.96),住院期间任何时间需要机械通气的发生率也更低(*RR* 0.66,95% *CI* 0.47-0.93)。两组在病死率、需要再次给予 PS 或者操作失败率方面无差异。但这些数据可能存在偏倚,因为所有纳入的研究均未设盲,其中 3 项研究未描述随机分组方法。

虽然 LISA 技术不用复苏囊正压通气,也不必脱离无创呼吸支持,避免了应用 PS 时压力过高和过度肺膨胀导致的早产儿肺损伤,但在操作的过程中仍需要密切观察患儿的生命体征变化情况,随时作好复苏的准备。

LISA 技术不良反应少和相对容易的给药方法意味着 LISA 技术可能在未来早产儿 RDS 的治疗中发挥更大的作用,是早产儿 RDS 的一种新的有前景的治疗方法,但是目前无论是国内或国际上,关于 LISA 技术的应用尚未形成共识,包括应用 LISA 技术的适宜人群,应用 LISA 技术注入 PS 的时机和有关 LISA 技术标准的操作流程,大多数医务人员对于 LIAS 仍处于了解和学习阶段,该技术的广泛开展还需加大对相关医护人员的培训。

七、治疗时可能发生的合并症

1. **过度通气和高氧血症** 给 PS 治疗后数小时,肺部病变快速改善,肺通气和换气快速改善,如不及时下调 FiO_2 和呼吸机参数,容易发生过度通气和高氧血症。

2. **气漏** 给 PS 治疗后肺部病变快速吸收,肺顺应性快速改善,如不及时下调呼吸机压力,可能会发生气漏。

3. **肺水肿、肺出血** PS 治疗后,肺部病变改善,肺血管阻力快速下降,动脉导管未闭(PDA)转为左向右分流、肺血流量增加,可能会发生肺水肿和肺出血。

4. **脑血流改变** 曾有少数报道 PS 治疗后脑室内出血(IVH)发生率增加。采用 Doppler 超声或近红外线测定 PS 治疗前后患儿脑血流动力学变化,结果显示 PS 治疗后短时间(10 分钟)内脑血流速度增快或血流量增加,在 30 分钟后恢复正常,可能为快速给药操作反射性所致。Leviton 等总结 16 个临床治疗试验,Gunkel 等总结 9 个临床治疗试验,结果显示 PS 预防组 IVH 发生率为 33.8%,对照组为 34.5%;PS 治疗组 IVH 发生率为 44.9%,对照组为 47.9%,没有显著差异。

八、监护和注意事项

PS 治疗后肺部病变可能快速吸收,肺顺应性快速改善,发生呼吸力学和血流动力学快速变化,因此须密切监护病情变化,观察缺氧状况、皮肤颜色、两肺呼吸音等变化,观察 SpO_2 和血气(PaO_2、$PaCO_2$、pH、BE)变化,观察呼吸力学变化(如肺顺应性、压力 - 容量环、气道阻力等)。如病情改善,SpO_2 稳定在 90%~95%,应及时下调 FiO_2、气道峰压(PIP)、呼吸机频率等参数,减少和减轻可能发生的合并症。

第二节 咖 啡 因

甲基黄嘌呤类药物是目前治疗早产儿呼吸暂停(AOP)的主要药物,其中常用药物为咖啡因和茶碱。咖啡因由于半衰期更长、安全范围更广且不良反应发生率更低，是目前治疗AOP 的首选药物（表 12-3）。

表 12-3　咖啡因和氨茶碱药代动力学比较

项目	咖啡因	氨茶碱
有效治疗血药浓度窗	5~25mg/L	5~13mg/L
出现副作用血药浓度	>50mg/L	>13mg/L
负荷剂量	20mg/kg	4~6mg/kg
维持剂量	5~10mg/kg　q.d.	2~3mg/kg　q.6~8h.
半衰期	72~96h	30h
达到稳态血浓度时间	14d	5d
监测血药浓度	不需要	需要
AOP 适应证	有	无
药物相互作用	咖啡因和茶碱可在体内发生相互转化，不应同时使用	

一、咖啡因治疗 AOP 的作用机制

咖啡因的作用机制包括：①刺激延髓呼吸中枢；②增加对二氧化碳的敏感性；③增加骨骼肌张力；④增强膈肌收缩力；⑤增加每分通气量；⑥增加代谢率；⑦增加耗氧量。咖啡因通过刺激中枢神经和心血管系统，促进儿茶酚胺的分泌，具有利尿剂作用，并改变葡萄糖的动态平衡。中枢神经系统的腺苷受体分为 A1、A2（A2 又分为 A2a 和 A2b 亚型）和 A3 三大类。咖啡因是 A2a 受体的选择性拮抗剂，对 A1 受体起非选择性腺苷拮抗剂的作用，通过阻断 A1 和 A2a 发挥其生物效应，调节神经递质的释放，如去甲肾上腺素、多巴胺、血清素、乙酰胆碱、谷氨酰胺和 γ- 氨基丁酸，还可增加环腺苷 $3'$, $5'$- 单磷酸和环鸟苷单磷酸，使支气管扩张。此外，咖啡因还能增强外周化学感受器的活性，从而终止呼吸暂停，启动正常呼吸。咖啡因也可能对未成熟的肺有抗炎作用。咖啡因对呼吸功能的影响可提高早期经鼻持续气道正压通气治疗的成功率，有利于早期撤机，减轻呼吸机所致的肺损伤。

二、咖啡因在新生儿的临床应用

（一）咖啡因对早产儿的影响

1. **神经效应**　很多研究表明，早产儿使用咖啡因具有神经保护作用。早产儿在给予咖啡因治疗后 2 小时内，大脑皮质活动增强，表现为脑电图记录振幅和持续时间增加，此外，在校正胎龄 36 周时，使用咖啡因的婴儿振幅整合脑电图评分高于对照组（$P<0.001$）且癫痫活动无明显增加。探讨咖啡因对早产儿的长期影响的最全面的研究是咖啡因治疗早产儿呼吸暂停（caffeine for apnea of prematurity，CAP）试验，研究表明咖啡因可以提高极低体重儿在矫正年龄 18~21 个月时无神经发育障碍的存活率；两组患儿在 5 岁和 11 岁时总体认知结局

和学业表现相似,但咖啡因治疗组降低了 5 岁时发育性协调障碍的发生率,并且降低了 11 岁时运动障碍的发生率;在 5 岁时,咖啡因治疗组与安慰剂组对死亡或残疾的综合结果无显著性差异,但咖啡因组的运动总功能有明显改善;咖啡因治疗组在 11 岁时,精细运动协调、视觉运动整合、视觉感知和视空间物体组织能力均优于对照组。这些研究表明,咖啡因治疗早产儿呼吸暂停具有长期的安全性和潜在的神经系统保护作用。

2. **用于早产儿呼吸暂停、呼吸支持和拔管** 在 CPA 试验中,共纳入了 2 006 例早产儿,出生体重为 500~1 250g;结果显示,治疗组与对照组在死亡、脑部超声结果异常和新生儿坏死性小肠结肠炎的发生率方面没有差异,但咖啡因治疗组行 PDA 结扎术的风险降低,以及 BPD 的发生风险降低,能缩短吸氧时间和缩短气管插管时间。在 CAP 试验的一项后续报道中,对于需要正压通气的婴儿,相比于安慰剂,咖啡因治疗组的益处与减少呼吸支持、缩短机械通气时间相关,可以提早停止正压通气,提示呼吸暂停的发生率下降。2010 年,Cochrane 回顾性总结了甲基黄嘌呤治疗(茶碱或咖啡因)增加早产儿在 1 周内成功拔管的概率,且使用咖啡因治疗的婴儿在需要氧疗、正压通气和气管内插管的时间都更加短。

3. **BPD 和长期的肺预后** 咖啡因是目前少数已知的可以在纠正胎龄 36 周内降低 BPD 风险的药物之一。但目前关于评估咖啡因对降低 BPD 发生率的研究数量有限,且不同的研究使用的 BPD 定义不同,多数没有报道咖啡因治疗后远期的肺预后情况。主要的研究结果来源于 CAP 试验,在 CAP 试验中,咖啡因的使用使 BPD 的发生率下降了 36%。在 CAP 试验后续研究的亚组分析显示,生后开始咖啡因治疗的日龄对降低 BPD 的发生相关,生后 3 天内使用咖啡因治疗,有利于降低 BPD 的发生率。澳大利亚对参加 CAP 试验的早产儿 11 年随访结果证明咖啡因治疗对远期肺功能也有积极的影响,咖啡因组患儿的呼吸系统功能要好于对照组。总的来说,咖啡因的应用可以有效降低 BPD 的发生率,尤其是生后 3 天内给药,且对早产儿肺功能有积极的长期影响。

(二)咖啡因使用的时机

对于胎龄 <28 周出生的极早产儿,建议早期预防性地给予咖啡因治疗,从而有可能避免气管插管和机械通气,或者有利于提前拔管。一项来自加拿大新生儿协作网(Canadian Neonatal Network,CNN)关于胎龄 <29 周早产儿的大型回顾性研究比较了在出生后 2 天内使用咖啡因(早期)与生后第 3 天或 3 天后(晚期)使用咖啡因,在该研究队列中,75% 的患儿早期使用咖啡因,其余的患儿晚期使用咖啡因,一项多变量分析显示,与晚期治疗组相比,早期咖啡因治疗组新生儿出现死亡和 BPD 复合结局的风险小幅降低,但具有统计学意义(31.5% *vs.*31.1%;*OR* 0.81,95% *CI* 0.67-0.98);然而,这一作用主要是由于 BPD 发生率降低,因为两组患儿的病死率并无差异(5.7% *vs.* 5.8%;*OR* 0.98,95% *CI* 0.7-1.37)。此外,早期应用咖啡因治疗组发生 PDA 或因 PDA 接受手术干预的可能性较低,其他并发症包括坏死性小肠结肠炎(NEC)、严重神经系统损伤或重度 ROP 在两组患儿间无差异。在该研究的随访报告中,矫正月龄 18~24 个月时,早期治疗组的神经发育结局较晚期治疗组更好,更进一步支持早期使用咖啡因治疗。对一个来自某医疗集团的包含 29 070 名极低体重儿的大型多中心数据库进行回顾性分析表明,早期使用咖啡因治疗(生后 3 天内)与 BPD 发生率较低、需治

的 PDA 更少等相关且机械通气治疗时间平均缩短 6 天。可能与早期应用咖啡因有利于改善肺的顺应性和气道阻力,增加每分通气量,增强呼吸肌收缩力,有利于早期撤机或者增加 CPAP 治疗的成功率,从而也减少了 BPD 和 PDA 的发生。但也有一些研究认为,对于生后接受 CPAP 治疗或需要机械通气的早产儿,预防咖啡因治疗并无额外的益处。总的来说,在生后 3 天内使用咖啡因似乎可以降低 BPD、PDA 和 IVH 的发生率,但并不能降低 CPAP 和拔管失败的风险,但大多数的结果都是来源于回顾性的研究或者小样本的临床试验,且存在一定的偏倚,鉴于证据的不确定性,需要更多的 RCT 来评估预防性咖啡因治疗对机械通气和非机械通气早产儿的短期和长期获益。

（三）咖啡因的使用剂量

1. **初始剂量和维持剂量** 对于存在 AOP 的早产儿,可给予枸橼酸咖啡因负荷剂量为 20mg/kg（相对于 10mg/kg 的咖啡因）,使用输液泵或其他定量输液装置,缓慢静脉输注（30 分钟）；24 小时后给予 5~10mg/kg（相对于 2.5~5mg/kg 咖啡因）维持剂量；或通过口服给药,每 24 小时给予维持剂量 5~10mg/kg。目前尚不清楚更高剂量咖啡因的疗效和安全性,但有一些低质量的研究表明,剂量更高可能降低早产儿 BPD 的发生率和死亡风险。咖啡因在早产儿的血浆清除率低且半衰期较长（约 100 小时）,由于治疗窗较宽,不良反应小,使用相对安全,没有必要常规测定咖啡因的血清药物浓度,通常只有在有毒性反应征象时才考虑测定药物的血药浓度；咖啡因治疗的谷浓度为 5~25mg/L,开始咖啡因治疗后 5~7 天可达到稳态的血药浓度。在一项纳入 101 例早产儿的观察性研究中,枸橼酸咖啡因的中位剂量为 5mg/kg（2.5~10.9mg/kg）,监测到的血药浓度为 3~23.8mg/L；95% 的样本血药浓度介于 5~20mg/L 之间,包括研究病例中 23 例血清肌酐和血尿素氮升高的患儿和 13 例肝功能指标增高的患儿中,也并没有出现咖啡因血药浓度的明显升高。

2. **停药指征** 关于何时停止咖啡因治疗,目前仍缺乏比较确切的循证医学证据,根据早产儿呼吸暂停的自然病程,在婴儿达到矫正胎龄 32~34 周且持续超过 7 天未再出现需要干预的呼吸暂停发作时可考虑停用咖啡因。咖啡因一般在停药 1 周后才能从新生儿的体内代谢完成。

（四）咖啡因的不良反应

主要的不良反应有:

1. **心脏影响** 心动过速、心律失常、高血压等。

2. **神经系统影响** 易激惹、烦躁不安、颤抖。

3. **代谢率增加** 一项有关代谢率和氧耗量的研究显示,相比于基线测量值,咖啡因显著增加了耗氧量[7ml/(kg·min) 增至 8.8ml/(kg·min)]和能量消耗[从 2.1kcal/(kg·h) 增至 3kcal/(kg·h)]；在 4 周的研究期间,相比于未治疗的婴儿,咖啡因治疗的婴儿维持正常体温所需的温箱的温度更低,且在摄入相近的热量后体重增加更少（21g/d vs.42g/d）。

对于接受枸橼酸咖啡因和 NCPAP 治疗后仍有呼吸暂停发作的早产儿,需要考虑气管插管和机械通气或者采用 NIPPV 模式进行辅助通气。同时要再次评估患儿的情况,排除其他继发原因所导致的 AOP。

第三节　糖皮质激素

类固醇激素是目前常用的非甾体类激素,在新生儿中以肾上腺糖皮质激素最常用,临床试验显示,生后应用糖皮质激素治疗有利于改善支气管肺发育不良(BPD)婴儿的肺功能和肺预后,对于部分呼吸机辅助通气的新生儿有利于提早拔管,减少 BPD 的发生率,但在临床中使用糖皮质激素的适应证、时机及疗程,目前仍存在较大的争议,而因糖皮质激素应用所带来的不良反应,也越来越引起临床的关注。

一、糖皮质激素的病理生理作用

1. **血液与造血系统**　皮质激素能刺激骨髓造血功能,使红细胞和血红蛋白含量增加,大剂量可使血小板增多并提高纤维蛋白原浓度,缩短凝血时间;促使中性粒细胞数增多,但却降低其游走、吞噬、消化与糖酵解等功能,因而减弱对炎症区的浸润与吞噬活动。对淋巴组织也有明显影响,在肾上腺皮质功能减退者,淋巴组织增生,淋巴细胞增多;而在肾上腺皮质功能亢进者,淋巴细胞减少,淋巴组织萎缩。

2. **中枢神经系统**　促进婴儿神经系统的成熟,可使大脑皮质细胞的兴奋性增强。糖皮质激素降低大鼠对电休克的阈值,而盐皮质激素则相反。糖皮质激素能提高中枢神经系统的兴奋性,用药后患儿出现欣快、激动、失眠,少数患儿可表现精神失常。大剂量能引起惊厥。糖皮质激素的中枢作用可能与其减少脑中 γ- 氨基丁酸的浓度有关。糖皮质激素能降低体温调节中枢对内源性和外源性致热原的敏感性,从而使热度下降或防止体温升高。

3. **消化系统**　糖皮质激素可增加胃酸及胃蛋白酶的分泌,增强食欲,促进消化。同时,由于对蛋白质代谢的影响,胃黏液分泌减少,上皮细胞更换率减低,使胃黏膜自我保护与修复能力削弱。故长期应用超生理量的糖皮质激素有诱发或加重溃疡形成的危险。

4. **对肌肉、骨骼的影响**　糖皮质激素可以抑制肌细胞蛋白质合成,促进其分解利用,增强肌肉活动能力。去肾上腺动物的骨骼肌松弛无力,给予糖皮质激素可使肌力恢复。有学者报道,糖皮质激素对离体心脏有强心作用,但对在体心脏的作用并不明显。抑制成骨细胞的活力,减少骨中胶原的合成,促进胶原和骨基质的分解,使骨盐不易沉着,骨质形成发生障碍而导致骨质疏松症。骨质疏松症多见于糖皮质激素增多症患儿或长期大量应用本类药物者。出现骨质疏松时,特别是在脊椎骨,可有腰背痛,甚至发生压缩性骨折、鱼骨样及楔形畸形。大量糖皮质激素还可促进钙自尿中排泄,使骨盐进一步减少,这也是糖皮质激素导致骨质疏松的原因之一。骨质疏松是应用糖皮质激素必须停药的重要指征之一。

5. **心血管系统**　糖皮质激素有抑制儿茶酚 -O- 甲基转移酶的作用。使儿茶酚胺降解缓慢,这实际上能增加或保持血中儿茶酚胺的浓度。这对保持血管对去甲肾上腺素的正常反应有重要意义,肾上腺功能减退时,毛细血管扩张,通透性增加,补充糖皮质激素可使血管反应性恢复。糖皮质激素可加强儿茶酚胺收缩血管和强心的效应,能改善心血管功能,提高动脉血压。

6. **呼吸系统**　在婴儿出生时促进肺表面活性物质生成,加速肺成熟。以后对支气管平滑肌的舒张有增强效应。

7. **内分泌系统**　反馈抑制下丘脑促肾上腺皮质激素释放激素的合成和释放,抑制垂体促肾上腺皮质激素的合成与释放。

8. **免疫系统**　对免疫过程的许多环节均有抑制作用。首先,抑制巨噬细胞对抗原的吞噬和处理;其次,对敏感动物由于淋巴细胞的破坏和解体,使血中淋巴细胞迅速减少。糖皮质激素免疫抑制作用与下述因素有关:①抑制吞噬细胞对抗原的吞噬和处理;②抑制淋巴细胞的 DNA、RNA 和蛋白质的生物合成,使淋巴细胞破坏、解体,也可使淋巴细胞移行至血管外组织,从而使循环淋巴细胞数减少;③诱导淋巴细胞凋亡;④干扰淋巴细胞在抗原作用下的分裂和增殖;⑤干扰补体参与的免疫反应。糖皮质激素对人也引起暂时性淋巴细胞减少,其原因可能与淋巴细胞移行至血液以外的组织有关,而不是淋巴细胞溶解所致。动物实验指出,小剂量主要抑制细胞免疫;大剂量则能抑制由 B 细胞转化成浆细胞的过程,使抗体生成减少,干扰体液免疫,原因可能与其选择性地作用于 T 细胞亚群,特别是增强了 T 细胞、抑制 B 细胞的作用有关。但在人体迄今未证实糖皮质激素在治疗剂量时能抑制抗体产生。近年研究还认为糖皮质激素可抑制某些与慢性炎症有关的细胞因子(IL-2、IL-6 和 TNF-α 等)的基因表达。它还能缓解许多过敏性疾病的症状,抑制因过敏反应而产生的病理变化,如过敏性充血、水肿、渗出、皮疹、平滑肌痉挛及细胞损害等,能抑制组织器官的移植排斥反应,对于自身免疫性疾病也能发挥一定的近期疗效。

9. **在炎症与应激反应中的作用**　糖皮质激素有强大的抗炎作用,能对抗各种原因如物理、化学、生理、免疫等所引起的炎症。在炎症早期可减轻渗出、水肿、毛细血管扩张、白细胞浸润及吞噬反应,从而改善红、肿、热、痛等症状;在后期可抑制毛细血管和成纤维细胞的增生,延缓肉芽组织生成,防止粘连及瘢痕形成,减轻后遗症。但必须注意,炎症反应是机体的一种防御功能,炎症后期的反应更是组织修复的重要过程。因此,糖皮质激素在抑制炎症、减轻症状的同时,也降低了机体的防御功能,可致感染扩散、阻碍创口愈合。糖皮质激素抗炎作用的基本机制在于糖皮质激素与靶细胞质内的糖皮质激素受体相结合后影响了参与炎症的一些基因转录而产生抗炎效应。糖皮质激素的靶细胞广泛分布于肝、肺、脑、骨、胃肠平滑肌、骨骼肌、淋巴组织、成纤维细胞、胸腺等处。各类细胞中受体的密度也各不相同。

在应激反应中促肾上腺皮质激素(adrenocorticotropic hormone,ACTH)浓度立即增加,糖皮质激素也相应增多。在这一反应中,交感-肾上腺髓质系统也参与,故血中儿茶酚胺量也增加。应激反应的主要作用是:减少应激刺激引起的一些物质(缓激肽、蛋白水解酶、前列腺素等)的产量及它们的某些不良作用;使能量代谢运转以糖代谢为中心,保持葡萄糖对重要器官的供应;在维持血压方面起"允许作用"增强调节血压的反应。

二、糖皮质激素在新生儿呼吸系统相关疾病的临床应用

应用于呼吸系统相关疾病的糖皮质激素包括全身性糖皮质激素(如地塞米松、倍他米松、氢化可的松)和吸入型糖皮质激素(如倍氯米松、布地奈德)等。许多 RCT 研究显示,地

塞米松用于生后不同时间机械通气依赖的早产儿可促进拔管、降低 BPD 发生率、减少随后激素应用及家庭用氧并提高日龄 28 天时的生存率；但同时可能发生不良反应，如高血糖、高血压、胃肠穿孔、感染、肥厚型心肌病，抑制下丘脑 - 垂体 - 肾上腺轴及长期神经发育延迟（如脑瘫和严重 ROP）。因此，关于糖皮质激素的使用，目前主张小剂量、最短时间谨慎用于长期不能撤离呼吸机的患儿，如对于机械通气超过 2 周、体重 >1 000g 的早产儿，作为撤离呼吸机的准备，可尝试用地塞米松 0.15mg/（kg·d），连续 3 天，有可能顺利拔除气管插管。出生后使用糖皮质激素主要涉及 2 个核心问题：有效性和近期、远期不良反应。现有的临床研究在初始使用时间、剂量、持续时间、糖皮质激素类型、治疗人群及使用方式等方面存在差异。

（一）全身性糖皮质激素

炎症损伤是 BPD 发生的关键环节，糖皮质激素具有抑制炎症反应，减轻支气管痉挛、肺水肿和肺纤维化，促进肺抗氧化酶及 PS 的生成，迅速改善肺功能，有助于撤离呼吸机，减少 BPD 的发生，因此广泛用于早期预防和治疗 BPD。但近年来的临床观察发现，糖皮质激素的应用，尤其是全身性糖皮质激素的应用，可导致新生儿病死率增加，神经系统发育异常等，因此目前对于新生儿，尤其是极低体重儿，使用糖皮质激素应采取谨慎的态度，不应作为常规预防或治疗 BPD 的药物。临床上根据使用糖皮质激素时间分为早期、中期及晚期应用。

1. **早期治疗**　指生后 7 天内全身性应用糖皮质激素。地塞米松和氢化可的松是目前常用的预防和治疗 BPD 的糖皮质激素制剂。有研究显示，地塞米松可以降低 BPD 的发生风险。然而，生后早期地塞米松治疗（尤其是大剂量）可出现不良反应，包括生长迟缓、脑性瘫痪等。虽然有研究数据显示，对于胎龄 <28 周的早产儿，在生后 24~48 小时内给予替代剂量的生理性氢化可的松，可以增加 36 周时无 BPD 的存活率和出院前的存活率以及 2 岁时的存活率，且对神经发育无有害影响，氢化可的松降低 BPD 发生风险的作用与地塞米松相似，且远期的神经系统后遗症风险可能较低，但目前仍未有足够的证据推荐早期应用包括氢化可的松在内的糖皮质激素预防 BPD 的发生。糖皮质激素的过早使用，有可能导致部分不会发生 BPD 的早产儿发生潜在的不良反应以及不必要的干预。

2. **中期治疗**　指在生后 7~14 天内全身性应用糖皮质激素。一项多中心临床试验共纳入 372 例胎龄 <30 周的呼吸机依赖的早产儿，发现生后 7~14 日龄接受氢化可的松治疗的婴儿与对照组相比，复合结局（矫正胎龄 36 周时死亡或 BPD）发生率差异无统计学意义（71% *vs.* 74%，校正 *OR* 0.87，95% *CI* 0.54-1.38）；次要结局中，氢化可的松组矫正胎龄 36 周时的病死率更低（16% *vs.* 24%，*OR* 0.59，95% *CI* 0.35-0.995），但两组出院时的病死率差异无统计学意义（20% *vs.* 28%，*OR* 0.63，95% *CI* 0.39-1.01）。氢化可的松组在整个住院期间各评估时间点的拔管率更高，但需胰岛素治疗的高血糖发生率也更高。氢化可的松的中期应用并不能改变矫正胎龄 36 周的病死率和 BPD 的发生率。考虑到糖皮质激素有利于减少肺部炎症，有助于拔管，2019 年的欧洲 RDS 指南建议，对于持续机械通气超过 1~2 周的患儿，小剂量短疗程的地塞米松可能有助于成功拔管。

3. **晚期治疗**　指在出生 14 天后全身性应用糖皮质激素。晚期全身性应用糖皮质激素治疗有利于提高拔管的成功率，对于持续呼吸机辅助通气治疗超过 3~4 周的超早产儿如仍需呼吸机辅助通气,并且尝试撤离呼吸机失败,或同时需要吸氧浓度>50%,则考虑给予全身性的糖皮质激素。在这种情况下,建议选择低剂量的地塞米松:静脉给予地塞米松(累计剂量0.89mg/kg),起始剂量0.15mg/(kg·d),持续3天,减量至0.10mg/(kg·d),持续3天,再减量至0.05mg/(kg·d),持续2天,最后减量至0.02mg/(kg·d),持续2天,总疗程10天。Yates等尝试用极小剂量地塞米松[0.05mg/(kg·d)]治疗持续呼吸机辅助通气2周以上的早产儿(出生胎龄<30周或体重在1 500g以下),结果表明试验组拔管率明显高于对照组,且氧合指数和需氧量均有明显改善,而无明显的不良反应。一项纳入118例在15~25日龄呼吸机依赖的新生儿,发现使用地塞米松组在1岁时的存活比例高于安慰剂组(88% vs. 74%);在一个纳入20项随机对照试验包含有1 721名婴儿的系统评价显示,当BPD的发生风险>65%时,糖皮质激素的全身治疗可以降低死亡或脑性瘫痪的风险,对于BPD发生风险低于35%的婴儿,生后糖皮质激素治疗可显著增加死亡和脑性瘫痪的发生。因此,晚期可谨慎应用糖皮质激素防治BPD,主要用于需高参数机械通气并撤机困难、高氧依赖或者呼吸状态迅速恶化的婴儿,建议小剂量使用糖皮质激素。

（二）吸入型糖皮质激素

由于全身性糖皮质激素可出现远期神经系统发育损伤,因此有学者提出用吸入型糖皮质激素替代静脉用糖皮质激素,以降低BPD的发生风险和减少有创通气。但也有学者认为,与成人和年长儿相比,早产儿潮气量、肺活量和功能残气量低,呼吸周期短,气溶胶颗粒在肺部停留时间短,与全身性糖皮质激素相比,吸入疗法的作用不大。一项针对出生体重<1 500g需机械通气早产儿的Meta分析发现,生后2周内吸入型糖皮质激素治疗组与安慰剂组相比,28日龄或矫正胎龄36周时的BPD的发生率无统计学差异。然而,吸入型糖皮质激素治疗组发生BPD和死亡复合结局的风险较低(RR 0.86,95% CI 0.75-0.99),存活者发生BPD的风险也较低(RR 0.76,95% CI 0.63-0.93)。然而生后给予吸入型糖皮质激素未能确切显示出能有效降低BPD的风险,其有效性尚需更多的临床研究来明确。2019年的欧洲RDS防治指南建议:对于存在BPD高风险的患儿,可考虑比如布地奈德吸入治疗。值得注意的是,影响吸入糖皮质激素疗效最重要的问题是在雾化吸入的时候药物是否可以有效地进入下呼吸道,避免药物过多地沉积在口腔和咽喉部。因此,如何选择合适的雾化装置、调整呼吸机回路等可能是提高雾化吸入疗效的关键。也有学者提出将糖皮质激素(布地奈德)与肺表面活性物质(PS)混合后经气管给药可安全有效地替代全身用药。PS作为载体和溶剂,有利于促进布地奈德在肺内分布。两项单中心随机对照试验纳入出生体重<1 500g的RDS早产儿,使用布地奈德(2.5mg/kg)联合PS(100mg/kg),q.8h.气管内滴入直至患儿FiO_2<0.4或拔管,结果显示使用该治疗后并未发生血糖、电解质、血压和身体发育的异常,但明显降低了新生儿的死亡和BPD发生率,且未影响18~24月龄时神经系统发育的预后。但目前对于PS联合布地奈德气管内注入仍处于探索阶段,且对于布地奈德的合适剂量,以及在气管内给药其药物代谢动力学的情况仍不清楚,还需要更多的随机对照研究。目前尚未有足够的证据推荐常规使用糖皮质激素联合PS用于预防BPD的发生,建议各单位可根据自身的实际情况决定是否使用气管内给药。

三、糖皮质激素的不良反应

1. **近期并发症**　生后给予全身性糖皮质激素可在改善 BPD 发生率的同时,也可在给药期间或给药后不久出现相关的并发症,包括高血糖、高血压、消化道出血、消化道穿孔、感染、肥厚型心肌病等。国外一项研究,氢化可的松预防 BPD 发生的多中心随机试验,因不良反应发生率较安慰剂组增加而停止。另一项美国国家儿童健康与人类发展研究院开展的地塞米松治疗早产儿的研究中表明胃肠道穿孔和生长发育减慢的发生率增加,并因此提前终止试验。但也有研究提示在低剂量静脉使用氢化可的松时不会增加胃肠穿孔的发生率。

2. **远期并发症**　全身性应用糖皮质激素远期的不良反应主要是神经发育损伤,尤其是脑性瘫痪。一个纳入 20 项随机对照试验的系统评价发现,与对照组相比,接受糖皮质激素治疗的患儿发生脑性瘫痪的风险更高(15.2% *vs.* 10.3%);另一个纳入 32 项研究,共 4 395 例患儿的研究表明,长期随访发现,生后早期(<7 天)应用糖皮质激素的患儿,神经系统出现异常的风险增加,脑瘫的发生率增加。Stark 等研究 220 例出生体重为 501~1 000g 的新生儿,其中 111 例于生后 24 小时内使用地塞米松。在校正胎龄 36 周时,治疗组体重、身长、头围都小于对照组,头围的减少提示脑发育受到影响。Murphy 等研究 18 例早产儿(胎龄 23~31 周,其中 7 例接受地塞米松治疗),以及 14 例健康足月儿,在其校正胎龄 38~41 周时行磁共振成像(MRI)检查。结果发现,与非治疗组早产儿相比,糖皮质激素治疗组早产儿脑容量减少 22%,脑皮层灰质容量减少 35%,而非治疗组早产儿与足月儿无明显区别。皮层下灰质容量如丘脑、神经节容量,3 组无明显区别。这一研究表明,新生儿使用糖皮质激素治疗会影响脑发育,特别是脑皮层灰质。动物实验表明,大鼠出生后第 1 天应用氢化可的松会抑制脑胸腺嘧啶脱氧核苷酸激酶(可调节 DNA 的合成速度)的活性,同时对嘧啶核苷酸的生物合成相当重要,通过测定 DNA 含量可以发现脑细胞数目明显减少、脑重量减轻,从而导致生长发育明显延迟。同时,糖皮质激素对中枢神经系统髓鞘形成也有不良影响,在大鼠出生后第 6 天应用甲基泼尼松龙,发现视神经中有髓神经纤维的量明显减少,且该改变是不可逆的。Yeh 等研究 133 例出生 6 小时内需要机械通气的 RDS 新生儿,其中 70 例于出生后 12 小时内开始应用地塞米松治疗,疗程 4 周,随访至 2 岁发现地塞米松组更易发生脑瘫(25/63 比 12/70),精神运动发育指数(psychomotor development index,PDI)评分也较低,地塞米松组较对照组新生儿有严重的中枢神经系统缺陷和 / 或智力缺陷,地塞米松组更易发生双侧瘫及肌张力减低。Yeh 等还对 262 例患有 RDS 需要在出生后接受机械通气治疗的患儿进行了长达 15 年的随访,地塞米松组 IQ 得分明显低于对照组(78.2 *vs.* 84.4)。此外,地塞米松组在理解能力、认知能力、处理问题的速度和专心程度方面也都较落后。对患儿在学校的表现进行评估发现,治疗组在算数、语法、语音理解方面落后于对照组。

总之,目前糖皮质激素在新生儿治疗中的应用仍备受争议,激素使用的方式、时机、剂型目前尚无统一的推荐,甚至有一些临床试验出现了互相矛盾的结果。美国和加拿大儿科学会共同发表了新生儿糖皮质激素应用指南:不推荐在极低体重儿常规全身性应用糖皮质激素预防和治疗支气管肺发育不良,全身性糖皮质激素的应用仅严格限于那些设计完善的随机双盲对照研究,只有在特殊临床情况下,如患儿需依靠最大通气和氧气支持,并告知家属糖皮质激素治疗的近远期不良反应后才能应用。鼓励开展更多研究以评估皮质激素对神经系统的远期不良反应。在获得临床研究证实前,尚不推荐多种糖皮质激素给药途径。欧洲围产医学联合会也制定了相应的指南:尽可能避免使用糖皮质激素;在出生 3~4 天内禁用地塞米松;能自主呼吸的新生儿不应给予糖皮质激素治疗;病情很重,需要依赖机械通气的新生儿可应用糖皮质激素;尽可能应用最低剂量,最短疗程,局部给药。总之,除非有严格的适应证,应尽量避免新生儿期应用糖皮质激素。因此,临床医师在使用糖皮质激素前需充分评估激素应用对患儿的获益情况,并充分告知家属可能存在的近期和远期不良反应,从而制订最佳的激素治疗方案。

第四节 吸入型支气管扩张药

支气管扩张药是目前改善肺部通气功能的常用药物,包括 β- 肾上腺素受体激动药、茶碱类和抗胆碱药。目前临床常用的吸入型支气管扩张药(inhaled bronchodilator,IB)主要是 β_2- 肾上腺素受体激动药和抗胆碱药。

β_2- 肾上腺素受体激动药主要作用于人体气道中的 β_2 受体,β_2 受体广泛分布于气道的不同效应细胞上,当 β_2 肾上腺素受体激动药兴奋气道 β_2 受体时,气道平滑肌松弛、抑制肥大细胞与中性粒细胞释放炎症介质与过敏介质、增强气道纤毛运动、促进气道分泌、降低血管通透性、减轻气道黏膜下水肿等,这些效应有利于缓解或解除支气管痉挛和气道狭窄。β_2 肾上腺素受体激动药的主要作用是松弛支气管平滑肌,其作用机制为:通过选择性地作用于支气管平滑肌 β_2- 肾上腺素受体激动药,引起受体构型改变,激活兴奋性 G 蛋白,从而活化腺苷酸环化酶,催化细胞内的三磷酸腺苷(adenosine triphosphate,ATP)转变为环磷腺苷(cyclic adenosine monophosphate,cAMP),使得 cAMP 水平增加,转而激活 cAMP 依赖性蛋白激酶 A,再通过降低细胞内游离钙浓度、使肌球蛋白轻链激酶失活和开放钾通道 3 个途径,引起平滑肌松弛。短期地使用支气管扩张药,可以使支气管扩张,改善肺功能。临床上常见的不良反应包括有心动过速、高血压、诱发心律失常、震颤等。常用的药物有沙丁胺醇、异丙肾上腺素、特布他林、间羟异丙肾上腺素等。

抗胆碱药(M- 胆碱受体阻滞药)主要作用在呼吸道 M 胆碱受体上,M 胆碱受体分为 M_1、M_2、M_3 三种亚型。M_1 胆碱受体阻滞药可抑制副交感神经节的神经传递,从而引起气道松弛,但作用较弱;M_2 胆碱受体阻滞时,可抑制胆碱能节后纤维释放乙酰胆碱,哮喘患儿的 M_2 胆碱受体功能失调,抑制性反馈调节作用明显减弱,胆碱能节后纤维末梢释放乙酰胆碱增加,从而促使气道收缩加剧;M_3 胆碱受体存在于大、小气道平滑肌,气道黏膜下腺体与血管内皮细胞。该受体阻滞时,可使气道平滑肌收缩,气道口径缩小,促进黏液分泌与血管扩张等。选择性阻滞 M_1、M_3 胆碱受体后可产生支气管扩张作用。常用的药物有异丙托溴铵。

吸入用沙丁胺醇是目前临床最常用于新生儿的 IB,用有贮雾化器装置的沙丁胺醇定量吸入器(metered dose inhaler,MDI)或 0.5% 喷雾剂(5mg/ml),0.02~0.04ml/kg,渐增量至总量的

0.1ml（2ml 生理盐水），q.6~8h.。机械通气时可将贮雾装置的沙丁胺醇 MDI 连接在机械通气内导管的近端雾化吸入。使用吸入型沙丁胺醇有利于降低气道阻力，增加气道的顺应性，改善通气功能。但目前支气管扩张药在 BPD 患儿中的使用方式存在很大的差异。美国的一项评估 IB 在 BPD 患儿应用的队列研究中，纳入了来自 45 家医院共 4 986 名胎龄 <32 周，出生体重 <1 500g 的早产儿，研究发现其中有 25%（1 224/4 986）的 BPD 和 48%（664/1 390）的重度 BPD 患儿接受了 IB 的治疗，其中进行了气管切开、类固醇和利尿剂治疗时间较长、呼吸支持时间较长的婴儿，其使用 IB 的比例较高，且在不同医院间 BPD 患儿 IB 使用率存在较大的差异，在 0~59%；该研究中，有 1 147 例（23%）接受了吸入型沙丁胺醇的治疗，119 例（3.8%）接受了左旋沙丁胺醇的治疗，169 例（3.4%）接受了异丙托溴铵的治疗，12 例（0.9%）接受了沙丁胺醇和异丙托溴铵的联合治疗。另一项吸入型沙丁胺醇和倍氯米松预防 BPD 的随机双盲安慰剂对照研究中，纳入标准为胎龄 <31 周且临床诊断为新生儿 RDS，在生后第 10 天还需要通气支持者，共纳入 173 例，随机分为安慰剂组、沙丁胺醇组、倍氯米松组、沙丁胺醇与倍氯米松组，疗程 28 天，评价 BPD 的严重程度、病死率、通气支持持续时间和氧疗时间，结果发现，各组之间的生存率、呼吸支持和氧疗时间、BPD 进展和严重程度均无统计学差异，表明对于早产儿常规使用吸入型支气管扩张药，相对于安慰剂而言并无实质性的优势。Koch 等研究也发现，生后早期使用 IB 并不能减低极早产儿患 BPD 的风险和降低病死率。

尽管缺乏 IB 治疗 BPD 长期疗效的证据，但 IB 可能对呼吸机依赖的 BPD 患儿的急性症状有缓解作用。对于部分重度 BPD 患儿，特别是存在呼吸机依赖月龄较大的患儿，病程中可能出现支气管急性痉挛性发作，这种情况下，使用吸入型沙丁胺醇可短期改善呼吸功能。国外有研究发现，对于呼吸机依赖型的慢性肺病患儿，采用静脉注射沙丁胺醇和采用压缩后以气溶胶的形式通过雾化吸入，两者可在同等程度上改善肺功能，不良反应也相似。目前国内外尚无关于吸入型支气管扩张药用于治疗 BPD 长期预后的临床研究。

部分重症 BPD 患儿因持续有创或无创呼吸支持，可能存在支气管软化伴有大气道塌陷，在这种情况下使用 IB 有可能会使支气管软化患儿的气道稳定性出现恶化，所以在使用 IB 前，需排除支气管软化症。

IB 作为扩张气道、改善肺功能的经典用药，在 NICU 的使用较广泛，但目前美国食品药品监督管理局（Food and Drug Administration，FDA）没有批准支气管扩张药用于预防或治疗 BPD 迹象。由于 IB 在 BPD 中的应用目前尚未达成共识，相关的高质量的临床研究并不多，因此，在不同的医学中心对支气管扩张药的使用也存在较大的差异，包括药物的选择、联合用药、用药方式和疗程各有不同。

近年来，由于产前激素、肺表面活性物质的应用，新生儿复苏技术的进步、机械通气理念的变化等，降低了气道损伤的风险，使得 BPD 患儿反应性气道疾病的发生逐渐减少，从而使得吸入型支气管扩张药在临床的应用减少。由于吸入型支气管扩张药对缩短机械通气的时间、预防 BPD 的发生并无益处，且缺乏长期疗效的证据，以及可能存在的不良反应，不推荐新生儿或者 BPD 婴儿常规或长期使用；对于存在呼吸机依赖的 BPD 患儿，可考虑使用 IB，有助于短期改善肺功能和撤离呼吸机。

第五节 镇静、镇痛药和麻醉药

在 NICU 中患儿由于病情需要,可能经历多次侵入性操作,这些操作会导致患儿出现不同程度的不适、应激和疼痛。持续的应激反应可影响新生儿的疾病状态,导致缺氧、高碳酸血症、酸中毒、高血糖等,甚至与新生儿远期神经发育不良预后相关。规范、适宜的疼痛管理,有利于减轻疼痛和不适对患儿的不良影响,改善预后。

一、常用的镇静药物

镇静类药物主要是对中枢神经系统产生抑制,而引起镇静和催眠作用的药物。小剂量的镇静类药物可引起镇静,使用药者处于安静和嗜睡状态;大剂量可有抗惊厥作用,部分镇静类药物大剂量可产生麻醉,用于基础麻醉或复合麻醉。镇静类药物分为巴比妥类和非巴比妥类,后者包括苯二氮䓬类、醛类、丙二醇类、右美托咪定等。巴比妥类药物在大剂量时可深度抑制中枢神经系统,引起麻醉,严重者出现昏迷,呼吸循环衰竭而致死。苯二氮䓬类药物除了镇静催眠作用外,还有抗焦虑、抗惊厥和抗癫痫作用,其安全范围大,几乎无麻醉或致死作用,不良反应少,临床疗效好,在临床的应用日益广泛,基本已取代传统的药物如巴比妥类和水合氯醛的镇静催眠用途,是目前最常用的药物,但由于该类药物没有镇痛的作用,可能掩盖一些新生儿的疼痛表现。

1. **巴比妥类** 巴比妥类是应用最早,也是应用最广泛的镇静类药物,在化学结构上这类药物是脲和丙二醛缩合而成的巴比妥酸的衍生物。常用的药物有巴比妥、苯巴比妥、戊巴比妥、硫喷妥等,新生儿多用苯巴比妥。

巴比妥类对中枢神经系统产生抑制作用,随着剂量的增大,对中枢的作用也由弱到强,依次产生镇静、催眠、抗惊厥、抗癫痫及麻醉作用。大剂量对心血管系统有明显的抑制作用,过量可麻痹呼吸中枢而致死。

(1)对中枢神经系统的作用:小剂量的巴比妥类药物可使患儿镇静,缓解焦虑和烦躁。中等剂量可起到催眠作用,即缩短快动眼睡眠时间,改变正常的睡眠模式,引起非生理睡眠。由于巴比妥类药物具有强大的抗惊厥和抗癫痫作用,对于多种临床原因所引起的惊厥都有治疗作用,可用于新生儿破伤风、脑炎、新生儿脑损伤等所致的惊厥。

(2)对呼吸系统的影响:小剂量的巴比妥类药物对呼吸的影响不大,但对有明显呼吸功能不全者,可降低每分通气量,影响肺通气功能。大剂量的巴比妥类可抑制呼吸中枢,与剂量呈正比,静脉注射速度过快时,也可引起呼吸抑制。在临床上,部分呼吸功能不全的早产儿,在进行相关的辅助检查时,需慎用苯巴比妥进行检查前的镇静,苯巴比妥使用后,需严密观察患儿的呼吸情况,如发生呼吸抑制等情况时,及时处理。

(3)对心血管系统的影响:一般治疗量的巴比妥类对心血管系统无明显影响。静脉注射较大剂量时可引起心排血量减少、心率增快、血压下降、肾血流量减少等。

（4）肝酶诱导作用：巴比妥类药物对肝微粒体酶有诱导作用，其结果一方面可加快本类药物的自身代谢，另一方面还能加速其他许多药物的代谢。既往对于新生儿高胆红素血症的患儿可使用苯巴比妥进行治疗，增加胆红素的结合和排泄，但考虑到苯巴比妥的不良反应，现已不推荐使用苯巴比妥来治疗新生儿高间接胆红素血症。

小剂量的巴比妥类主要不良反应有嗜睡、困倦，偶可引起剥脱性皮炎等严重过敏反应，中等剂量可轻度抑制呼吸中枢，对于 BPD 或存在脑损伤所致呼吸抑制的新生儿需慎用。其肝酶诱导作用可加速其他药物的代谢，影响药效。

2. **苯二氮䓬类**　苯二氮䓬类药物的基本化学结构为 1,4- 苯并二氮䓬，目前临床应用的有 20 多种同类化学结构药物，其抗焦虑、镇静催眠、抗惊厥、肌肉松弛作用各有侧重。根据药物清除半衰期的长短可分为 3 类：长效类如地西泮；中效类如劳拉西泮；短效类如咪达唑仑、三唑仑等。NICU 以地西泮和咪达唑仑最为常用。

（1）地西泮：ICU 内使用最久、最广泛的药物，但药物为脂溶性，通过外周血管给药时，可导致疼痛和血栓性脉管炎；其活性代谢产物半衰期长，反复给药可使代谢产物堆积，从而延长停药后的镇静时间和清醒时间。地西泮抑制呼吸的不良反应与推注速度有很大关系，建议推注速度应控制在 1mg/min 以下。

（2）咪达唑仑：水溶性，能快速透过血 - 脑屏障，起效快，半衰期短；可通过口服、肌内、静脉等多种途径给药；无地西泮的不良反应，且镇静效力较地西泮强 4 倍，更适合患儿，尤其是新生儿。使用时必须采用连续静脉给药方法以维持稳定的血药浓度，起始量 1~5µg/（kg·min）。对机械通气的新生儿有较好的镇静效果，镇痛作用较弱。在一项研究咪达唑仑在新生儿镇静有效性的系统评价中，将 148 名新生儿共纳入 3 个随机试验，使用不同的镇静量表来评估新生儿的镇静情况，结果均显示咪达唑仑的镇静效果要好于对照组，但因为 3 个研究中，没有包括早产儿应用的数据，所以不能判定咪达唑仑对早产儿的影响情况；同时咪达唑仑组新生儿住院时间明显长于安慰剂组，其中的一项研究发现咪达唑仑组新生儿生后 28 天神经系统不良预后发生率要高于吗啡组。在新生动物模型的研究数据表明，咪达唑仑对发育中的大脑，可通过激活线粒体途径，以浓度依赖性方式诱导细胞凋亡，随着浓度的增加，咪达唑仑的毒性机制由半胱氨酸蛋白酶依赖的凋亡转为坏死，而这种作用与苯二氮䓬类受体无关。新生儿预先镇痛与神经结局（Neurologic Outcomes and Pre-emptive Analgesia in Neonates，NEOPAIN）试验包含 9 个医学中心共 67 例早产儿，结果发现接受咪达唑仑治疗的早产儿神经系统不良结局（新生儿死亡、严重的脑室内出血、脑室周围白质软化）发生率明显增加。因咪达唑仑在新生儿存在安全性问题，尤其是对早产儿的神经毒性作用，美国儿科协会的新生儿疼痛指南和欧洲的 RDS 指南都不推荐常规使用咪达唑仑用于机械通气新生儿，尤其是早产儿的镇静。

3. **醛类**　水合氯醛是三氯乙醛的水合物，口服后吸收迅速，在肝中代谢为作用更强的三氯乙醇，两者都具有中枢抑制作用，作用特点与巴比妥类相似。口服后 15 分钟起效，1 小时达血药浓度高峰，可持续 6~8 小时，醒后无头昏、嗜睡等不适。

水合氯醛对皮肤黏膜有强烈的刺激，易引起恶心、呕吐及上腹部不适等，不宜用于胃炎、胃溃疡、消化道出血者,一般使用 10% 的胶糖浆,以减少对胃黏膜的刺激,也可用稀释液直肠给药,但直肠给药会导致药物的吸收不充分。水合氯醛的抗惊厥作用较弱,在新生儿主要用于检查前镇静,多次大量应用对心、肝、肾等实质性脏器有损害,故有心、肝、肾等脏器功能损伤者应慎用。由于水合氯醛存在潜在的致癌性,目前美国和欧洲一些国家已经在镇静处方中删除了水合氯醛,但药物使用的剂量与致癌的相关性目前尚无定论。

4. 右美托咪定　右美托咪定主要通过激动 α_2- 肾上腺素能受体而发挥镇静、镇痛和交感神经阻滞作用。其对呼吸抑制作用小、血流动力学影响小且可经鼻滴入给药,起效快,创伤小,作用时间适中,近年来已逐渐应用于新生儿的麻醉辅助、机械通气镇静及辅助检查等。2008 年,美国 FDA 批准在外科手术或其他操作前或期间可以使用右美托咪定镇静。一项针对右美托咪定在早产儿和足月儿的多中心、安全性、疗效及药代动力学研究显示,不同分组的新生儿分别接受静脉给予右美托咪定不同负荷剂量($0.05\mu g/kg$、$0.1\mu g/kg$、$0.2\mu g/kg$),随后分别接受持续输注 $0.05\mu g/(kg \cdot h)$、$0.1\mu g/(kg \cdot h)$、$0.2\mu g/(kg \cdot h)$。其中有 4 例(10%)需要使用咪达唑仑额外镇静,17 例(40%)需要使用芬太尼或吗啡来进行额外镇痛。进行疼痛评估显示,右美托咪定对早产儿的镇静有效且耐受性良好,无明显不良反应,在早产儿中,其血浆清除率偏低,因此对于早产儿需适当调整药物用量。右美托咪定在国外的婴儿和儿童中的应用逐渐增多,但国内仍缺乏使用的经验,特别在新生儿应用的经验更加有限,早产儿和足月儿使用该药的用法、用量、药物代谢动力学尚处于研究中,不推荐新生儿常规使用该药进行镇静治疗。目前该药多用于新生儿手术中辅助麻醉、术后镇静,常见的不良反应包括低血压、高血压、恶心、心动过缓、口干等。

二、常用的镇痛药物

1. 口服蔗糖或葡萄糖　口服蔗糖或葡萄糖等有甜味的液体,对早产儿和足月儿均有一定的镇痛作用,可用于短时间的轻、中度疼痛性操作,根据胎龄和疾病的严重程度,疼痛性操作前 2 分钟给予 24% 的蔗糖溶液口服,镇痛效果可持续 4 分钟,可有效减少足月儿或早产儿足跟采血、静脉穿刺、肌内注射、留置导尿管及 ROP 检查等操作引起的疼痛;对于其他的疼痛性操作如腰椎穿刺、骨髓穿刺、外周中心静脉导管(peripherally inserted central venous catheter, PICC)置管等,则需要蔗糖与其他镇痛剂联合使用。此外,研究显示 20%~30% 的葡萄糖溶液可减轻短时操作的疼痛反应,具有短时的镇痛效果。针对随机对照试验的一些系统评价发现,新生儿在进行穿刺操作时,使用蔗糖或葡萄糖可以减少总的哭闹时间,减轻心率、血氧饱和度的生理反应或增加迷走神经张力,减少面部痛苦表情,降低疼痛评分。目前关于蔗糖或葡萄糖作用的具体机制尚不清楚,但动物研究表明,蔗糖或葡萄糖是通过激活脑干中的阿片类或非阿片系统发挥镇痛作用。目前尚未确定口服蔗糖的最佳剂量,治疗新生儿疼痛的剂量范围为 24% 的蔗糖溶液 0.05~0.5ml,可通过注射器或滴管口服蔗糖,或者让婴儿吸吮预先蘸有 24% 蔗糖溶液的安抚奶嘴从而给予蔗糖。有研究认为,胎龄 <32 周的早产儿在 24 小时内口服 10 剂以上的蔗糖后会对神经发育产生不利影响。另外一项关于反复使用蔗糖治疗新生儿操作性疼痛的有效性和安全性的系统评价发现,关于蔗糖对早产儿长期

神经系统预后不良影响的证据有限,还需要进行更多的相关研究。

2. **非甾体抗炎药**(nonsteroidal anti-inflammatory drug,NSAID) 以对乙酰氨基酚、布洛芬等为代表,尽管 NSAID 已广泛用于成人和年龄较大的儿童镇痛,但由于其对新生儿有一些明确的不良反应,在新生儿期使用较少。

(1)对乙酰氨基酚:对乙酰氨基酚可用于治疗轻~中度的疼痛或术后疼痛。对乙酰氨基酚可采用口服、直肠和静脉给药,在新生儿中由于药物代谢较成人慢,用药的频率要低于成人或年龄较大的儿童,单次口服的剂量为 10~15mg/kg,6~8 小时一次。一项针对对乙酰氨基酚治疗和预防新生儿疼痛的系统评价显示,与安慰剂或 EMLA 乳膏相比,对乙酰氨基酚并不能减轻足跟采血、ROP 检查所致的疼痛。Roofthooft 等进行的随机双盲试验发现,在进行 PICC 置管时,静脉用对乙酰氨基酚对胎龄 <32 周的早产儿没有镇痛作用。对乙酰氨基酚可作为辅助镇痛药,联合表面麻醉药或阿片类药物,用于治疗新生儿疼痛性操作带来的急性疼痛,且对乙酰氨基酚与阿片类药物联用,有助于减少阿片类药物的使用总量。在婴儿中对乙酰氨基酚很少发生不良反应,与年龄较大的儿童不同,该药很少导致新生儿出现肝毒性或肾毒性,此外对乙酰氨基酚的使用不会增加新生儿发生低体温的风险。早产儿和足月儿对乙酰氨基酚推荐使用方法和剂量见表 12-4。

表 12-4 早产儿和足月儿推荐使用对乙酰氨基酚的方法

病例	口服	直肠途径	每日最大剂量
早产儿(28~32 周)	12mg/(kg·次),q.12h.	15mg/(kg·次),q.12h.	30mg/(kg·d)
早产儿(32~36 周)	10~15mg/(kg·次),q.8h.	先负荷量 30mg/kg,随后 20mg/(kg·次),q.8h.	60mg/(kg·d)
足月儿	10~15mg/(kg·次),q.6~8h.	先负荷量 30mg/kg,随后 20mg/(kg·次),q.8h.	60mg/(kg·d)
婴儿	10~15mg/(kg·次),q.4~6h.	先负荷量 30mg/kg,随后 20mg/(kg·次),q.6~8h.	80~90mg/(kg·d)

(2)布洛芬:在 NICU 布洛芬主要用于治疗动脉导管未闭,极少用于新生儿镇痛,使用 NSAID 可引起消化道出血、血小板功能障碍和肾小球滤过率下降等不良反应。由于有更加安全有效的药物可用,布洛芬等 NSAID 不常规用于新生儿镇痛。

3. **阿片类药物** 阿片类药物是治疗所有年龄段患儿中~重度疼痛最有效的药物。这类药物既有镇痛,又有镇静作用,其治疗窗宽且可减弱生理应激反应。吗啡和芬太尼是目前最常用于新生儿的阿片类药物。

(1)吗啡:吗啡是最常用于新生儿镇痛的阿片类药物,对于接受持续呼吸机辅助通气治疗或手术后的患儿,可采用持续微泵输注或间歇性给药的方式以减少侵入性操作所导致的急性疼痛。吗啡的初始注射速率见表 12-5。虽然目前已明确,吗啡可以改善机械通气新生儿的人机对抗和对机械通气新生儿有镇痛效果;但有一些临床研究认为,对于机械通气的早产儿常规给予吗啡镇痛可能并无临床益处。美国的 NEOPAIN 进行的包括 16 个医学中心的 898 例胎龄 <32 周机械通气早产儿的研究结果显示,在随机分配至持续输注吗啡组和安慰剂组的早产儿中,两组患儿的病死率、重度脑室内出血的发生率或脑室周围白质软化的发生率均无差异,吗啡组婴儿的疼痛评分较低,且心率和呼吸频率的增幅较小;但吗啡组婴儿更容易出现低血压、所需机械通气时间更长,开始喂养及到达全肠内营养的时间也更长。因此不推荐在机械通气早产儿常规使用吗啡镇痛。对于机械通气的足月儿,持续使用吗啡镇痛可能不会带来与早产儿相同的不良反应风险,但仍有可能导致机械通气的时间延长。一项针对 62 例机械通气足月儿的回顾性研究发现,术后输注吗啡延长了机械通气的时间,但不会导致拔管后呼吸暂停、低血压或其他并发症的发生率增加。在新生儿中吗啡镇痛可能存在的副作用包括呼吸抑制、低血压、喂养延迟或尿潴留,吗啡的应用可能对新生儿的远期结局无影响。使用新生儿疼痛评分量表评估新生儿疼痛情况,以及采用非药物镇痛以减少阿片类药物的使用剂量,并降低其副作用发生率是未来的趋势。

(2)芬太尼:芬太尼是一种人工合成的强效阿片类药物,有极强的脂溶性,可以快速起效,镇痛效价为吗啡的 100 倍,由于对血流动力学的影响极小,且可以快速镇痛,可用于循环功能不稳定的新生儿治疗。芬太尼的初始注射速率见表 12-5。一项针对机械通气早产儿的多中心研究发现,与安慰剂组相比,随机分配至芬太尼组的早产儿持续性疼痛和阵发性疼痛的疼痛评分均较低,然而与对照组相比,芬太尼组因呼吸抑制导致初始的机械通气时间更长(152 小时 *vs.*110 小时),且该组婴儿生后 1 周仍使用呼吸机的比例更高、胎粪初次排出时间更长。美国儿科学会和加拿大儿科学会的指南建议,对于机械通气的早产儿,不推荐常规持续输注芬太尼,因为目前的研究并未显示出获益超过潜在不良反应的风险。

表 12-5　新生儿使用吗啡和芬太尼起始注射速率参考

病例	吗啡	枸橼酸芬太尼
早产儿	(5~10)μg/(kg·h)	(0.5~1.0)μg/(kg·h)
足月儿(≤ 28d,无心脏疾患)	10μg/(kg·h)	1.0μg/(kg·h)
足月儿(≤ 28d,有心脏疾患)	5μg/(kg·h)	(0.5~1.0)μg/(kg·h)
婴儿(>28d,无心脏疾患)	20μg/(kg·h)	(1.0~2.0)μg/(kg·h)
婴儿(>28d,有心脏疾患)	15μg/(kg·h)	(0.5~2.0)μg/(kg·h)

(3)瑞芬太尼:瑞芬太尼是一种作用时间较短的芬太尼衍生物,未来可能会作为替代芬太尼用于短时手术或气管插管前的镇痛用。一项纳入 20 例早产儿的随机对照试验发现,气管插管前接受瑞芬太尼的早产儿,其气管插管的整体情况得到了显著的改善且未观察到不良反应。也有研究发现瑞芬太尼组与吗啡加咪达唑仑组联合治疗相比,插管的结局并无差异。瑞芬太尼进入体内后不被肝脏排泄,且目前尚无关于其在新生儿的长期效应的研究。尽管对于机械通气的足月儿或早产儿,或者因各种手术后疼痛或操作性疼痛的患儿,使用芬太尼及其衍生物用于镇痛的证据仍较少,但在欧洲的 NICU 已经广泛地应用该药。因此,瑞芬太尼等芬太尼的衍生物在新生儿中的应用需充分评估利弊,谨慎使用。

三、常用麻醉药

1. 局部麻醉药　包括表面麻醉药和注射用麻醉药,主要用于外周动静脉穿刺、PICC 置管、腰椎穿刺等有创操作。在新生儿中最常用的局部麻醉药有丁卡因凝胶、2.5% 利多卡因和 2.5% 丙胺卡因混合乳膏制剂(eutectic mixture of local anesthetics, EMLA)。

(1)丁卡因凝胶:丁卡因凝胶在使用后 30 分钟内产生麻醉作用,持续时间可达 4~6 小时,与安慰剂相比,4% 的丁卡因凝胶更能减轻静脉置管或静脉穿刺引起的急性疼痛。丁卡因凝胶耐受性良好,常见的不良反应有局部皮肤红斑,很少发生局部水肿和瘙痒,且无全身中毒的征象,由于其起效快、作用时间长,可能比 EMLA 乳膏更适合用于临床。

(2)EMLA 乳膏:EMLA 乳膏(利多卡因 / 丙胺卡因药膏)是目前常用的表面麻醉药,其中的麻药成分浓缩在微米级的微滴中,有利于麻醉药物完整地渗入完好的皮肤。EMLA 可用于足月儿的各种侵入性操作,如各种穿刺及浅表手术等,直接将其涂于未受损皮肤,60~90 分钟产生麻醉效果,镇痛持续约 1 小时。对于足跟采血引起的疼痛无效。常见的副作用主要与其成分丙胺卡因相关,包括轻度、短暂的皮肤刺激或高铁血红蛋白血症。单次使用应 <2mg。由于其起效时间长(需 1 小时以上),在一些需要紧急实施麻醉的情况下并不宜选用;EMLA 常使血管收缩,导致静脉穿刺困难。

(3)利多卡因:在进行腰椎穿刺、骨髓穿刺、经皮静脉或动脉置管等有创操作时,可局部采用 1% 的利多卡因溶液 0.5ml/kg 皮下浸润麻醉,以减少有创操作所带来的疼痛。对于新生儿,如采用经鼻气管插管,可使用小剂量利多卡因凝胶滴鼻或润滑气管导管,可能有利于减少患儿气管插管时的不适,但应避免利多卡因和肾上腺素联合使用,以尽可能降低发生组织坏死和快速性心律失常的风险。

2. 全身用麻醉药　静脉全身用的麻醉药在 NICU 应用不多,多用于新生儿的手术或术后镇静,临床较常用的是氯胺酮和丙泊酚。

(1)氯胺酮:氯胺酮是一种 N- 甲基 -D- 天冬氨酸受体拮抗剂,属于"分离性麻醉剂",是唯一一种可以产生强烈的镇静和遗忘作用的镇痛药,可在维持呼吸驱动的同时扩张支气管,并有轻微增加心率和血压的情况下改善血流动力学功能。一项共纳入 57 例需在产房进行气管插管复苏的早产儿观察性研究发现,与未接受镇痛的新生儿相比,39 例接受氯胺酮与阿托品联用的新生儿疼痛评分更低,且在插管期间发生心动过缓的可能性更小。在早产儿中心静脉置管过程中使用氯胺酮,对血流动力学不会产生明显的影响,大剂量的氯胺酮(2mg/kg)会减慢心率,更大剂量的氯胺酮(5mg/kg)会降低血压但不减少心排血量。因此,对于血流动力学不稳定的新生儿,可以考虑使用氯胺酮(1~2mg/kg)静脉注射镇静,但目前氯胺酮在机械通气新生儿中的应用不多,还有待于更大规模的临床试验来验证其在新生儿治疗中的安全性和有效性。

(2)丙泊酚:丙泊酚是一种具有镇静催眠作用的麻醉药,起效迅速(注射 5~10 分钟起效)、作用时间短(5~10 分钟),还可降低脑代谢率,并有一定的抗惊厥作用。在有呼吸道控制的情况下,可用于高颅压和严重人机对抗的患儿。目前在健康新生儿的最佳丙泊酚剂量数据有限。不良反应有呼吸抑制、心血管抑制，与剂量相关。有学者对其药理动力学研究认为，对出生 1 周内的新生儿，无论单次静脉注射或持续给药，均会导致血药质量浓度的蓄积效应，因此不推荐新生儿使用。美国 FDA 的建议：丙泊酚不得用于 3 岁以下儿童的麻醉诱导和 2 月龄以下婴儿的麻醉维持，以及儿童的镇静。但目前在 NICU 不推荐使用丙泊酚进行镇静，长时间静脉维持输注可能导致丙泊酚输注综合征。

（孟　琼）

参考文献

1. 牛莹 . 糖皮质激素防治早产儿支气管肺发育不良的研究进展 . 国际儿科学杂志 , 2019, 46 (5): 360-363.

2. 中华医学会儿科学分会急救学组 , 中华医学会急诊医学分会儿科学组 , 中国医师协会儿童重症医师分会 . 中国儿童重症监护病房镇痛和镇静治疗专家共识 (2018 版). 中华儿科杂志 , 2019, 57 (5): 324-330.

3. POLIN RA, CARLO WA, COMMITTEE On FETUS and NEWBORN, AMERICAN ACADEMY of PEDIATRICS. Surfactant replacement therapy for preterm and term neonates with respiratory distress. Pediatrics, 2014, 133 (1): 156-163.

4. ARDELL S, PFISTER RH, SOLL R. Animal derived surfactant extract versus protein free synthetic surfactant for the prevention and treatment of respiratory distress syndrome. Cochrane Database Syst Rev, 2015,(5): CD000144.

5. SINGH N, HALLIDAY HL, STEVENS TP, et al. Comparison of animal-derived surfactants for the prevention and treatment of respiratory distress syndrome in preterm infants. Cochrane Database Syst Rev, 2015,(12): CD010249.

6. SWEET DG, CARNIELLI V, GREISEN G, et al. European Consensus Guidelines on the Management of Respiratory Distress Syndrome-2019 Update. Neonatology, 2019, 115 (4): 432-450.

7. KLOTZ D, PORCARO U, FLECK T, et al. European perspective on less invasive surfactant administration-a survey. Eur J Pediatr, 2017, 176 (2): 147-154.

8. ALDANA-AGUIRRE JC, PINTO M, FEATHERSTONE RM, et al. Less invasive surfactant administration versus intubation for surfactant delivery in preterm infants with respiratory distress syndrome: a systematic review and meta-analysis. Arch Dis Child Fetal Neonatal Ed, 2017, 102 (1): F17-F23.

9. SCHMIDT B, ROBERTS RS, DAVIS P, et al. Long-term effects of caffeine therapy for apnea of prematurity. N Engl J Med, 2007, 357 (19): 1893-1902.

10. SCHMIDT B, ROBERTS RS, DAVIS P, et al. Caffeine therapy for apnea of prematurity. N Engl J Med, 2006, 354 (20): 2112-2121.

11. DOYLE LW, RANGANATHAN S, CHEONG JLY. Neonatal Caffeine Treatment and Respiratory Function at 11 Years in Children under 1, 251 g at Birth. Am J Respir Crit Care Med, 2017, 196 (10): 1318-1324.

12. LODHA A, ENTA R, SYNNES A, et al. Early Caffeine Administration and Neurodevelopmental Outcomes in Preterm Infants. Pediatrics, 2019, 143 (1): e20181348.

13. PATEL RM, ZIMMERMAN K, CARLTON DP, et al. Early Caffeine Prophylaxis and Risk of Failure of Initial Continuous Positive Airway Pressure in Very Low Birth Weight Infants. J Pediatr, 2017, 190: 108-111, e1.

14. AMARO CM, BELLO JA, JAIN D, et al. Early Caffeine and Weaning from Mechanical Ventilation in Preterm Infants: A Randomized, Placebo-Controlled Trial. J Pediatr, 2018, 196 (1): 52-57.

15. VLIEGENTHART R, MIEDEMA M, HU GJ, et al. High versus standard dose caffeine for apnoea: a systematic review. Arch Dis Child Fetal Neonatal Ed, 2018, 103 (6): F523-F529.

16. LEMYRE B, DUNN M, THEBAUD B. Postnatal corticosteroids to prevent or treat bronchopulmonary dysplasia in preterm infants. Paediatr Child Health, 2020, 25 (5): 322-331.

17. MARLOW N. REEVALUATING. Postnatal Steroids for Extremely Preterm Infants to Prevent Lung Disease. JAMA, 2017, 317 (13): 1317-1318.

18. ONLAND W, COOLS F, KROON A, et al. Effect of Hydrocortisone Therapy Initiated 7 to 14 Days After Birth on Mortality or Bronchopulmonary Dysplasia Among Very Preterm Infants Receiving Mechanical Ventilation: A Randomized Clinical Trial. JAMA, 2019, 321 (4): 354-363.

19. SHAH VS, OHLSSON A, HALLIDAY HL, et al. Early administration of inhaled corticosteroids for preventing chronic lung disease in very low birth weight preterm neonates. Cochrane Database Syst Rev, 2017, 1: CD001969.

20. YEH TF, CHEN CM, WU SY, et al. Intratracheal Administration of Budesonide/Surfactant to Prevent Bronchopulmonary Dysplasia. Am J Respir Crit Care Med, 2016, 193 (1): 86-95.

21. BAUD O, MAURY L, LEBAIL F, et al. Effect of early low-dose hydrocortisone on survival without bronchopulmonary dysplasia in extremely preterm infants (PREMILOC): a double-blind, placebo-controlled, multicentre, randomised trial. Lancet, 2016, 387 (10030): 1827-1836..

22. DOYLE LW, CHEONG JL, EHRENKRANZ RA, et al. Early (<8 days) systemic postnatal corticosteroids for prevention of bronchopulmonary dysplasia in preterm infants. Cochrane Database Syst Rev, 2017, 10: CD001146.

23. KOCH A, KREUTZER KB, POETS C, et al. The impact of inhaled bronchodilators on bronchopulmonary dysplasia: a nonrandomized comparison from the NEuroSIS trial. J Matern Fetal Neonatal Med, 2019: 1-3. doi: 10. 1080/14767058. 2019. 1590331.

24. NG E, TADDIO A, OHLSSON A. Intravenous midazolam infusion for sedation of infants in the neonatal intensive care unit. Cochrane Database Syst Rev, 2017, 1: CD002052.

25. COMMITTEE On FETUS And NEWBORN, SECTION On ANESTHESIOLOGY And PAIN MEDICINE. Prevention and Management of Procedural Pain in the Neonate: An Update. Pediatrics, 2016, 137 (2) e20154271. DOI: 10. 1542/peds. 2015-4271.

26. STEVENS B, YAMADA J, OHLSSON A, et al. Sucrose for analgesia in newborn infants undergoing painful procedures. Cochrane Database Syst Rev, 2016, 7: CD001069.

27. HARRISON D, LAROCQUE C, BUENO M, et al. Sweet Solutions to Reduce Procedural Pain in Neonates: A Meta-analysis. Pediatrics, 2017, 139 (1) e20160955.

28. GAO H, GAO H, XU G, et al. Efficacy and safety of repeated oral sucrose for repeated procedural pain in neonates: A systematic review. Int J Nurs Stud, 2016, 62: 118-125.

29. OHLSSON A, SHAH PS. Paracetamol (acetaminophen) for prevention or treatment of pain in newborns. Cochrane Database Syst Rev, 2016, 10: CD011219.

30. ROOFTHOOFT DWE, SIMONS SHP, VAN LINGEN RA, et al. Randomized Controlled Trial Comparing Different Single Doses of Intravenous Paracetamol for Placement of Peripherally Inserted Central Catheters in Preterm Infants. Neonatology, 2017, 112 (2): 150-158.

31. ANCORA G, LAGO P, GARETTI E, et al. Efficacy and safety of continuous infusion of fentanyl for pain control in preterm newborns on mechanical ventilation. J Pediatr, 2013, 163 (3): 645-651, e1.

32. AVINO D, ZHANG WH, DE VILLE A, et al. Remifentanil versus morphine-midazolam premedication on

the quality of endotracheal intubation in neonates: a noninferiority randomized trial. J Pediatr, 2014, 164 (5): 1032-1037.

33. FOSTER JP, TAYLOR C, SPENCE K. Topical anaesthesia for needle-related pain in newborn infants. Cochrane Database Syst Rev, 2017, 2: CD010331.

34. BAROIS J, TOURNEUX P. Ketamine and atropine decrease pain for preterm newborn tracheal intubation in the delivery room: an observational pilot study. Acta Paediatr, 2013, 102 (12): e534-538.

对于新生儿,首选的置管部位是脐动脉或桡动脉,也可选择足背动脉。临床上常在严重气体交换障碍(例如,严重的 RSD 或持续性肺动脉高压)或休克时留置动脉导管。⑤持续血管内血气监测:间歇采样分析很难跟踪病情变化,增加采血次数会导致早产儿严重失血。持续血管内 PaO_2 监测是可行的,结果可靠,但是这些电极的准确性随时间而受影响,这是由于纤维蛋白的沉积所致。已有可以持续监测 PO_2、PCO_2、pH 和温度的血管内导管。在穿刺的时候会有很多困难,但是可以提供持续的血气分析数值。

3. 采血应在患儿安静时。

4. 样本采集后不应与空气接触,并立即送检,于 10 分钟内测定,如不能立即送检应置于 4℃冰箱中待检,但亦应在 2 小时内检测。气体通过塑料注射器发生扩散可能造成误差。如果在 15 分钟内进行分析且样本放在冰袋内保存,这种误差通常不明显。

5. 采集的血液中混有气泡、使用肝素作为抗凝剂,以及采血使用的注射器类型,都可影响动脉血气的结果(PaO_2 和 $PaCO_2$)。当注射器中气泡占血液体积超过 1%~2% 时可能产生误差,造成动脉 PaO_2 假性偏高,并低估真实的动脉 $PaCO_2$。可通过无振荡地轻轻去除气泡,以及尽快分析样本来减小误差。

6. 酸性的肝素仅使 pH 发生小幅变化,但肝素溶液的稀释作用能导致 $PaCO_2$ 明显降低,这种变化直接取决于肝素溶液量与血液量的关系。因此,肝素溶液的用量应尽量少,或者使用含干肝素的注射器。

第三节　经皮氧分压监测和经皮二氧化碳分压监测

动脉血氧分压(PaO_2)和二氧化碳分压($PaCO_2$)是 NICU 评价新生儿呼吸及循环功能的重要指标,是新生儿病房使用频率最高的检测技术之一,其结果需通过采集动脉血或末梢血方式进行血气分析而获得。由于新生儿的病情变化快,需对其进行多次或动态的 PaO_2 和 $PaCO_2$ 检测。新生儿不同于婴幼儿及成人,频繁的血气分析不仅会增加贫血及输血的风险,且采血过程中的疼痛刺激所产生的问题及风险更为严重。经皮氧分压(transcutaneous oxygen pressure,$TcPO_2$)及经皮二氧化碳分压(transcutaneous carbon dioxide pressure,$TcPCO_2$)作为无创血气分析的监测技术,凭借其无创、可持续监测等优点,已越来越多地应用于新生儿临床,对于低体重儿,特别是极低体重儿和超低体重儿,在新生儿氧疗、机械通气、休克及低灌注的监测等方面均发挥了重要作用。

一、$TcPO_2$ 和 $TcPCO_2$ 监测技术的原理

无创经皮氧分压和二氧化碳分压监测可直接测定患儿组织细胞中的氧代谢水平,尽早发现患儿组织细胞是否缺氧及 CO_2 的潴留程度,为早期指导氧疗提供依据。人体皮肤的角质层细胞富含大量的角蛋白丝,但当患儿皮肤表面的温度升高时,这种保护性屏障发生结构上的改变,使皮下气体(O_2 及 CO_2)更容易穿透皮肤。无创经皮监测就是根据上述毛细血管对温度的特性来设计的,其原理是通过加热安置在皮肤表面的电极,局部毛细血管扩张,皮

肤通透性增加，血流增加，使所在部位附近的毛细血管"动脉化"，血管中气体经血管壁、组织间隙，通过皮肤逐层弥散进入电极（通过导电液和氧透过膜保持接触），最终测得皮下组织的 O_2 和 CO_2 分压。当皮肤温度控制在 44℃ 时，$TcPO_2$ 测量值准确，但患儿的皮肤易损伤；当仅监测 $TcPCO_2$ 时，较低的皮肤温度即可得到准确的 $TcPCO_2$ 值，且可使经皮监测器和皮肤保持长达 8~12 小时的关联。因此，经皮监测器工作时一般将皮肤温度控制在 42~43℃。由于新生儿的皮肤菲薄，皮下脂肪较少，皮肤通透性高，故其监测结果更准确，更适用于此项技术。

二、$TcPO_2$ 和 $TcPCO_2$ 监测在新生儿的临床应用

1. **机械通气**　CO_2 的变化可以在很短的时间内对脑血液循环产生严重影响，过高和过低 $PaCO_2$ 均可导致脑损伤的发生。随着早产儿存活率的不断提高，其脑损伤的发生率也有增加的趋势，因此，对接受机械通气的早产儿，最好需要一种可持续监测 CO_2 的手段，避免因 $PaCO_2$ 过高而导致颅内出血及 $PaCO_2$ 水平过低而发生脑室周围白质软化（periventricular leukomalacia，PVL）。当 $PaCO_2$ 每降低 1.00kPa，大脑的血流减少 18%~25%，低碳酸血症会导致早产儿脑缺血坏死。临床上，在常频机械通气向高频机械通气转换时，易导致 $PaCO_2$ 剧烈变化，增加脑损伤危险。在高频震荡通气及其他呼吸支持中，持续的 $TcPCO_2$ 监测可以准确地了解早产儿机械通气后各个阶段的 CO_2 水平，为机械通气参数设置、拔管时机的选择等提供指导，防止高碳酸血症及低碳酸血症给早产儿带来的不良影响。此外，对于早产儿撤离呼吸机的早期（72 小时内），$TcPCO_2$ 监测对于及时发现和处理高碳酸血症也有一定的作用。

Sandberg 等对 46 例极低体重儿进行 $TcPO_2$、PaO_2 及 $TcPCO_2$、$PaCO_2$ 同步监测，证实 $TcPO_2$ 与 PaO_2、$TcPCO_2$ 与 $PaCO_2$ 在极低体重儿监测中具有良好的相关性（$TcPO_2-PaO_2=0.3kPa$；$TcPCO_2-PaCO_2=0.4kPa$，$P<0.05$）。我国也有类似的报道结果，对 185 例新生儿入院时进行 $TcPCO_2$ 及动脉血气分析同步监测，结果显示，$TcPCO_2$ 监测与 $PaCO_2$ 存在良好的相关性，且对于极低体重儿及存在呼吸障碍患儿具有较高的临床应用价值。但也有学者并不认为 $TcPO_2$ 可真实地预测 PaO_2，$TcPO_2$ 数值仅供临床参考。极低体重儿也需要综合 $TcPO_2$ 及 SpO_2 判断氧合情况，必要时进行动脉血气分析。

2. **氧疗**　氧疗是患有心肺疾病新生儿最常用的治疗手段，但由于早产儿解剖结构不完善，生理功能尚未成熟，长期暴露于高氧中可导致早产儿视网膜病（ROP）、支气管肺发育不良（BPD）等不良结局。近年来提出目标氧饱和度、肺保护策略的概念，其目的是使用最低浓度的氧、最低参数的机械通气，以防止早产儿氧中毒的发生。为减少反复穿刺对新生儿的影响，多采用脉搏血氧饱和度（SpO_2）对动脉血氧饱和度（SaO_2）进行监测。根据氧解离曲线的特点，当 PaO_2 在一定范围内波动时，SaO_2 处于解离曲线升段，对 PaO_2 变化反应较为敏感；但当 $SaO_2>94\%$ 时，解离曲线进入平坦段，即使 PaO_2 波动幅度很大，SpO_2 变化却不明显。故对接受氧疗的患儿，仅通过 SpO_2 监测，难以预防氧中毒的发生。$TcPO_2$ 不仅可以连续监测氧分压情况，同时可以准确提供患儿是否处于高氧分压状态，对于降低 ROP 发病率有一定的临床意义。研究表明，$TcPO_2$ 在低氧（$PaO_2<6.65kPa$）及高氧（$PaO_2>10.64~13.30kPa$）

监测中灵敏度、特异度分别达到 83%、98%，以及 87%、90%。一项针对 296 例早产儿（出生体重 >1 000g）的随机对照试验（randomized controlled trial，RCT）显示，持续的 $TcPO_2$ 监测可以降低 ROP 的发生率，延缓 ROP 进展，但对于超低体重儿 ROP 发生率并没有显著的影响，可能与其自身导致该病较多的因素有关。长期暴露在高氧中的早产儿，不仅会造成视网膜损害，同时也会导致 BPD 的发生。尽管 BPD 的病因繁杂，但长时间的高氧暴露一直被认为是 BPD 发生的高危因素，因此，在临床工作中，应用 $TcPO_2$ 可以实时监测血氧情况，调整氧疗方案，减少高氧导致不良结局的发生。但目前对于新生儿 $TcPO_2$ 监测的适宜安全界值，还需要大样本的临床研究去进一步验证。

3. **围手术期监测**　$TcPCO_2$ 是判断新生儿心肺复苏是否有效的重要指标。由于 $TcPCO_2$ 可反映机体的代谢情况，因此其可应用于危重新生儿的监测。已有大量研究证实，在心肺复苏过程中，早期 $PaCO_2$ 与呼气末二氧化碳分压（partial pressure of end-tidal carbon dioxide，$PetCO_2$）、$PaCO_2$ 与 $TcPCO_2$ 之间均存在良好的相关性，并且 $PaCO_2$ 与 $TcPCO_2$ 的相关性更好。随着 $PaCO_2$ 的升高，$PetCO_2$ 呈先下降再升高的趋势，而 $TcPCO_2$ 则是呈持续升高的趋势。因此针对围手术期尤其是先天性心脏病的新生儿进行监测，$TcPCO_2$ 比 $PetCO_2$ 更精确，更有利于 CO_2 的监测并对异常的数值进行干预。同时研究也表明，在体外循环患儿，$TcPO_2$ 和 $TcPCO_2$ 与采血所测得的值具有良好的正相关性，$TcPO_2$ 和 $TcPCO_2$ 的动态变化可粗略反映外周末梢微循环的灌注情况，据此可指导体外循环期间流量、温度等的调整，以达到最佳灌注效果。心胸手术后 $TcPCO_2$ 可替代 $PaCO_2$ 用于心胸手术后患儿的临床连续监测。

4. **组织灌注不良**　虽然 $TcPCO_2$ 和 $TcPO_2$ 监测可以较好地预测 $PaCO_2$ 和 PaO_2，但前提是应用于临床状况稳定且无血流低灌注的患儿。近年来临床研究发现 $TcPCO_2$ 和 $TcPO_2$ 对于监测休克、循环不良患儿的组织灌注情况，以及评估休克时的液体复苏也有一定的作用。

组织灌注不良导致的缺血缺氧是休克的本质原因，尽早发现组织灌注不足并积极进行液体复苏是治疗的关键。在休克未进入失代偿期时，虽然患儿血氧饱和度、血压、呼吸等结果尚好，但局部组织可能存在缺氧。有报道，在非休克状态时，$TcPO_2$ 随着吸入氧浓度及 PaO_2 的增加而增加，而感染、低血容量性休克的患儿，$TcPO_2$ 与 PaO_2 和吸入氧浓度相关性明显下降。一项研究报道对 15 例微循环障碍的患儿进行经皮监测及血气对比分析，发现 $TcPO_2$ 与 PaO_2 无相关性（$r=0.3$），而 $TcPO_2$ 与 PaO_2 的差异被认为是早期休克外周组织低灌注所致。由于 CO_2 的弥散率更高，在循环状态正常时，$TcPCO_2$ 与 $PaCO_2$ 变化一致，但在严重休克时，微循环灌注明显减少，局部组织缺氧导致无氧酵解增加，使得组织局部产生的 CO_2 很难排出，导致 $TcPCO_2$ 升高，因此，在一定程度上，$TcPCO_2$ 可以反映休克时的组织灌注水平。一项对于 46 例存在感染性休克患儿的研究表明，在局部组织灌注不足时，组织内 CO_2 增高早于其他全身灌注相关指标，同时与血气中 CO_2 水平相关（$r=0.84$，$P<0.001$），而且死亡的 12 例患儿，其舌下黏膜 $PaCO_2$ 明显高于存活者 [(12.37 ± 3.59) kPa *vs.* (7.71 ± 1.46) kPa，$P<0.001$]，认为 $TcPCO_2$ 可以对病情严重程度进行评估。此外，对于评估休克复苏时组织灌注恢复情况也有一定的参考作用。Yu 等的一项前瞻性研究，选取了 38 例休克复苏后进行持续心排血量监测的患儿进行 $TcPO_2$ 监测，结果显示，在吸入气氧浓度时为 1.0 时，复苏成

功者的 $TcPO_2$ 较复苏失败者增加 2.79kPa 以上 ($P<0.001$),提示外周组织灌注情况改善,并与减轻患儿病死率及器官衰竭有关。在以改善组织细胞代谢为终点目标的休克治疗中,$TcPO_2$ 在早期指导休克液体复苏治疗的同时,可以改善终点结局。在术后监护中,因组织代谢较低,$TcPO_2$ 也可以很好地反映组织氧分压,进而反映组织灌注,同时 $TcPCO_2$ 可以及时提示高碳酸血症,防止呼吸抑制发生。上述研究表明,虽然 $TcPCO_2$ 和 $TcPO_2$ 在早期休克的识别及指导治疗、评估预后等方面有一定的作用,但在严重循环障碍的休克患儿中,$TcPO_2$ 与 PaO_2、$TcPCO_2$ 与 $PaCO_2$ 无明显相关性,并不能以此替代血气分析。

5. 危重新生儿转运　在转运过程中,不仅需要专业人员的陪同及护理,还需要一定的设备来监测患儿病情变化,便于及时干预,尤其是需要机械通气的危重患儿。$TcPCO_2$ 和 $TcPO_2$ 监测可用于新生儿转运,特别是极低体重儿转运,为防止其处于高氧的危险,$TcPO_2$ 监测是首选。研究表明,可将 $TcPCO_2$ 和 $TcPO_2$ 监测用于新生儿转运过程中监测是否出现无效腔通气。

对于转运距离较远且需呼吸干预的患儿,使用 $TcPCO_2$ 和 $TcPO_2$ 监测后呼吸机峰值压更低,且到达转运目的地后 pH 正常的概率更高,PCO_2 也更易维持在正常水平。$TcPCO_2$ 和 $TcPO_2$ 监测可在一定程度上改善机械通气新生儿转运时的呼吸功能,但并不能显著延长转运前的稳定期。因此,$TcPCO_2$ 和 $TcPO_2$ 监测可对新生儿转运时的通气状态进行及时监测,以指导相应的处理。

三、$TcPCO_2$、$TcPO_2$ 与 $PaCO_2$、PaO_2 的相关性

$PaCO_2$ 及 PaO_2 是反映肺部通气、换气功能的金标准,一些研究证实,$TcPCO_2$ 与 $PaCO_2$、$TcPO_2$ 与 PaO_2 之间有较好的相关性和一致性,同时体重、胎龄、氧浓度等对经皮监测与动脉血气间影响在可接受范围内,被广泛应用于 NICU。$TcPCO_2$ 与 $PaCO_2$ 之间相关性更好,可能与 CO_2 的弥散率更高有关;$TcPO_2$ 较 PaO_2 偏低,可能由于氧从组织扩散到皮肤表面过程中被消耗。

一系列研究表明,在机械通气、手术麻醉、围手术期管理、转运等过程中,同步监测 $TcPCO_2$、$PaCO_2$ 与 $TcPO_2$、PaO_2 都具有较好的相关性。一项回顾性队列研究中对 123 例新生儿(机械通气时间 >48 小时)进行 $TcPCO_2$ 监测的结果表明,$TcPCO_2$ 与 $PaCO_2$ 具有较好的相关性,同时减少采集血气的频次,并不会对机械通气时间及临床结局产生不良影响。麻醉手术中的患儿,如果仅采用 SpO_2 进行监测,并不能反映氧流量对氧分压产生的变化,Barter 等在麻醉动物实验中,分别进行 $TcPCO_2$ 及 $TcPO_2$ 监测,并采集血气分析进行对比,结果发现,$TcPCO_2$ 与 $PaCO_2$ 具有较强的相关性($r^2=0.945\ 4$),在 $PaO_2<19.95kPa$ 区间 $TcPO_2$ 与 PaO_2 具有较好的相关性($r^2=0.851\ 8$),同时 $TcPO_2$ 普遍低于 PaO_2,尤其在高氧分压下更为明显,两者相关性较差($r^2=0.596\ 9$)。在体外循环患儿中,由于外周灌注形式发生改变,$TcPCO_2$、$TcPO_2$ 不仅与血气具有较好的相关性并可以动态监测组织灌注情况。$TcPCO_2$ 及 $TcPO_2$ 可以持续地对转运新生儿进行监测,同时与 $PaCO_2$ 具有良好相关性,是新生儿转运中无创 CO_2 监测的首选方法。一项前瞻性随机对照研究显示,在转运途中接受呼吸机治疗的新生儿,使用

$TcPCO_2$ 及 $TcPO_2$ 监测者，$TcPCO_2$ 与 $PaCO_2$ 间差值更加接近，而且误差小，同时与未接受监测者相比，气道峰压（peak airway pressure）［又称为吸气峰压（peak inspiratory pressure，PIP）］下调更显著（-0.147kPa *vs.* +0.059kPa；P=0.04），到达目的地时，动脉血气分析结果更加理想。

四、$TcPCO_2$ 和呼气末二氧化碳监测的比较

呼气末二氧化碳（end-tidal carbon dioxide，$EtCO_2$）即呼出气二氧化碳监测技术，是气管插管和手术室监测二氧化碳的金标准，广泛用于全身麻醉和成人重症监护中，但是新生儿潮气量小、呼吸频率快和肺泡通气 / 血流比值不恒定限制了其在新生儿领域的应用，目前仅能用于气管插管的新生儿。$EtCO_2$ 可监测呼气时是否有二氧化碳，从而指导气管插管的正确位置。$EtCO_2$ 监测器也可作为一种显示器，显示气管插管是否在麻醉回路内脱落或断开，若脱落或断开，将不再有二氧化碳呼出，且二氧化碳描记图也将不再显示。与之类似的作用已被用于术中镇静。尽管术中镇静最常用的是脉搏氧饱和度监测器，但与之相比，可通过观察 $EtCO_2$ 描记图上有无气流或有无二氧化碳呼出，判断患儿是否出现呼吸暂停或气道阻塞，且短时间内（30~90 秒）无气流或二氧化碳，描记图即可发生变化。$EtCO_2$ 监测可增加无效腔通气，如果呼吸频率 >60 次 /min 或湿化过度时，测定的准确性相对较差。测定的准确性也与肺部疾病状态有关，如不均匀通气、无效腔样通气增加、高通气 / 血流比例失衡、阻塞性肺疾病等结果不准确。由于具有无创、快速，与 $PaCO_2$ 相关性较好，此技术在新生儿的应用逐渐增多。与 $TcPCO_2$ 比较，可以快速获得结果。

$EtCO_2$ 监测同样是无创监测二氧化碳的技术，与 $PaCO_2$ 具有良好的相关性，对于呼吸正常的患儿，$TcPCO_2$ 值和 $EtCO_2$ 值一样准确；而对于有肺部疾病，如存在分流或通气与血流灌注比值失调的患儿，$TcPCO_2$ 对于评估 $PaCO_2$ 优于 $EtCO_2$。一项对 12 例行机械通气早产儿观察结果显示，$TcPCO_2$ 与 $PaCO_2$ 较 $EtCO_2$ 与 $PaCO_2$ 具有更好的相关性（r=0.71 *vs.* r=0.52）。此外，对循环功能不良的患儿，$TcPCO_2$ 较 $EtCO_2$ 具有优势作用，患有青紫型先天性心脏病的患儿，存在心脏水平右向左分流，使高水平 $PaCO_2$ 的静脉血进入动脉血，向肺泡弥散 CO_2 减少，此时混合动静脉 $PaCO_2$ 增高，但 $EtCO_2$ 监测值降低，从而影响 $EtCO_2$ 反映 $PaCO_2$ 的准确性。当出现如高频通气、无创通气、呼吸暂停试验等无法应用 $EtCO_2$ 监测时，可应用 $TcPCO_2$ 监测。且 $TcPCO_2$ 监测可用于连续评估需气管插管和呼吸机支持的呼吸衰竭患儿通气的有效性，这部分患儿若使用 $EtCO_2$ 监测可能会出现分流和无效腔等肺实质病变。对接受气管插管的患儿，常规监测 $EtCO_2$ 也可以避免反复多次的穿刺。

五、监测的影响因素和注意事项

经皮监测装置放置好后，可滴 1~2 滴黏稠的凝胶或碱盐于装置中以提高监测的准确性，并使气体更有效地扩散，经皮监测装置要和放置部位的皮肤紧贴在一起，且要隔绝经皮监测装置和外界环境。传感器放置 10~15 分钟后测量值才有意义。如果探头放置在灌注不良的皮肤上，测定值偏低。当探头和皮肤未充分接触，电极下有空气，测定值偏高。如果 2~4 小时不更换探头位置，探头的加热器可能损伤皮肤。重新放置探头需要重新校准。

新生儿和婴幼儿较好地监测部位在胸部和腹部。

相对于动脉血气这一金标准，$TcPCO_2$ 和 $TcPO_2$ 监测技术也存在一定的不足，如不能评估患儿的酸碱平衡情况，使用前需要定标、监测时间较长、监测结果受较多因素的影响，极少数病例，特别是早产儿，皮肤娇嫩，局部监测部位可能出现烫伤等。

血液中溶解的 O_2 和 CO_2 能通过机体组织弥散，基于 $TcPCO_2$ 和 $TcPO_2$ 监测原理，休克、酸中毒、末梢循环差、低氧、低体温、水中毒、贫血及皮下脂肪厚度等一切影响气体弥散的因素均可影响其监测结果。在休克、低灌注患儿中的应用虽然 $TcPCO_2$ 和 $TcPO_2$ 监测可以较好地预测 $PaCO_2$ 和 PaO_2，但前提是应用于临床状况稳定且无血流低灌注的患儿。但在严重休克时，微循环灌注明显减少，局部组织缺氧导致无氧酵解增加，使得组织局部产生的 CO_2 很难排出，导致 $TcPCO_2$ 升高。因此，在严重循环障碍的休克患儿中，$TcPO_2$ 与 PaO_2、$TcPCO_2$ 与 $PaCO_2$ 相关性差，并不能以此替代血气分析。

新生儿处于寒冷或应激状态时，末梢血流减少，$TcPO_2$ 显著低于 PaO_2。若新生儿身体压在皮肤传感器上，局部皮肤的血流量将大大减少。若新生儿体内存在分流情况，如动脉导管未闭，则需判断动脉血气样本和经皮监测样本是否来自同一循环通路。

$TcPCO_2$、$TcPO_2$ 监测在使用过程中，需严密观察，以免引起局部烧伤危险和压力性坏死。在温度为 44℃ 时可以促进组织代谢增加，同时适合于成年人和儿童。对于足月新生儿，建议温度为 42~43℃，对于皮肤薄嫩的早产儿温度为更适用于 42℃，而且在 42℃ 时可连续监测达 8 小时，因对皮肤损伤小而避免反复更换位置。但温度越低，经皮仪器反应时间越长，易导致经皮与动脉血气之间差异增大。因此，临床上仍建议对于超早产儿应每隔 2 小时更换电极位置，避免局部发生皮肤烧伤。

经皮监测器的工作温度通常是 43℃，这个温度可使经皮监测器对 PCO_2 的变化迅速做出反应，但机体在 43℃ 时组织代谢增加，产生的二氧化碳也急剧增多。这种二氧化碳导致的偏差可通过引入"校正因子"抵消：校准值比预期测量值小 30%，因此使用监测器时必须引入这种"校正因子"（监测器上显示为"COIT"），若没有"校正因子"，测量值将比实际值大 30%。临床使用经皮监测器时若发出"不能工作"的声音，表明未校准监测器或监测器测量值不准确，即经皮监测值与动脉血气值不一致。校准出现问题时，可检查监测器的校准膜，或检查连接校准装置和经皮监测传感器的气体导线是否断开。

总之，$TcPCO_2$ 和 $TcPO_2$ 监测技术具有无创、持续动态监测等优点，可应用于机械通气、氧疗、围手术期及新生儿转运等过程中对 PO_2 和 PCO_2 的监测，及时发现新生儿病情变化；同时其与血气分析 $PaCO_2$ 有良好的相关性。但是该技术目前尚不能代替血气分析，还存在一些技术上的问题，在新生儿科的临床应用价值还需进一步的研究和推广。

第四节　肺功能监测

肺功能检查通过各种参数来评价呼吸系统的通气和换气功能，为诊断呼吸系统病变、判断病变性质（阻塞性、限制性、混合性等）、评估疾病严重程度、预测预后，以及探讨发病机制提供客观依据,亦可用于指导临床治疗并评判治疗效果。

一、新生儿肺功能评价指标

1. **潮气量**(tidal volume,VT) 为平静呼吸状态下每次吸入或呼出的气量,年龄越小,潮气量越小,正常新生儿潮气量一般为6~8ml/kg。影响潮气量的主要因素为肺部本身的病变,以及呼吸肌的功能。

2. **呼吸频率**(respiratory rate,RR) 每分钟呼吸的次数,年龄越小,呼吸频率越快。足月新生儿为40~60次/min,限制性通气病变的小儿,呼吸频率增快。

3. **每分通气量**(minute ventilation,MV) 为潮气量和呼吸频率的乘积。每分通气量受潮气量和/或呼吸频率变化的影响。测定每分通气量用以检查通气对高碳酸血症和低氧血症的反应。呼吸动力异常、气道阻塞或呼吸泵衰竭时每分通气量下降。

4. **吸呼比**(inspiratory time/expiratory time,Ti/Te) 为吸气时间与呼气时间的比值,正常值范围为(1:1)~(1:1.5),周围气道阻塞的患儿Ti/Te降低,吸气性呼吸困难及限制性通气功能障碍的患儿通常会出现Ti/Te升高。

5. **功能残气量**(functional residual capacity,FRC) 即平静呼吸呼气末残留于肺内的气量,起稳定肺泡气体分压的作用,减小了通气间歇对肺泡内气体交换的影响。FRC一般是肺总量的50%左右,足月儿20~30ml/kg,相当于出生时肺液的含量。因为是从呼气末开始测定,这时已经达到稳定呼气末容积,所以测定的胸内气体容量(thoracic gas volume,TGV)等于FRC。FRC明显减少,则肺泡内气体缓冲能力减弱,呼吸周期内肺泡内的$PaCO_2$和PaO_2将有较大波动。FRC增高时使肺泡气PaO_2降低,$PaCO_2$升高。

6. **达峰时间**(time to peak tidal expiratory flow,TPTEF)**和达峰时间比**(ratio of time to peak tidal expiratory flow to total expiratory time,TPTEF/TE) TPTEF指从呼气起始到峰流速的时间,单位为秒,阻塞性通气障碍时,呼气峰流速可延迟出现,而合并呼吸中枢兴奋时时间缩短。TPTEF/TE指到达呼气峰流速的时间与整个呼气时间之比。一般认为TPTEF/TE是反映气道阻塞(特别是小气道阻塞)敏感、可靠的指标。上呼吸道阻塞时,比值增加;阻塞性通气障碍时,比值下降,阻塞越重、比值越低。目前比较公认的判断标准:28%~55%为正常,23%~27%为轻度下降,15%~22%为中度下降,<15%为重度下降。

7. **达峰容积**(volume at peak tidal expiratory flow,VPTEF)**和达峰容积比**(ratio of volume at peak tidal expiratory flow to expiratory tidal volume,VPTEF/VE) VPTEF指达到呼气峰流速的容积。VPTEF/VE指到达呼气峰流速的容积与整个呼气容积之比,是反映气道阻塞(特别是小气道阻塞)的另一个主要指标。其变化基本与TPTEF/TE同步,两者的相关性可达到90%左右,其检查结果判读标准同TPTEF/TE。

8. **潮气呼气峰流量**(peak tidal expiratory flow,PTEF) 指受试者呼气过程中所能达到的最大呼气流速。呼气流速测定是主要反映气道阻塞程度的一项指标。它比临床症状更为敏感及客观地反映患儿气道阻塞程度及病情变化,监测呼气流速可以在症状出现之前帮助发现病情恶化的早期征象。

9. **75%、50%、25% 潮气量时呼气流速**（TEF$_{75}$、TEF$_{50}$、TEF$_{25}$）　分别指呼出 75%、50%、25% 潮气量时的瞬间呼气流速,是判断气道阻塞(尤其是小气道病变)的主要指标。其受肺组织弹性回缩力或肺顺应性的影响。

二、新生儿常用肺功能检查技术

新生儿、特别是早产儿肺泡数量少,呼吸道黏膜上皮细胞呈扁平立方形,毛细血管与肺泡间距离较大,潮气量小,气体交换率低,加之呼吸肌发育不全,导致其通气功能、肺顺应性较差,且不能主动配合。因此,对于新生儿临床上常采用以下 4 种肺功能检查技术:

1. **潮气呼吸法**　潮气呼吸法不需要患儿主动配合,操作简便,检测时患儿在安静睡眠状态下,通过面罩平静呼吸,无任何不适,最适合于新生儿、特别是早产儿肺功能检测。采用肺功能仪进行检测,检查前先预热仪器 20 分钟,然后进行环境温度、湿度、海拔及大气压的测定,对机器进行定标。肺功能测定状态设定为:分辨率 >0.1ml,流速敏感度 >0.5ml/s,无效腔量 <1ml。所有检查均在患儿自然睡眠状态下进行,由专人操作,根据患儿情况选择大小合适的面罩,罩住口鼻,不能漏气,每人连续做 5 遍测试,每遍记录 20 次潮气呼吸,最后由电脑自动取其平均值。对痰多者注意吸痰,保持呼吸道通畅,操作中注意摆好体位,常采取去枕仰卧位,略垫高颈部,头稍后仰,使气道平直,并抬高下颌,面罩紧扣口鼻,不能漏气。

2. **快速胸腹腔挤压法**　快速胸腹腔挤压法(rapid thoraco-abdominal compression,RTC)原理是用可充气马甲模拟成人用力呼气过程,得到 1 条用力呼气流量 - 容积曲线(expiratory flow-volume curve,PEFV)。功能残气位时最大呼气流速(maximal expiratory flow at FRC,VmaxFRC)是从该技术得到的最常见的参数。VmaxFRC 被认为是能够反映低肺容积下的气道功能、评价婴幼儿气道功能最常用的方法,但对肺容积与气道张力有高度依赖性。

快速胸腹腔挤压法提供了肺内气道功能检测的方法,在检查中不会因上呼吸道阻力过大而影响检查结果。因为新生儿上呼吸道特别是鼻部阻力占总阻力的大部分,因而此项检查方法对于了解新生儿肺内气道功能有显著帮助作用。

3. **单次阻断法**　单次阻断法是于吸气末瞬间阻断气道,测出吸气末肺泡内压,随后被动呼气可描绘出呼气流量 - 容积曲线。国外学者应用单次阻断法对新生儿肺功能的研究表明,该方法是测定新生儿肺顺应性及气道阻力的一项简便可行的方法,但在气道阻塞明显、呼吸频率极快的患儿中气道和肺泡压力不易达到平衡,易导致阻断失败。其大部分参数都是在平静呼吸状态下进行,无需配合。

4. **全身体积描记法**　全身体积描记法能测量所有的静态和动态肺容积,包括残气量(residual volume,RV)、功能残气量(FRC)和肺总量(total lung capacity,TLC)。在婴幼儿中,该检查在仰卧位睡眠时用面罩进行,忽略气体泄漏,目的是测得气道阻力(Raw)、FRC 和其他参数。其结果的临床评价分为定性和定量两种。首先看压力 - 流速曲线的形状和斜率。在健康儿童中,压力 - 流速曲线闭合,在吸气和呼气中的斜率几乎相同,无滞后现象。压力 - 流速曲线轻微未闭合和顺时针倾斜意味着中央气道狭窄,无小气道阻塞。根据肺容积的变化及通过流速传感器得到的气道开口压的变化计算出平静呼气末胸腔肺容积,即 FRC。

FRC 是不配合检查的患儿唯一能够检测的静态肺容积,其值增高提示肺泡过度通气,存在阻塞性病变。Raw 能客观、直接地反映气道口径的变化,较少受其他因素影响,是检测气道阻塞性病变的最好方法。Raw 增高见于各种原因引起的阻塞性通气功能障碍。FRC、RV、TLC 增高常见于肺气肿;这 3 项指标降低在儿童中最常见于肺实质损伤或占位性病变,如肺炎、肺间质纤维化。

全身体积描记法测试方法较复杂,对操作者技术要求较高,因此限制了其在婴幼儿中的应用。尽管如此,它已经被证明能够用于判断婴幼儿呼吸系统疾病的严重程度。

三、影响新生儿肺功能的因素

1. **胎龄** 胎龄是影响新生儿肺功能的重要因素。较大胎龄与第 1 秒用力呼气容积(forced expiratory volume in one second,FEV_1)、用力肺活量(forced vital capacity,FVC)和 FEF 25%~75% 增高有关。McEvoy 等对出生胎龄 33~36 周、无呼吸系统疾病的早产儿矫正胎龄 40 周时与足月分娩的健康婴儿的肺功能对比发现,晚期早产儿的呼吸系统顺应性及 TPTEF/TE 均下降,而呼吸道阻力增加。胡海燕等研究显示,早产儿各项肺功能参数均落后于足月儿,胎龄越小呼吸道阻塞越明显,同时也存在不同程度的限制性通气功能障碍。Friedrich 等发现早产儿生后气道功能无追赶增长,表明早产与肺发育改变相关,并证实了早产是肺功能下降的独立影响因素。

2. **出生体重** Balte 等发现较大的出生体重与较高的 FEV_1、FVC 和 FEF 25%~75% 有关。Saarenpää 等研究表明极低体重儿成年后呼吸气流减少,在有 BPD 病史的患儿中,结果更为明显,提示极低体重儿成年后患阻塞性气道疾病的风险增加。

3. **肺成熟度** 由于早产儿肺发育不成熟,对高气道压力、高容量、高浓度氧、感染,以及炎性损伤易感而致 BPD,继而影响肺功能。另有研究表明,不管有无 BPD,相同年龄下,极早产儿肺功能测试结果明显异常,提示肺功能与肺成熟度有关。随着日龄的增加,新生儿呼吸系统顺应性逐渐增加,呼吸系统阻力逐渐降低,肺通气功能逐渐成熟,肺功能参数随日龄逐渐改善;生后早期早产儿各项肺功能参数均落后于足月儿,在纠正胎龄 40 周时仍不能达到足月儿水平。

4. **体位** 早产儿由于发育未成熟,肋弓较软,不同体位可影响其呼吸功能。仰卧位吸气时肋弓容易塌陷,而俯卧位可以提高患儿胸腹运动的协调性,减少腹部内容物对膈肌的压迫,减少肺泡塌陷和过度通气,增加 FRC,增强通气能力,改善肺功能。因此俯卧位能显著改善氧合。

5. **感染和炎症** 宫内感染能够产生大量炎症介质,引起前列腺素水平增高,导致胎肺发育异常,并可诱发早产。生后炎症反应继续,炎性细胞在肺及气道内聚集,活化的中性粒细胞和巨噬细胞释放大量氧自由基,引起气道、肺血管及间质损伤,影响肺功能。Vom 等对 28 例 BPD 早产儿及 28 例非 BPD 早产儿在 9.5 岁时进行肺通气功能检查,发现 BPD 早产儿组患儿存在大气道阻塞,即肺功能异常。早产儿免疫系统发育不成熟,生后易发生肺部感染,促发肺部炎症反应,加重肺损伤,影响肺功能。各种炎症反应都可能导致 BPD 的发生,因此减少生后肺部或其他系统的感染、炎症,有可能显著减少 BPD 的发病。

6. **氧疗**　早产儿由于呼吸系统发育不成熟,生后通常需要呼吸机辅助通气。肺作为一个暴露在最高氧浓度的呼吸系统器官,其对氧化损伤比较敏感。机械通气可改善气体交换,维持肺的开放状态、减少呼吸做功,但它可能引起肺损伤,即导致机械通气性肺损伤(ventilator-induced lung injury, VILI),继而影响到肺功能。

四、新生儿肺功能检测的临床意义

1. **早期检出肺、气道病变**　胸部 X 线片和胸部 CT 仅能粗略反映肺及气道有无病变,但有辐射,不适于频繁反复应用。纤维支气管镜检查可比较直观地发现肺部及气道病变,但其为侵入性检查,家长不易接受且对技术人员要求较高,限制了其在婴儿中的应用。新生儿肺功能检查为非侵入性的检查,操作简便,不需患儿配合,能反复应用,对于早期气道疾病检测敏感,可作为早期检出肺、气道病变的手段。

2. **鉴别呼吸困难的原因**　不同疾病有不同的肺功能特征,如新生儿肺炎、呼吸窘迫综合征和肺水肿表现为阻塞性通气指标下降;肺不张和 BPD 表现为限制性通气指标下降。重度 BPD 呼吸困难有不同的表现形式,需要不同的治疗方法。

3. **评估疾病严重程度**　肺部病变的严重程度一般在肺功能检查上会有比较客观的反映。例如,与无 BPD 的早产儿相比,有 BPD 的早产儿在婴儿期肺功能通气效率明显低下,小气道阻塞更明显,患呼吸道疾病的风险更大,因此动态监测新生儿肺功能变化对判断疾病严重程度、指导治疗很重要。

4. **评估药物疗效**　咖啡因是目前治疗早产儿尤其是极低体重儿呼吸暂停的常用药物,可缩短患儿机械通气及需氧时间。在新生儿期,咖啡因治疗改善了儿童中期的呼气流速,这可能是通过改善新生儿时期的呼吸健康来实现的。噻嗪类利尿剂及螺内酯可用于治疗体内有液体潴留及肺水肿的 BPD 患儿。利尿剂和咖啡因均可降低气道阻力,以上药物的疗效主要是通过肺功能测定来证实。

5. **判断疾病预后**　对有肺部疾病(如 BPD)的患儿进行肺功能检查及随访可帮助判断治疗效果、疾病恢复情况,并可根据肺功能检查结果判断疾病预后。有研究表明,与足月儿比较,晚期早产儿生后早期均存在不同程度的小气道阻塞,这种情况会随着日龄的增加有所改善,说明晚期早产儿肺功能监测有重要意义。较低的婴儿气道功能与成年后呼吸道症状相关,这种联系在临床上很重要,因此必须强调产前和早期生活暴露,以最大限度提高气道生长和减少终身呼吸道损害。

第五节　生命体征和其他生理指标的监测

生命体征(vital signs)通常是指体温、呼吸、脉搏(或心率)、血压等的总称。它们是维持机体正常活动的支柱,缺一不可,不论哪项异常都可能导致严重的疾病或是某些疾病的征象。通过监测生命体征,可以了解机体重要脏器功能活动情况,以及疾病的发生、发展和转归,为预防、诊断、治疗和护理提供基本信息和依据。新生儿出生后,由于其生长环境的改变,其生命体征也出现相应的变化;同时因为其机体结构的特殊性,其生命体征如体温、呼吸频率、心率、血压与婴儿及成人有很多差异。临床观察和体格检查、胸部影像学检查、尿量及其他血液学指标监测对于全面评估呼吸功能也具有重要作用。

一、体温监测

体温(body temperature)是指身体内部胸腔、腹腔和中枢神经的温度,皮肤温度又称体表温度。通过监测体温,可以判断体温有无异常,动态监测体温变化,分析热型和伴随症状,是了解新生儿全身情况,协助疾病诊断的重要手段,为新生儿疾病的预防、治疗和护理提供重要依据。

新生儿通过调节散热与产热来维持体温平衡。体温调节中枢位于下丘脑,控制身体的正常温度水平。体温下降低于正常水平时,体温中枢启动产热机制如收缩外周血管,体温升高超过正常水平时则启动散热机制,主要为外周血管扩增和出汗。新生儿中枢神经系统发育不成熟,散热和产热功能不完善,体温调节功能差,容易随环境温度变化而变化。

新生儿发热由产热与散热紊乱所致,机制尚未完全清楚,许多因素如新生儿败血症、新生儿化脓性脑膜炎,呼吸、消化或泌尿系统等感染,捂热综合征、新生儿脱水热等均可引起新生儿发热。新生儿对发热耐受性较差,体温过高可引起心动过速、呼吸急促、呼吸暂停,严重者可引起惊厥、脑损伤,甚至死亡。对发热新生儿的处理中除监测体温外,还要注意观察了解新生儿全身情况。一般认为,新生儿的正常核心温度(肛温)为36.5~37.5℃,体表温度为36.0~37.0℃,通常将新生儿的核心温度高于37.5℃定义为发热。

新生儿体表面积相对较大,皮下脂肪薄,血管多,容易散热,保温能力差。肌肉不发达,活动力小,产热能力差,容易受内外环境、摄入不足或窒息、感染性疾病、缺氧、酸中毒、休克等疾病影响而出现低体温,早产儿、低体重儿棕色脂肪生成不足,能源物质储备少,出生后容易出现低体温,且出现并发症风险高。世界卫生组织将低体温分为:轻度36.0~36.4℃;中度32.0~35.9℃;重度32.0℃以下。

根据患儿日龄、入院天数、病情、近期体温、体温曲线图及变化等,决定测量体温的时机、频率、测量工具和部位。对入院后24小时、手术前1天、手术后3天每天测体温4次。危重患儿、早产儿、发热及体温不升患儿需密切观察体温变化。采取降温措施30分钟后需重测体温。体温与病情不符合时,必须重新测量,必要时多部位对照复查。

目前新生儿体温测量工具有:水银体温计、电子体温计、耳道式体温计、红外线体温测量仪,以及肤温传感器。传统水银温度计由于安全性差,读数易受诸多因素影响,新生儿临床已不采用;远红外线辐射台或暖箱自带的肤温传感器具有持续监测、减少对患儿的打扰等优点,也是目前较为推荐的早产儿体温测量方法。

新生儿体温测量常用部位有:①肛温:常采用直肠测量法,因直肠温度接近机体中心温度,能准确了解新生儿的核心温度,可使用直肠热敏电阻温度计,缺点是插入深度不易掌握,有可能造成直肠损伤和引起排便反射,故不常用。②腋温:腋温测量简单易行,对新生儿干扰小,临床较常应用。其应用的主要原理是腋窝有丰富的血管,测得的温度接近新生儿的核心温度,但比肛温略低。③颌下温:颌下测量体温的优点是测量部位暴露于体表,简便、安全。缺点是不易固定,应有人在旁协助。④腹股沟温:测量时体温计方向与腹股沟平行并紧贴皮肤,同时使该侧大腿内收,紧靠腹壁。腹股沟温度与腋温接近。⑤耳温:应用特制的红外线耳式体温计,通过测量鼓膜及周围组织的红外线辐射来了解体温。红外线耳式体温计测温无创伤、操作方便,可在 1 秒内读到准确数据。由于鼓膜及周围组织靠近下丘脑体温调节中枢,且鼓膜下部和下丘脑同由颈内动脉供血,红外线耳温计外耳道测温法所得体温可较好地代表新生儿的核心温度。因此,红外线耳温计是一种较适合新生儿体温测量的便捷方法。测量时要使用一次性保护胶套以减少交叉感染的机会。⑥皮肤温度:新生儿仰卧位,用热敏电阻为探头的电子体温计连续监测新生儿的腹部皮肤温度,与直肠温度有很好的相关性。将热传感器电极轻贴在皮肤上记录皮肤温度,对新生儿干扰小,随时可以监测新生儿体温。缺点是探头不易固定,易受环境温度影响。

正确测量体温的同时,注意观察患儿有无精神萎靡、反应低下、末梢循环不良等严重中毒征;注意检查局部或系统感染体征:皮肤感染如有无皮疹、脓疱疹、局部脓包或破溃;耳道或脐部红肿、流脓,呼吸道感染如气促、鼻翼扇动、口吐泡沫、发绀;中枢神经系统感染如激惹、前囟张力增高、尖叫、抽搐、肢体抖动等;泌尿系统感染如外阴红肿、异常分泌物等,以便及时对导致体温异常的原因作出正确判断。

二、呼吸监测

机体在新陈代谢过程中,需要不断地从外界环境中摄取氧气,并把自身的二氧化碳排出体外,机体与环境之间所进行的气体交换过程称为呼吸(respiration)。通过监测呼吸,可以判断呼吸有无异常,动态监测呼吸变化了解患儿呼吸功能,协助诊断。

正常足月新生儿呼吸频率多为 40~60 次 /min,节律规则,呼吸运动均匀无声且不费力,呼吸与脉搏比为 1:(3~4),以腹式呼吸为主。早产儿呼吸频率稍快,节律可不规整,容易发生周期性呼吸或呼吸暂停。进行呼吸监测,要注意观察呼吸频率、深度、节律、音响、形态的变化及有无伴随呼吸困难和青紫。如呼吸频率持续超过 60 次 /min,则为呼吸急促。呼吸频率受胎龄、生后日龄、发热、疼痛、哭闹、药物等影响。多种呼吸系统疾病、心脏疾病、中枢神经系统疾病、代谢性疾病都可表现有呼吸急促,需结合伴随的症状、体征进行鉴别诊断;严重呼吸衰竭或疾病终末期可表现为呼吸过缓或呼吸停止。

新生儿呼吸异常主要包括呼吸困难及呼吸暂停。呼吸困难是新生儿期常见的症状之一,是指新生儿的呼吸频率、节律、深浅度改变,吸气与呼气比例失调等,其主要临床表现为呼吸增快(60 次 /min 以上),伴有胸骨上窝、锁骨上窝、肋间隙吸气性凹陷(三凹征)及呼气性呻吟和 / 或青紫。引起新生儿呼吸困难的常见病因:①呼吸系统疾病:a. 呼吸道阻塞性疾病,上气道阻塞可致吸气性困难,下气道阻塞多表现为呼气性呼吸困难;b. 肺部疾病,是新生儿呼吸困难的最常见的原因。②循环系统疾病:新生儿期严重复杂的先天性和后天性心肌病、新生儿持续性肺动脉高压等。呼吸困难是心力衰竭的重要症状之一。③中枢系统疾病:

新生儿期严重的中枢系统疾病如颅内感染、颅内出血、严重缺氧缺血性脑病等可影响呼吸中枢功能,引起中枢性呼吸困难。

新生儿呼吸暂停是指呼吸停止时间≥20s,或者伴有心动过缓(心率<100次/min)或低氧血症(青紫或血氧饱和度下降)。多见于早产儿,胎龄越小,出生体重越低,呼吸暂停发生率越高。呼吸暂停分为因呼吸中枢发育不完善所致的早产儿原发性呼吸暂停和各种不同基础病及其他附加因素所致的继发性呼吸暂停。继发性呼吸暂停在早产儿和足月儿均可发生,如感染、各种原因造成的氧合障碍、代谢障碍(血糖异常和电解质紊乱)、母孕期用药(硫酸镁、麻醉药等)、体温过高或过低、颅内病变等。

呼吸频率可通过观察新生儿腹部的起伏,一呼一吸为1次,一般计数30秒再乘以2得出每分钟的呼吸频率。如果呼吸微弱,可将少许棉花置于患儿鼻孔前,观察棉花纤维被吹动的次数,计数1分钟。也可以通过听诊器听诊呼吸音来计数呼吸频率。在新生儿病房,可通过多功能生理监护仪(心电监护仪)动态持续监测呼吸频率。

三、脉搏或心率监测

在每个心动周期中,由于心脏的收缩和舒张,动脉内的压力也发生周期性的变化,导致动脉管壁产生有节律的搏动,称为动脉脉搏(arterial pulse),简称脉搏(pulse)。脉率指每分钟脉搏搏动的次数。正常情况下,脉率和心率是一致的。通过监测脉搏的频率、节律、强弱等判断脉搏有无异常,动态监测脉搏变化了解心脏状况,有利于疾病的诊断。由于新生儿脉搏相对较弱、测量有一定困难,且能监测到的新生儿脉搏的变化主要是脉率的改变,所以通常用监测心率来代替脉率。

新生儿正常心率平均为120~160次/min。足月儿窦性心律上限为180~190次/min,下限为90次/min;早产儿窦性心律上限为180~195次/min,下限略低于足月儿。如果心率持续>180次/min,定义为心动过速;持续<100次/min为心动过缓。新生儿心率变化大,影响因素多,如胎龄、日龄、体温、哭闹或进食、药物、感染等,窦性心律失常很常见。

对新生儿的评估,特别是皮肤颜色和有无呼吸窘迫症状,可以提示心动过速的原因。窦性心动过速伴青紫而无呼吸窘迫症状提示肺部以外病变可能。对于心脏畸形的患儿,心动过速常是心力衰竭的早期症状。窦性心动过速也是低血容量、低血糖、低体温或感染的早期症状。某些药物如氨茶碱、咖啡因、多巴胺、多巴酚丁胺、异丙肾上腺素也可导致心动过速。发热的患儿可有心动过速和呼吸急促。多血质的新生儿伴心动过速提示红细胞增多症/高黏滞综合征。贫血可表现有苍白和心动过速。

间断性或暂时性的窦性心动过缓可发生于呼吸暂停或影响迷走神经张力的操作(放置鼻胃管、插管期间、咽喉部吸引)等。患中枢神经系统疾病、全身或局部感染的新生儿科出现呼吸暂停和心动过缓。不伴呼吸暂停的间断性心动过缓可能是脑室内出血的临床表现或新生儿惊厥微小发作。持续性心动过缓见于心脏传导系统异常,也见于严重呼吸系统疾病导致的呼吸衰竭。围产期窒息、缺氧性心肌损伤可导致心脏传导系统功能障碍,引起心动过缓。代谢性酸中毒、高钾血症、高钙血症、低镁血症、颅压增高、甲状腺功能减退等都可表现有心动过缓。

脉搏测量部位最常选择桡动脉、颈动脉、股动脉、肱动脉等。在新生儿病房,通常采用指脉或脉搏血氧饱和度监护仪或多功能生理监护仪(心电监护仪)来动态监测脉搏或心率。

四、血压监测

血压(blood pressure,BP)是血管内流动的血液对血管壁所施的侧压力,一般是指体循环的动脉血压。心室收缩时,动脉血压上升达到的最高值为收缩压;心室舒张末期,动脉血压下降达到的最低值为舒张压。收缩压与舒张压之差为脉压。血压可直接影响全身各组织器官的血液供给。若血压过低,可造成组织器官供血不足。相反,血压过高,可增加心脏负担,导致心、脑血管疾病。通过监测血压,可判断血压有无异常(高血压、低血压、脉压增大或减小),动态监测血压变化间接了解循环系统功能,有助于疾病的诊断。

血压计量单位为 mmHg(毫米汞柱)或 kPa(千帕),两者间的换算关系:1mmHg=0.133kPa,1kPa =7.5mmHg。

正常足月新生儿的血压为 70/50mmHg;生后 7 天内正常足月新生儿和早产儿收缩压、舒张压、平均动脉压随日龄而增加;早产儿每日的收缩压、舒张压、平均动脉压低于正常足月新生儿。

足月新生儿低血压临界值:收缩压(systolic blood pressure,SBP)<50mmHg,舒张压(diastolic blood pressure,DBP)<30mmHg,平均动脉压(mean arterial pressure,MAP)<40mmHg,也有将正常收缩压下限设定为 60mmHg(收缩压的第 5 百分位数)。常用诊断早产儿低血压的定义主要为:①1999 年,Nuntnarumit 等提出的任何胎龄早产儿生后第 1 天 MAP 低于 30mmHg即为低血压;②20 世纪 90 年代初,有学者提出 MAP 低于胎龄则定义为低血压(如胎龄 30周早产儿 MAP<30mmHg 为低血压),虽然该评估方法无循证医学证据,但在临床已较广泛应用;③1989 年,Watkins 等提出极低体重儿连续 2 次监测 MAP 均低于相同出生体重及日龄新生儿 MAP 的第 10 百分位即定义为低血压。目前主要应用①和②作为早产儿低血压的临床诊断标准。引起新生儿低血压的常见原因有:①早产;②大的动脉导管未闭(PDA);③低血容量:各种原因引起的失血;④重症感染;⑤各种原因引起的休克。

关于新生儿高血压的定义,比较经典并获得普遍认同的是美国儿科学会于 1987 年提出的观点,即把新生儿期 3 个不同时间测得的高于同年龄、同性别收缩压 / 舒张压的在第 95百分位者称为新生儿高血压;把收缩压 / 舒张压在第 90 百分位以下者定义为正常血压,把介于第 90~95 百分位之间的血压称为临界高血压。另有学者把新生儿高血压定义为足月儿血压 >90/60mmHg,或平均动脉压持续高于 75mmHg;早产儿血压 >80/50mmHg,或平均动脉压持续高于 70mmHg,虽然不够精确,但很实用。美国儿科学会确定新生儿(生后 7 天)收缩压的第 99 百分位为 110mmHg,因此当这些婴儿收缩压持续高于 110mmHg,就完全可以凭经验开始治疗。由于通常把血压超过同年龄正常值的 30% 者认为是高血压急症,故当收缩压 >130mmHg 时应当立即进行处理。导致新生儿高血压的常见原因有:①肾性高血压：先天性肾实质异常也是新生儿发生高血压的主要因素。另外，肾盂输尿管连接部梗阻或由其他腹内肿块引起的尿路梗阻也可以引起高血压。②肺性高血压：支气管肺发育异常的新生儿中可有 43% 发生高血压，与肺疾病的严重程度呈正相关。③心血管性高血压：胸主动脉狭窄等血管疾病可引起高血压。④内分泌性高血压：如先天性肾上腺皮质增生症（包括 21- 羟化酶缺陷症、11β- 羟化酶缺陷症、17α- 羟化酶缺陷症、11β- 羟基类固醇脱氢酶缺陷症）、醛固酮增多症、甲状腺功能亢进症、库欣综合征及嗜铬细胞瘤等以伴发高血压。神经母细胞瘤、肾母细胞瘤、中胚叶肾瘤等均可见于新生儿期，出现高血压。⑤神经性原因：癫痫、颅内高压或疼痛引起发作性高血压。

新生儿血压监测方法：①无创血压测量：是目前国内 NICU 中最常用的血压监测方法，属于间接测量血压。可采用新生儿无创血压监护仪［传统的水银血压计（现基本不用），超声波血压计、压电传感性血压计、震荡法血压监测技术（现最常用）］或多功能生理监护仪进行测量。进行无创血压监测时，血压计袖带型号的选择非常重要。使用过宽的袖带，可使测得的血压值偏低；选择袖带过窄，则测得的血压偏高。袖带中气囊宽度应该为上臂长的 40%，气囊长度为上臂周长的 80%，即新生儿上臂围在 4~8cm 范围内选用新生儿用小号袖带；上臂围在 6~11cm 用中号袖带；上臂围在 8~13cm 用大号袖带。也可根据新生儿体重选择合适的袖带，体重 <2.0kg 用小号袖带；体重 2.0~3.0kg 用中号袖带；体重 >3.0kg 用大号袖带。也有为特殊的新生儿无创血压监护仪设计的新生儿袖带，袖带可是单管型或双管型，配有适当的接头，新生儿袖带尺寸范围为 1~5 号，分别对应的肢体围径为 3~6cm、4~8cm、6~11cm、7~13cm、8~15cm。一般连续测量 2 次，间隔 2~3 分钟，取平均值。②有创血压测量：系采用动脉导管直接测量血压，现多是选择外周血管（如颞浅动脉、足背动脉等）放置动脉留置针，将动脉导管插入动脉内，动脉压经充有肝素盐水的管道传至压力传感器，计算机自动计算出收缩压、舒张压、平均动脉压，可连续动态显示，是血压监测的金标准。但因其操作复杂，并发症多，仅在危重新生儿周围灌注不良时应用。

血压会受到一些因素的影响，如胎龄、日龄、哭闹、喝奶、体位、身体不同部位、药物等，在测量时应注意。

五、临床观察和体格检查

呼吸功能不足的临床表现不仅仅涉及呼吸系统，其他系统也可能受累及，因此应仔细临床观察和进行详细的体格检查评估呼吸功能。新生儿，尤其是早产儿，呼吸中枢发育未完善，受刺激时可出现呼吸节律的改变，表现为呼吸不规则、周期性呼吸，甚至呼吸暂停。呼吸困难、呻吟、呼吸暂停及发绀是呼吸系统疾病的常见表现。新生儿呼吸代偿能力差，早期即以呼吸增快、三凹征、点头状呼吸、辅助呼吸肌群代偿为临床表现，如不给予适当呼吸支持，则出现极度呼吸困难、呻吟、口唇持续发绀、昏迷等症状。体格检查应仔细观察有无气促、呼吸不规则、吸气性凹陷、发绀、呼吸音是否对称、有无桶状胸、啰音等。呼吸过慢或节律异常（潮式呼吸、抽泣样呼吸、下颌呼吸）是患儿病情危重的信号。对于存在呼吸症状的新生儿也应注意其他脏器功能状态，如①循环系统：血压、心率、外周动脉波动、皮肤颜色、外周循环灌注、心脏听诊等。②神经系统：反应、意识状态、肌张力、肌力、惊厥等。CO_2 升高可导致二氧化碳麻醉，临床表现昏迷，肌力、肌张力低下，类似脑损伤或急性颅内出血。③消化系统：喂养耐受情况、是否有腹胀（膈肌升高阻碍呼吸运动）、舟状腹（先天性膈疝）等。④皮肤颜色：正常新生儿皮肤呈粉红色，有光泽。检查部位以舌和口腔黏膜最佳。如口舌、指甲已出现发绀，一般 $SaO_2 < 80\%$。

六、胸部影像学检查

有发绀、呼吸困难的患儿，需摄胸片了解心肺情况，对上呼吸道梗阻、胸肺及邻近组织器官病变诊断和动态监测，判断气管插管位置和机械正压通气并发症。摄片通常采用床旁方式，但需注意防护。正位片：是必需的，明确心肺疾病最好的唯一方位，可以明确支气管和其他管道的位置，确诊机械通气是否发生气漏，测定心影大小。侧卧位片：排除少量气胸的最好体位。如果怀疑气胸在左侧，应将患儿右侧朝下放置行右侧位摄片。侧横位片：主要用于确定胸腔引流管的位置是否位于胸膜腔的上方或下方。立位片：可以显示膈下游离气体，较少用。对于 X 线不能明确诊断的患儿可以进行肺部增强计算机断层扫描（computed tomography，CT）或磁共振成像（magnetic resonance imaging，MRI）检查。肺部超声检查也越来越多地应用于新生儿临床。

七、尿量及其他血液学指标监测

在全面评价呼吸衰竭患儿时尿量也是一项重要指标。每小时 1.5~3.0ml/kg 的尿量可能提示心排血量正常、血容量和血压正常。监测血红蛋白、血细胞比容、血钙、血钠、血钾、血氯、血尿素氮、血肌酐水平与正确处理呼吸衰竭和维持满意的心、肾功能密切相关。

（周 伟）

参考文献

1. 周文浩，程国强．早产儿临床管理实践．北京：人民卫生出版社，2016: 169-240, 247-252.
2. 邵肖梅，叶鸿瑁，丘小汕．实用新生儿学．5 版．北京：人民卫生出版社，2019: 119-125, 411-414.
3. 周文浩，程国强，王来栓，等．新生儿临床决策手册．北京：人民卫生出版社，2011: 114-117.
4. 王婷婷，富建华．经皮二氧化碳分压及氧分压监测在新生儿重症监护病房临床应用进展．中国实用儿科杂志，2017, 32 (5): 323-327.
5. 任艳丽，杨长仪，陈涵强，等．经皮二氧化碳分压及氧分压监测在新生儿重症监护病房的应用价值探讨．中国新生儿科杂志，2015, 30 (2): 98-103.
6. 刘玉梅，何少茹．经皮二氧化碳分压及氧分压监测在新生儿重症监护室中的应用．中国新生儿科杂志，2009, 24 (1): 15-17.
7. 陈许，程锐．无创经皮监测氧气和二氧化碳在新生儿的应用．国际儿科学杂志，2016, 43 (10): 815-819.
8. 邵光花，李丽丽，刘冬云．早产儿肺功能检查的临床应用研究进展．发育医学电子杂志，2019, 7 (1): 64-69.

9. 齐利峰, 余加林, 刘晓红, 等. 不同胎龄新生儿肺功能动态监测. 中华医学杂志, 2013, 93 (24): 1886-1890.

10. 胡海燕, 查萍, 吕敏, 等. 不同胎龄早产儿肺功能研究. 中华实用儿科临床杂志, 2014, 29 (14): 1114-1116.

11. 张旭中, 温晓红, 朱蓉. 潮气呼吸肺功能在晚期早产儿肺功能监测中的应用. 临床肺科杂志, 2016, 21 (7): 1201-1204.

12. 骆凝馨, 曹云. 早产儿低血压的诊治现状及研究进展. 中华新生儿科杂志, 2018, 33 (5): 396-399.

13. 钱立晶, 沈蓓蓓, 唐晓武, 等. 新生儿血压的研究进展. 齐齐哈尔医学院学报, 2012, 33 (10): 1350-1352.

14. SANDBERG K, BRYNJARSSON H, HJALMARSON O, et al. Transcutaneous blood gas monitoring during neonatal intensive care. Acta Paediatrica, 2011, 100: 676-679.

15. HOCHWALD O, BORENSTEINLEVIN L, DINUR G, et al. Continuous noninvasive carbon dioxide monitoring in neonates: From theory to standard of care. Pediatrics, 2019, 144 (1): e20183640.

16. MUKHOPADHYAY S, MAURER R, PUOPOLO KM, et al. Neonatal transcutaneous carbon dioxide monitoring-effect on clinical management and outcomes. Respir Care, 2016: 61 (1): 90-97.

17. CASE IA. Accuracy of transcutaneous carbon dioxide measurement in premature infants. Crit Care Res Pract, 2016, 2 (1): 1-5.

18. SANDBERG KL, BRYNJARSSON H, HJALMARSON O. Transcutaneous blood gas monitoring during neonatal intensive care. Acta Paediatr, 2011, 100 (1): 676-679.

19. DAVIS SD, ROSENFELD M, KERBY GS, et al. Multicenter evaluation of infant lung function tests as cystic fibrosis clinical trial endpoints. Am J Respir Crit Care Med, 2010, 182 (11): 1387-1397.

20. McEvoy C, Venigalla S, Schilling D, et al. Respiratory function in healthy late preterm infants delivered at 33-36 weeks of gestation. J Pediatr, 2013, 162 (3): 464-469.

21. BALTE P, KARMAUS W, ROBERTS G, et al. Relationship between birth weight, maternal smoking during pregnancy and childhood and adolescent lung function: a path analysis. Respir Med, 2016, 121 (1): 13-20.

22. SAARENPÄÄ HK, TIKANMÄKI M, SIPOLA-LEPPPÄNEN M, et al. Lung function in very low birth weight adults. Pediatrics, 2015, 136 (4): 642-650.

23. BENTSEN MH, MARKESTAD T, ØYMAR K, et al. Lung function at term in extremely preterm-born infants: a regional prospective cohort study. BMJ Open, 2017, 7 (10): e016868.

24. VOM HM, PRENZEL F, UHLIG HH, et al. Pulmonary outcome in former preterm, very low birth weight children with bronchopulmonary dysplasia: a case-control follow-up at school age. J Pediatr, 2014, 164 (1): 40-45.

25. Owens L, Laing IA, Zhang G, et al. Airway function in infancy is linked to airflow measurements and respiratory symptoms from childhood into adulthood. Pediatr Pulmonol, 2018, 53 (8): 1082-1088.

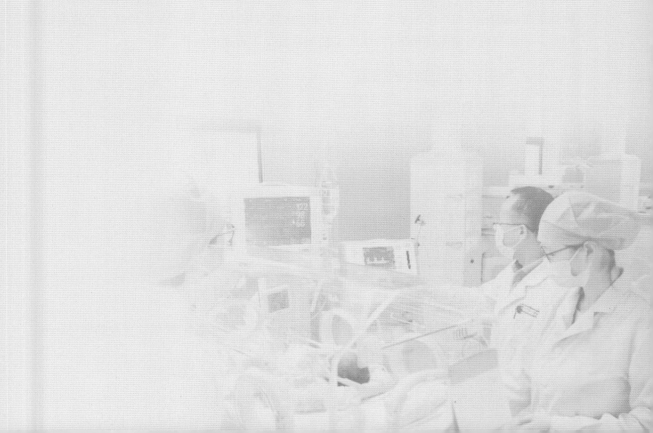

第四章
非机械通气的氧气吸入治疗

新生儿呼吸治疗的主要目的是保证生理需要的通气量,改善机体的供氧,纠正呼吸性酸中毒,防止乳酸性酸中毒和休克,减少肺血管阻力增高所致的心脏或动脉导管水平的右向左分流。氧气疗法是新生儿呼吸治疗的重要组成部分,其作用是提供适当浓度的氧,以提高血氧分压和血氧饱和度,从而保证组织的供氧,消除或减少缺氧对机体的不利影响。新生儿低氧血症是新生儿呼吸功能障碍的常见表现,因肺和/或全身疾病导致通气和/或换气的任何环节障碍所致,严重者伴组织缺氧,细胞代谢和器官功能损伤,出现不可逆损伤及严重神经系统后遗症,甚至威胁生命。新生儿出现呼吸功能障碍及低氧血症时,应当积极治疗原发病,适当增加供氧提高肺泡氧分压,改善通气、换气功能,纠正低氧血症。氧气疗法的方式包括非机械通气的氧气吸入治疗、以机械通气方式递送给氧(如各种无创正压通气、常频机械通气、高频振荡通气等),以及体外膜氧合方式进行生命支持等。国内外的许多研究已证实,氧如同其他药物一样,若使用不当会发生多种不良反应和并发症,如早产儿视网膜病(ROP)和慢性肺部疾病(chronic lung disease,CLD)等,甚至造成中毒引起严重后果。目前国内外对新生儿氧疗方法及并发症的预防都有了新的认识,提出了新的措施。本章主要介绍非机械通气的氧气吸入治疗(以下简称"氧疗")。

第一节　新生儿低氧血症的病因与病理生理

低氧血症是呼吸功能障碍时的常见表现,一般由通气/换气中任何环节的障碍所致,严重者伴有组织缺氧,导致细胞代谢和器官功能障碍,甚至威胁生命。机体对缺氧的耐受力远较 CO_2 潴留为低,因为体内氧储存量极少,正常成人包括功能残气量在内仅有 1.5L,而每分钟耗氧量 >250ml,如果中断氧来源约 6 分钟即将耗尽体内氧储备。尤其是新生儿的重要组织器官如脑细胞对缺氧很敏感,持续严重缺氧常发生不可逆的损伤。

一、新生儿低氧血症的病因

(一)胎儿缺氧的病因

1. **产妇血氧不足**　如产妇麻醉、心力衰竭、一氧化碳中毒等。

2. **产妇低血压**　如妊娠子宫压迫下腔静脉和主动脉、麻醉等。

3. **催产素使用不当**　引起强直性子宫收缩。

4. **胎盘供血不足**　如胎盘早剥、前置胎盘、妊娠高血压综合征等。

5. **脐带血流受阻**　如脐带受压、打结和脱垂。

6. **分娩异常**　如急产、滞产和臀位产等。

(二)生后缺氧的病因

1. **各种原因导致的重度贫血**　如新生儿出血症、新生儿溶血病等。

2. **休克**　如低血容量性休克、感染性休克等。

3. **中枢性呼吸功能低下**　由脑缺陷、麻醉或损伤[如颅内出血、缺氧缺血性脑病(hypoxic ischemic encephalopathy,HIE)等]所致的呼吸障碍。

4. **氧合不足** 如重症青紫型先天性心脏病或各种肺部疾病（如肺炎、呼吸窘迫综合征、肺出血等）。

（三）新生儿易致缺氧的其他因素

新生儿由于自身生理特点对缺氧的耐受性差,易致缺氧:新生儿胸腔较小,肺泡直径小,呼吸肌较弱、张力低,主要靠膈肌运动进行呼吸,当新生儿腹胀时易加重呼吸困难致低氧血症;呼吸频率快,故呼吸功大;神经系统功能欠健全,尤其是早产儿呼吸中枢发育不完善,呼吸节律常不规则,甚至发生呼吸暂停;Ⅱ型肺泡上皮细胞发育不成熟,表面活性物质生成不足等,这些都是促使呼吸衰竭发生的危险因素。此外,胎儿出生后循环系统发生变化,脐带结扎,在开始呼吸后肺血管阻力降低,卵圆孔、动脉导管功能性关闭,如果肺循环阻力持续增高,可使其持续开放,形成右向左分流,加重低氧血症。新生儿血液的特点是血红蛋白中胎儿血红蛋白（HbF）占 70%~80%,氧离曲线左移,血红蛋白与氧亲和力较强,可加重组织缺氧。儿童对体液及电解质的需求也较大,在应激状态下易发生水电解质失衡,影响改善呼吸功能治疗的效果。因此,新生儿呼吸系统疾病时特别需要警惕呼吸衰竭发生的可能性。

二、低氧血症的病理生理变化

正常细胞功能依赖于持续不断的氧供,吸入氧通过肺泡毛细血管膜进入肺毛细血管血液中。肺泡氧压为 150mmHg（海平面高度,吸入空气）,静脉血氧压为 40mmHg,线粒体中氧压为 10mmHg,这种氧压梯度构成氧向细胞传递的动力。

血液中的氧大部分与血红蛋白结合,小部分溶解于血浆。动脉血氧分压（PaO_2）与血红蛋白氧解离曲线的关系呈"S"形。当 PaO_2>90mmHg,曲线呈平台,血红蛋白几乎呈饱和状态。当 PaO_2 处于低值时,曲线陡直向下,氧可以迅速释放至组织。

氧与血红蛋白亲和力受 pH、2,3- 二磷酸甘油酸（2,3-diphosphoglyceric acid,2,3-DPG）、体温、胎儿血红蛋白的影响（图 4-1）。

氧容量和氧输送必须大于氧的消耗,才能保证组织有足够的氧。足够的氧含量依赖于正常的血红蛋白浓度和 PaO_2。氧向组织的传输取决于血容量、心率、心功能。

（一）急性缺氧时机体病理生理改变分期

1. **第Ⅰ期（过度呼吸期）** 缺氧初期,呼吸活动加强,呼吸加深加快,心率稍增快,血压上升伴轻度呼吸性酸中毒,血 pH>7.25,持续 1~2 分钟。

2. **第Ⅱ期（原发性呼吸暂停期）** 呼吸暂停,对刺激有反应,心率减慢,肌张力尚好,出现代谢性酸中毒,血 pH 7.25~7.0,此时呼吸虽抑制,但可以克服,持续 1~2 分钟。

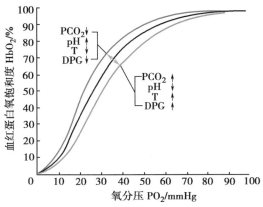

图 4-1 氧解离曲线及其影响因素
PCO_2:动脉血二氧化碳分压;PO_2:动脉血氧分压;
DPG:2,3- 二磷酸甘油酸;T:体温

3. **第Ⅲ期(喘息期)** 呼吸深而不规则,心率减慢,酸中毒,血 pH 7.20~7.0,末梢血管收缩,血压降低,心肌缺氧,皮肤苍白,肌张力增强,持续 5~6 分钟。

4. **第Ⅳ期(继发性呼吸暂停)** 呼吸停止,心率减慢,可低于 60 次/min,血压下降,皮肤苍白,肌张力低下,血 pH<7.0,持续 5~6 分钟。

(二) 低氧血症时机体组织细胞代谢改变

1. **能量生成不足和代谢性酸中毒** 细胞的能量代谢主要在线粒体中进行。当 PaO_2 降低至 4.0~4.7kPa(30~35mmHg)时,线粒体的能量代谢就转为无氧代谢。在无氧糖酵解情况下,产生三磷酸腺苷(adenosine triphosphate, ATP)的数量只相当于有氧氧化的 1/20,不能满足细胞生存和维持各种功能的需要,引起一系列器官(尤其是脑、心、肾等)功能代谢变化。缺氧导致糖酵解增强,生成的大量丙酮酸不能进入三羧酸循环进行氧化分解,乳酸蓄积,形成代谢性酸中毒。

2. **细胞内外离子分布紊乱** 呼吸衰竭时,因缺氧而能量产生不足,导致 Na^+-K^+ 泵功能障碍,结果 K^+ 自细胞内移出而进入组织间液和血液,Na^+ 和 H^+ 进入细胞内取代 K^+。这种不正常的离子变动,加重了细胞内酸中毒,细胞外 K^+ 增加,细胞内渗透浓度增高,引起细胞内水肿。

3. **溶酶体酶释放** 缺氧和酸中毒时,溶酶体稳定性降低(脆性增加和通透性降低),导致溶酶体膜破裂,溶酶体酶释放。释放出的强力的酸性水解酶,能直接破坏细胞本身的成分,引起细胞内消化、自溶而坏死。此时,在酸性环境中,溶酶体酶能激活缓激肽原为缓激肽,蛋白分解酶还作用于肥大细胞,引起组织胺、5-羟色胺等活性物质释放。其次,溶酶体破裂还释放出大量纤维蛋白溶酶原活化素,后者入血则可使纤溶酶原转化为纤溶酶,溶解纤维蛋白,破坏了凝血与纤溶过程中的动态平衡。

4. **新生儿缺氧时氧自由基与再灌注损伤** 氧自由基的损伤机制包括:①破坏脂质细胞膜;②破坏蛋白质和酶;③破坏核酸和染色体;④破坏细胞间质。缺血后的再灌注比单纯缺血更为严重,在缺氧缺血的低灌注和再灌注阶段中会出现一系列生化代谢改变及脏器与功能损伤。

5. **细胞因子在缺氧缺血性脏器损伤中的作用** 新生儿缺氧缺血是与炎症反应相关的病理过程,参与这些炎症反应与免疫反应的细胞因子种类很多,包括白介素-1、白介素-2 和白介素-6,干扰素(interferon, IFN)、肿瘤坏死因子(tumor necrosis factor, TNF)-α 和 TNF-β、转化生长因子(transforming growth factor, TGF)、集落刺激因子(colony-stimulating factor, CSF)等。在新生儿各种疾病出现的缺氧缺血过程中,这些细胞因子以及细胞间黏附分子表达增强,表现出全身性炎症反应的本质,加重脏器病理损伤。

第二节　缺氧的临床诊断与氧疗适应证

氧疗即用合适的给氧方式纠正机体因各种原因引起低氧血症的辅助治疗方法,是治疗各种原因引起的低氧血症和缺氧的重要对症措施,其目的是以适当的方式给患儿输送氧气,提高肺泡氧分压（alveolar oxygen partial pressure，PAO_2），改善肺泡气体交换和氧运过程，从而提高动脉血氧分压（PaO_2），纠正缺氧，防止缺氧对机体组织和器官的不良影响和损害，同时应注意避免发生氧的不良反应或氧中毒。正确诊断缺氧和掌握氧疗的指征，是正确应用氧疗的前提。

一、缺氧的临床诊断

缺氧是一急症，严重时威胁患儿生命，在全面检查明确病因之前即需紧急处理，因此，临床医师判断患儿是否存在缺氧是非常重要的。可根据缺氧的症状、体征和血气分析进行判断。

（一）呼吸窘迫表现

1. **呼吸急促**　足月新生儿安静时呼吸持续 >60 次 /min，早产儿安静时呼吸持续 >80~100 次 /min，是患儿氧供不足时最早的增加通气及摄氧的代偿方式。

2. **吸气三凹征**　在增加呼吸频率仍不足以代偿氧的供需矛盾时，膈肌和辅助呼吸肌即加强做功，增加吸气力度和深度以增加潮气量，出现吸气时胸骨上、下及肋间隙凹陷。

3. **鼻翼扇动、鼻孔扩张**　新生儿呼吸气流主要经过鼻道，呼吸费力时出现鼻孔扩张和鼻翼扇动。除鼻后孔闭锁、鼻塞等特殊情况外，张口呼吸罕见。

4. **呼气呻吟**　是呼气相后期声门关闭气流冲击声带的声音。呼气相后期声门关闭是肺泡萎陷性疾病时的一种代偿方式，有利于增加功能残气量，防止肺泡进一步萎陷。

（二）呼吸衰竭表现

1. **呼吸困难**　呼吸频率持续 >60 次 /min，伴明显的三凹征和呼气呻吟，危重病例呼吸反而减慢（<30 次 /min），节律不整甚至呼吸暂停。

2. **青紫或发绀**　氧饱和度 <80% 时可出现发绀；而严重贫血时，虽 PaO_2 已达 8kPa（60mmHg）以下，由于还原血红蛋白未到 5g/dl，发绀可不明显。需除外周围性及其他原因的发绀。

3. **神志改变**　精神萎靡，反应差，肌张力低下。

4. **循环改变**　肢端凉，皮肤毛细血管再充盈时间延长，心率 <100 次 /min。

临床诊断呼吸衰竭时，第 1、2 项必备，3、4 项做参考。

（三）血气分析

血气分析是确诊有无低氧血症和缺氧的金标准，对鉴别病因、分析产生缺氧的机制和指导治疗均有重要意义。正常新生儿在海平面吸入空气时的 PaO_2 为 10.7~13.3kPa（80~100mmHg），<10.7kPa（80mmHg）为低氧血症；<6.67kPa（50mmHg）为缺氧，称 I 型呼吸衰竭，提示换气功能障碍。如伴动脉二氧化碳分压（$PaCO_2$）升高 >6.67kPa（50mmHg），称 II 型呼吸衰竭，提示通气功能障碍。

二、氧疗的适应证

凡低氧血症以及有组织缺氧者，均为氧疗的指征。但由于机体具有一定的代偿适应能力,氧疗在临床上仅用于缺氧较显著及有临床症状者。

(一) 临床指征

1. **发绀**　新生儿出现发绀时缺氧已较严重,其动脉血氧分压(PaO$_2$)约相当于 7.33kPa (40mmHg)或血氧饱和度(SaO$_2$)<85%,是氧疗的明确指征。

在分析新生儿发绀时,需注意以下因素所造成的影响:①血红蛋白(Hb)浓度:在 Hb 为 200g/L,动脉血氧饱和度(SaO$_2$)降至 85% 时出现发绀;而在 Hb 为 90g/L 时,SaO$_2$ 需降到 67% 时才出现发绀;在严重贫血时,虽 PaO$_2$ 已低于 7.33kPa,由于还原血红蛋白未到 50g/L, 发绀仍可不明显;若 Hb 浓度过高,如红细胞增多症,即使 PaO$_2$ 正常,皮肤亦可以出现发绀。 ②异常血红蛋白:在成人,Hb 主要为 HbA,PaO$_2$ 降至 42~53mmHg 时出现发绀;而在胎儿, 因含有较多的 HbF,PaO$_2$ 则需降至 32~34mmHg 时才出现发绀。高铁血红蛋白含量对发绀 的观察有一定的影响,若碳氧血红蛋白含量较高和发生氰化物中毒,即使存在严重的低氧血 症,发绀也可以不明显。③哭闹。④发绀部位:周围性发绀多见于四肢和口周(早期表现), 中心性发绀则见于口唇和口腔黏膜;排除因局部和末梢循环欠佳所致的发绀。⑤其他如检 查者的感觉差异、光线强度及患儿皮肤颜色(如种族差异、重度黄疸时)等均可影响对发绀程 度的观察。

2. **呼吸异常**　包括呼吸急促或过慢,呼吸费力、吸气三凹征、鼻翼扇动、呼气呻吟等呼 吸窘迫表现,频繁呼吸暂停等。

3. **心血管功能不全以及各种原因所致的休克**　可造成组织、器官血液灌注障碍,影响 氧的运输能力,导致组织缺氧,故应及早氧疗。

4. **严重贫血**　贫血时血氧含量减低,可引起组织缺氧,因此对严重贫血患儿应给予 氧疗。

5. **高热**　高热时氧消耗量增加,有低氧表现时应给予氧疗。

6. **意识障碍**　急性缺氧可引起患儿烦躁不安,甚至影响意识状态,对意识障碍伴有低 氧血症患儿应给予氧疗。

7. **心率过快**　缺氧早期可表现为心率加快,但非特异表现,对同时存在低氧血症患儿 应给予氧疗。

8. **有胎儿宫内窘迫或宫内窘迫趋势**　可考虑给予产妇吸氧,可能对母儿均有一定的改 善作用。

(二) 血气指标

在吸入空气时,PaO$_2$<50mmHg 或 SaO$_2$ 或经皮氧饱和度(SpO$_2$)<85% 者应给予氧疗。 治疗目标是维持 PaO$_2$ 为 50~80mmHg 或 SpO$_2$ 为 90%~94%。

三、氧疗的目标

目标维持 PaO$_2$ 为 50~80mmHg,或 SaO$_2$ 或(SpO$_2$)为 90%~94%。正常出生 1 小时内的新 生儿和早产儿,其 PaO$_2$ 为 50~60mmHg,24 小时后 >70mmHg。一般来说,PaO$_2$ 为 50~80mmHg 足以维持机体代谢需要,对于一些特殊情况(如先天性心脏病)PaO$_2$ 维持在 40~50mmHg 也是可以接受的。

由于新生儿体内氧储备量少,缺氧仅数分钟即可耗竭。缺氧下器官的存活时间短暂,完全缺氧后脑组织约10秒钟,心脏、肝脏、肾脏约5分钟将失去功能,缺氧时间更长将发生不可逆的损害。故应强调一旦发现缺氧表现,应及时给予氧疗,纠正低氧血症,改善组织供氧。

第三节　新生儿非机械通气的氧疗方法

氧疗的方法很多,不同方法各有利弊,在氧疗方式选择上应遵循的基本原则是:从简单到复杂,从无创到有创,及时监测和调整,以能尽快达到改善缺氧为目的。在给氧前必须明确有无呼吸道梗阻,研究认为减轻呼吸道梗阻的辅助措施能使氧疗效果更好,特别是在疾病早期。

(一)鼻导管法

为最常用的低流量给氧法,氧流量一般为0.5~1L/min,不要超过3L/min,包括单鼻导管、双鼻导管、鼻前庭及双鼻孔外置开孔式导管给氧法(图4-2),适用于轻度低氧血症患儿;对气管切开的患儿,可进行气管内套管给氧。先清洗鼻腔再放置导管,鼻导管氧浓度估计为:吸入氧浓度=21+4×氧流量(L/min);但这种计算是粗略的,易受患儿潮气量和呼吸频率的影响,患儿哭闹、张口可减少氧的吸入;有研究认为双鼻导管法吸入氧浓度过高,但其所应用的氧浓度分析仪测定探头置于鼻前庭,与吸入的氧气接触过早,测定结果并不令人信服。鼻导管吸氧简单、方便,缺点是吸入氧浓度较低,难以充分温化、湿化,氧流量过大易刺激鼻咽部,造成患儿不适。

1. 鼻导管浅置法　将导管由一侧鼻孔送至鼻前庭。氧流量:婴幼儿为1~2L/min,新生儿为0.3~0.5L/min。吸入氧浓度(inhaled oxygen concentration,FiO_2)为0.25~0.3。

2. 鼻导管深置法　将导管插入鼻咽腔中,可以保障$FiO_2>0.3$。与鼻前庭吸氧比较,没有明显优势,且刺激性大,分泌物多,管口容易堵塞,部分小儿有时不能耐受。

3. 改良鼻导管法　将内径0.4cm乳胶管结扎一端,在距末端2cm处剪一长形缺口,将此管横置并固定于鼻孔下方,令缺口部位对准鼻孔,用胶布将其固定于鼻上,氧流量多用2~4L/min。此法方便、舒适,疗效亦佳。现已有更舒适的鼻导管,可经一侧鼻孔或双鼻孔鼻导管给氧(图4-2)。

4. 对气管切开患儿,在进行气管内套管给氧时,氧导管深置法(6cm)血氧饱和度明显高于氧导管浅置法(2cm),现多主张气管内吸氧导管插入6cm。

(二)鼻塞法

通常采用双侧鼻塞(常用硅胶制成)置于患儿两侧鼻前庭,深约1cm,用松紧带固定,适用于中度缺氧和需要较长时间吸氧的患儿,吸入氧浓度可调节。此法易固定,可确保供氧,在鼻塞密闭状态良好的情况下,FiO_2可达0.80~0.90。使用鼻塞法给氧时,应注意鼻塞不能与皮肤黏膜接触压迫太紧,一般每3小时检查一次,以免引起组织损伤及坏死。

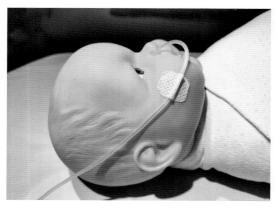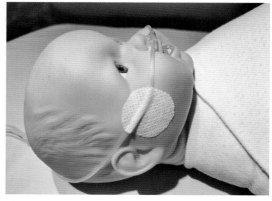

图 4-2　鼻导管给氧法

左图：经一侧鼻孔鼻导管给氧；右图：经双侧鼻孔鼻导管给氧

（三）面罩法

包括简易面罩、带贮氧囊面罩和 Venturi 面罩吸氧法，适用于中、重度缺氧。面罩吸氧很少在产房复苏以外的情境中使用。但有时会用面罩输送自由流量的氧气，作为 NICU 中低氧饱和度期间或气管插管前的临时措施。面罩与面部的距离会影响输送的 FiO_2。如果采用面罩缓解呼吸暂停，应尽量让 FiO_2 接近呼吸暂停发作前使用的水平。

1. **简易面罩**（图 4-3）　由塑料制成，氧气输入孔位于面罩底部，呼出气从面罩上多个出气孔排出；大小应以能罩住口、鼻为宜，两边以带子固定于头部，可连接于湿化加温器。吸入氧浓度的高低可通过氧流量大小及面罩的密封程度来调节。一般用氧流量为 1~2L/min，FiO_2 可达 0.30；当增至 3~4L/min 时 FiO_2 可达 0.40。适用于中度低氧血症者。其优点是简单、方便，能达到较高吸入氧浓度，满足氧疗的需要。缺点为氧气消耗量大，面罩不易很好地固定。

2. **带贮氧囊面罩**　于面罩下端部位加一贮氧袋，与输氧导管相连，可提供高体积分数的氧气吸入。应用时要求氧流量 4~8L/min，保持氧袋呈持续半充满状态。此类面罩又

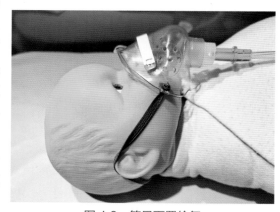

图 4-3　简易面罩给氧

分为两类：①部分重吸收面罩：无活瓣，贮氧袋与输氧导管相连，氧气输入时，部分进入贮氧囊，另一部分进入面罩内。患儿吸气时，吸入罩内及囊内气体，呼气时 1/3 气体进入贮氧囊，2/3 通过侧孔及面罩周围缝隙排出。当增加氧流量时 FiO_2 可达 0.60。②非重吸收面罩：贮氧袋与面罩间及面罩两侧均有薄橡胶片制成的单向活瓣，吸气时贮氧袋与面罩间活瓣开放，面罩两侧呼气活瓣关闭，而呼气时贮氧袋与面罩间活瓣关闭，面罩两侧呼气活瓣开放（图 4-4）。如面罩与面部放置紧密时 FiO_2 可达到 0.90~1.00。